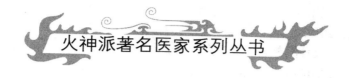

火神派著名医家系列丛书

祝附子——祝味菊

傅文录 编著

中国中医药出版社

·北 京·

图书在版编目（CIP）数据

祝附子——祝味菊 / 傅文录编著 . —北京：中国中医药出版社，2014.7

（火神派著名医家系列丛书）

ISBN 978-7-5132-1902-0

Ⅰ.①祝… Ⅱ.①傅… Ⅲ.①中医流派—学术思想—中国—现代 Ⅳ.① R-092

中国版本图书馆 CIP 数据核字（2014）第 091679 号

中国中医药出版社出版

北京市朝阳区北三环东路 28 号易亨大厦 16 层

邮政编码 100013

传真 010 64405750

三河市双峰印刷装订有限公司印刷

各地新华书店经销

*

开本 880×1230 1/32 印张 10 字数 221 千字

2014 年 7 月第 1 版 2014 年 7 月第 1 次印刷

书号 ISBN 978-7-5132-1902-0

*

定价 35.00 元

网址 www.cptcm.com

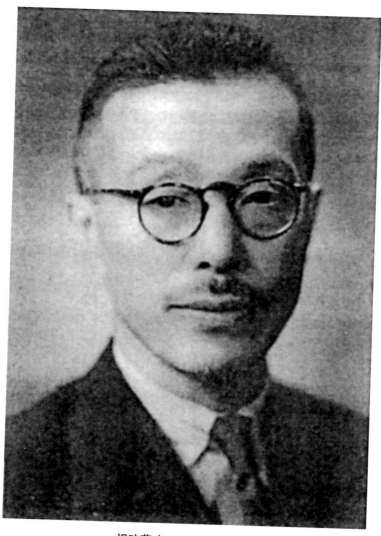

祝味菊（1884 ～ 1951 年）

附子"为百药之长"。

变更附子的毒性，发挥附子的特长，医之能事毕矣。

我用附子可任我指使，要它走哪条经就走哪条经，要它归哪一脏即归哪一脏，奥秘就在于药物的配伍与监制、引经与佐使。

余治医三十年，习见可温者十之八九，可清者百无一二。

阳常不足，阴常有余。

——祝味菊

出版者言

中医药历史悠久，博大精深，源远流长。学派纷呈，流派林立，名医辈出，是中医发展史上鲜明的文化现象。历代不同学术流派既相互争鸣，针锋相对，又互相渗透，取长补短，从而促进了对中医药理论认识的深化，丰富了中医药内涵，补充和完善了中医药理论体系，提高了中医药的学术水平。可以说，中医学术的发展一直就与不同学术流派、不同学术观点的争鸣紧密相连。

我们策划出版这套《火神派著名医家系列丛书》就是想从医家这个视角，来深入探讨火神派的学术观点和主张，挖掘整理火神派医家丰富各异的学术思想和特色鲜明的临证经验，展示他们别样的医学人生和独特价值，进而推动中医药学术的传承与发展，促进当代中医临床水平的提高。

不用讳言，对于"火神派"，业界尚存争议，作者的观点、主张也不一定完全正确，这都是很正常的，体现了学术的开放、自由。我们期望这套丛书的出版能够进一步引发对火神派乃至中医学术流派的探讨和研究，我们也将一如既往地积极为这样的学术探讨、争鸣提供广阔的平台。相信只要是出于发展中医药事业，出于推动中医药学术发展，出于促进中医临床诊疗水平提高，无论观点如何，主张怎样，都会得到尊重。

　　还需特别说明的是，丛书中的医案、处方，尤其是药物用量都是医家在当时特定条件下的个人临床经验，如有的医案处方中附子、乌头、细辛等有毒中药的用量很大，读者研读时应特别注意，慎重对待，切不可盲目生搬硬套；非专业读者，必须在相关临床医生指导下应用，以免发生意外。

中国中医药出版社

2014 年 5 月

总　序

　　《火神派著名医家系列丛书》的出版是有关火神派研究的一件大事，也是中医学术流派探讨的一件盛事，作为丛书主编，借此机会谈几点看法，并就教于广大同道。

一、火神派的主流应该肯定

　　近年来，火神派异军突起，以其独特风格和卓著疗效引起广泛注意，在医坛上产生了非同寻常的反响，虽然不无异议，但其主流的发展是卓有成效、有目共睹的。这主要表现在：

　　1. 有关火神派的几十部专著相继出版，其中如《郑钦安医书阐释》《扶阳讲记》《李可老中医急危重症疑难病经验专辑》《中医火神派探讨》等书一再加印，堪称畅销书；特别是郑钦安的著作《医理真传》《医法圆通》及其著作的合集竟有多种版本先后上市，虽然不无跟风之嫌，但毕竟也从一个侧面反映了人们的需求。

　　2. 从 2008 年起，全国连续召开了五届"扶阳论坛"会议，媒体报道场面热烈，颇有"爆棚"之势。2012 年 11 月在成都召开的第五届"扶阳论坛"会议上，卫生部副部长、国家中医药管理局局长王国强专程到会，并致辞祝贺；广东、广西、云南等地区还多次召开了有关火神派及吴佩衡、李可等人的专题研讨会；《中国中医药报》和《中医杂志》时有相关文章和报道问世。

3.发掘了一批近代火神派名家如吴佩衡、祝味菊、范中林、刘民叔、戴丽三等人的学术经验，他们早年的医案集相隔多年后又重新再版；郑钦安以前的扶阳医家亦有新的发掘，几种著作新近上市，如《扁鹊心书》《素圃医案》《吴天士医话医案集》等；涌现了一批当代火神派名家如卢崇汉、李可等人，病人门庭若市，甚至其弟子亦患者盈门；在民间则有相当数量的医家以"火神派"著称，在患者中有一定影响。

4.全国扶阳论坛2011年建立了"中国扶阳网"，为火神派的学术交流提供了新的平台，民间的扶阳网站则场面兴旺。有意思的是，相当一批中医爱好者接受、推崇火神派，满世界宣扬扶阳观点，有些人甚至成为"火神派票友"，在一定程度上形成了一股"火神派热"，这种局面应该说是多年来少见的。

尽管有人对火神派持有异议，挑出一些毛病，但上面所举应该是火神派发展的主流，这一点应该首先肯定。即或有些不足，某些医家言论不当，亦属枝节问题，不影响大局。

二、火神派的主要学术思想

火神派是一个独立的医学流派，其学术思想是独特的、系统的。作者归纳了火神派的主要学术思想：

1.阴阳为纲，判分万病

这是其最基本的学术观点。郑钦安"认证只分阴阳""功夫全在阴阳上打算"的阴阳辨诀，具有十分重要的临床意义。

2.重视阳气，擅用附子

重视阳气，强调扶阳是火神派的理论核心；擅用附子，对辛热药物的应用独树一帜。所谓擅用附子，表现为广用、重用、早用、专用附子等方面，其中以广用附子为必要条件，其余三者为或然条件。

3. 详辨阴证，尤精阴火

对阴证的认识十分全面，对阴火的辨识尤其深刻，独具只眼，此为其学术思想最精华的部分。唐步祺先生称："郑氏所特别指出而为一般医家所忽略的，是阴气盛而真阳上浮之病。"此即指阴火而言。

4. 阴盛阳衰，阳常不足

阴盛阳衰是对群体发病趋势的认识，即阴证多发，阳证少见；阳常不足，阴常有余是对个体阴阳变化的概括。二者结合，可以说是火神派对人群发病的病势观。这是决定其强调扶阳、擅用附子的前提条件。

以上这些观点前后呼应，一以贯之，形成一个独立的思想体系，作者称之为"四大纲领"。其中，最核心的一点是重视阳气，擅用附子。由此可以为火神派正名：所谓火神派，是以郑钦安为开山宗师，理论上推崇阳气，临床上擅用姜附等辛热药物的一个独特的医学流派。其中，尤以擅用附子为突出特点，乃至诸多医家被冠以"某附子"之类的雅号。广义上说，一个医家如果重视阳气，擅用附子，就可以称之为"火神派"。

火神派根源于伤寒派，所以选方用药具有明显的经方法度，风格十分鲜明独特。除擅用附子外，选方以经方为主，加减不过三五味，精纯不杂，法度谨严，绝不随意堆砌药物。具有这种风格者，作者称之为"经典火神派"，即较为忠实地继承了郑钦安的用药风格者。按此标准，吴佩衡、戴丽三、黎庇留、范中林、唐步祺、曾辅民、周连三等人可谓经典火神派的代表。作者认为，经典火神派是一种较为纯正的境界，一般人需要修炼方能达到。

区分"经典火神派"和"广义火神派"，纯粹出于研究的需要。实际上，广义火神派的众多医家以丰富各异的独特风格拓展了火神派的学术内涵，比如祝味菊先生的温潜法中用附子配以龙齿、磁石、酸枣仁、茯神，李可先生"破格救心汤"中四逆汤与人参、山茱萸的合用，补晓岚先生的"补一大汤药"融温辛于一炉，有病治病、无病强身的思路等，都有着广泛影响，丰富发展了火神派的学术内容。派内有派，在所有医派内部包括伤寒派、温病派等都是存在的。本丛书的宗旨就是要发掘包括"广义火神派"在内的各位名家的独特经验。

三、火神派是经世致用的

火神派不仅有独特的学术思想，更重要的是——它是经世致用的，即有利于当世中医，致用于提高疗效，说通俗些，火神派治病是管用的。这个学派之所以受到如此广泛的关注，疗效才是它的生命力。

1. 有大量的临床验案为证

无论是近代的《吴佩衡医案》《范中林六经辨证医案选》《祝味菊医案经验集》及《鲁楼医案》《卢氏临证实验录》等，还是当代的《李可老中医急危重症疑难病经验专辑》、唐步祺的《咳嗽之辨证论治》等个人医案专辑，以及近年出版的《中医火神派医案全解》《火神派当代医家验案集》等十几种名家选集，都收录了众多火神派医家的治验病例，既有常见病，更有疑难重症，其用药风格之鲜明、辨证思路之独到、病例之多、疗效之高，都足以令人称奇赞叹，这才是弘扬火神派的最根本的基础。

2. 有一批医家转变医风，欣然变法，成为火神派门人

认识并接受一个学派是需要亲身实践的。很多医家在学习和实践以后，认识到火神派的奥妙，接受其学术思想，一改多年医风，弃旧图新，转入火神派殿堂，一如当年沪上名医徐小圃、陈苏生投入祝味菊门下，成为火神派一员。这从侧面反映了火神派的效用和影响。下面引录几位医家的感言，可见其变法的心路历程：

陕西省扶风县中医矍（音窜）新德：“走上中医之路40年，虽遵'勤求古训，博采众方'之旨，但大多在云里雾里摸索，常感到胸中了了，指下难明，辨证论治漫无边际。后接触到中医火神派医著，看到火神派起死回生的医术，为他们大剂量应用附子而惊心动魄，为其神奇疗效而拍案叫绝，赞叹不已。后在临床中运用扶阳理论治疗疑难病取得了意想不到的效果，对火神派产生了浓厚的兴趣，从此医风为之一变，对时下西医无法治愈的一些疑难症的治疗后，神奇疗效不断出现。”（《著名中医学家吴佩衡学术思想研讨暨纪念吴佩衡诞辰120周年论文集》，下同）

内蒙古巴彦淖尔市中医郭文荣：“余上世纪60年代步入中医之门，从师攻读经方……纯中医四十载，临床每遇疑难病症，自认为辨证无误，选方用药正确，经方、时方、名老中医经验等方法用尽，效果不佳，非常困惑。自近三年学习

了唐氏的《郑钦安医书阐释》、卢氏的《扶阳讲记》及《吴佩衡医案》、张氏的《中医火神派探讨》等火神派著作，犹如发现了新大陆，相见恨晚，临床疗效大大提高。由此认为，扶阳理论是中医今后发展的方向，是中医的捷径。"

福建省南平市中医余天泰："自从学习火神派以来，特别是接受祝（味菊）师观点（指'阳常不足，阴常有余'论）后，一改 30 余年遣方用药之风格，临证治病注重温阳扶阳，疗效大有提高，从而也更加增添了我对中医药的信心。"（《第二届扶阳论坛论文集》）

河南滑县老中医陈守义自谓："学了火神派以后，感觉以前 60 年白学了。"

河南驻马店市中医傅文录说："学了火神派后，的确有大彻大悟之感觉。深深感悟到，临床工作二十余年，苦苦地执著追求，却百思不得其解。一入火神派门槛儿，可谓别有一番洞天，不仅有拨云见日、茅塞顿开之感，同时还有一种在一瞬间抓住了中医之根蒂与精髓之感，也充分认识到中医博大精深后面那真正的内涵与神灵。"

看得出，他们都是从医几十年、有一定声望的老中医，晚年变法，转变医风，说明火神派确实经世致用，引人入胜，一如当年齐白石 58 岁时毅然"衰年变法"，成就一番功业。如果征集这方面的事例，相信会有更多的医家畅谈变法感悟。

作为火神派的传播者，作者还有幸接触过不少中医"粉丝""票友"，慕名找到作者，述称接受扶阳理念后，求医转用火神派方药，疗效明显提高，许多久治不愈的痼疾竟然迎刃而解；有些"票友"还能仿照火神派方略给人治病，疗效居然不俗。如果征集这方面的事例，同样能有许多故事。

四、阳虚法钦安，何偏之有

火神派的兴起乃至成为热点无疑是好事，由此引起有关学派及学术的争鸣，也是正常的。中医学历史证明，不同学派通过交流、争论，相互促进，共同提高，才是推动中医发展的动力。因此，鼓励、支持包括火神派在内的学派研究，是中医继承、提高与创新的应有之义。

有关火神派争议最集中的一点就是火神派是否有偏？许多人称其重阳有偏，用附子有偏……总而言之，一个"偏"字了得！火神派是否火走一经，剑走偏锋？这个问题应该辩证地看，所谓偏是偏其所长，偏得其所，有其长即有其偏，无所偏则无其长。

1. 各家学说"无不有偏"

历史上各家流派都有自己的研究重心和方向，议论必然有所侧重，强调一说，突出一义。金元四家分别以突出寒凉、攻下、补土、养阴而见长，旗帜鲜明地提出各自独立的学说，构成了中医丰富多彩的各家学说框架。由于强调一说，突出一义，议论与着眼点自然有所偏重，这是很正常的。刘完素主张"六气皆从火化"、张子和"汗吐下三法该尽治病"、李东垣把"大疫完全归咎于内伤"、朱丹溪的"滋阴降火论"可谓皆有其偏，不了解这一点，就是对各家学说缺乏起码的认识。

火神派强调阳主阴从，与阴阳并重的理论确有不同；强调肾元的作用，与东垣重视脾胃也不相同，唯其如此，才显出其观点的独特性和侧重点。从这个意义上说，各家皆有所偏，所谓有其长即有其偏，无所长则无其偏，这是各家学说的基本特点，不承认这一点，各家流派恐怕就无以存在了。清·李冠仙说得好："殊不知自昔医书，惟汉仲景《伤寒论》审证施治，无偏无倚，为医之圣。后世自晋叔和以下，无不有偏。迨至金元间，刘、张、朱、李，称为四大家，医道愈彰，而其偏愈甚。河间主用凉，丹溪主养阴，东垣主温补……前明王、薛、张、冯，亦称为四大家，大率师东垣之论，偏于温补，而张景岳则尤其偏焉者也。其实《新方八阵》何尝尽用温补，而其立说则必以温补为归。后人不辨，未免为其所误耳……不善学者，师仲景而过，则偏于峻重；师守真而过，则偏于苦寒；师东垣而过，则偏于升补；师丹溪而过，则偏于清降。"（《知医必辨·序》）

虽说"医道愈彰，而其偏愈甚"之语说得有点过头，但终归指明了各家学说"无不有偏"的事实。

2. 补前人未备而成一家言

从另一方面讲，这种所谓偏确实又持之有据，言之有理，并未超出经典理论的范畴，绝未离经叛道，否则它不可能流传下来，因为它经不起历史和实践的考验，从这一点上也可以说并不偏。明·李中梓说："(金元)四家在当时，于病苦莫不应手取效，考其方法若有不一者，所谓补前人之未备，以成一家言，不相摭拾，却相发明，岂有偏见之弊？""子和一生岂无补剂成功？立斋一生宁无攻剂获效？但著书立言则不及之耳。"孙一奎则说："仲景不徒以伤寒擅长，守真不独以治火要誉，戴人不当以攻击蒙讥，东垣不专以内伤树帜，阳有余、阴不足之谈不可以疵丹溪。"（《医旨绪余》）《四库全

8

书提要》对这几句话大加赞赏，称为"千古持平之论"，难道今人还不及古人公允？

火神派强调扶阳的主张不过是对《内经》"阳气者，若天与日，失其所则折寿而不彰"观点的发挥而已；强调肾阳的功用，与古人"肾为先天之本""补脾不若补肾"的理论也有相近之处，并未离经叛道，何偏之有？成都中医药大学的汪剑教授称："仔细研究火神派医家的著作，便能发现火神派作为中医学术体系范围内的一种学术流派，其理法方药始终遵循辨证论治的规范。"此论公允。

坦率地说，不排除有人"各承家技，始终顺旧"，见到稍有创新之见，轻则认为偏差，重则斥为离经叛道，其实是保守思想在作怪，或者对各家学说缺乏常识。历史上，各家学说均曾遭受非议和攻击，可以说无一例外，有的还很激烈，看一看温补派与寒凉派、滋阴派的争论就可以知道。然而，这些流派今天仍被接受并予发扬，历史证明了它们的价值和地位。这里，关键是对各家学说应持历史态度和客观分析，要"因古人之法而审其用法之时，斯得古人立法之心"，否则"窥其一斑而议其偏长"（明·孙一奎语），那才真正出了偏差。

3. 阳虚辨治，独擅其长

关键是要认识到各家流派各有所长，各具特色，"人讥其偏，我服其专"。不要求全责备，以偏概全，学者要善于取精用宏，博采众长，"因古人之法而审其用法之时"，何偏之有？我们常说，"外感法仲景，内伤法东垣，热病用河间，杂病用丹溪"（《明医杂著》），诸家各有其长，各司其属，为诸多医家所遵奉，没有人嫌其偏，"果医者细心参酌，遇热症则用河间，遇

阴亏则用丹溪，遇脾虚则用东垣，遇虚寒则用景岳，何书不可读？何至咎景岳之误人哉！"(《知医必辨》）

今作者聊为续一句"阳虚法钦安"——遇阳虚之证则参用郑钦安之法。其他中医学派都可以信奉，怎么轮到火神派就出偏差了？恐怕还是见识不够。须知郑钦安"于阳虚辨治所积累之独到经验，实发前人之所未发……千古一人而已！"(唐步祺语）大要在善用之而已，何至咎钦安之误人哉！

清·齐有堂说："六经原有法程，病在阳明，所怕是火，火邪实盛，足以竭阴，法当急驱其阳，以救其阴；病在少阴，所喜是热，热尚未去，阳即可回，法当急驱其阴，以救其阳。不明其理，肆谓某某喜用温补，某某喜用寒凉，安知仲景之法条分缕析，分经辨证，确有所据，温凉补泻，毫不容混，乌容尔之喜好也耶？徒形所议之疵谬耳"(《齐氏医案》）。意思是说病在阳明，当救其阴；病在少阴，当救其阳，"分经辨证，确有所据"。那些"不明其理"者，却反说人家是率性而为，肆意称其"喜用温补""喜用寒凉"等等，实在没有道理，"徒形所议之疵谬耳"——徒然显示这种议论之谬误耳。

当然有所偏不等于走极端，火神派主张阳主阴从不等于有阳无阴；重视阳虚不等于否认阴虚；主张扶阳并不废止滋阴；广用附子不等于滥用附子，等等，其实这些属于常识范围，一个成熟的医家怎么能犯这种低级错误？

不管怎么说，火神派的兴起乃至成为"热点"都是好事，如果由此引起有关学派乃至整个中医学术的争鸣，都将促进中医的繁荣和发展。

五、火神派是第八个医学流派

火神派完全符合构建一个医学流派的主要条件，即：有一个颇具影响的"首领"郑钦安；有两部传世之作《医理真传》和《医法圆通》；有以吴佩衡、唐步祺、卢崇汉等为代表的众多传人延续至今，民间拥戴者尤多。它有完整的理论体系，创制了代表本派学术特点的几首名方如潜阳丹、补坎益离丹等，而其用药特色之鲜明更是超乎寻常，其临床大量成功的案例都表明这是一个特色突出而经世致用的医学流派，与其他医派相比可以说毫不逊色。我们认为它是继伤寒、金元四大家、温补、温病派之后的第八个医学流派。作为建议，它有理由补充到高校《中医各家学说》的教材中去。相信火神派的学术价值，必将越来越得以彰显，薪火相传。火神派热也好，"冷思考"也好，都不会以任何个人意志为转移，它将按照中医发展的规律展示自己的前程。

六、关于丛书编写的设想

本丛书旨在进一步发掘、整理火神派的学术思想和丰富的临证经验，形式上以医家为单元，从广度和深度来揭示入选名家的丰富各异的学术特点，进一步弘扬其学术精粹，促进当代中医临床水平的提高，同时也为各家学说和基础理论研究进行新的拓展。

我们拟分批推出这套丛书，第一批暂且选定郑钦安、吴佩衡、祝味菊、刘民叔、范中林、戴丽三、唐步祺、周连三、李统华、曾辅民等医家作为选题目标，他们的火神派医家身份应该没有问题。

关于各书作者，像吴佩衡、戴丽三等都有后人或传人，由他们来编写，应该是理想人选。其他则遴选对某医家有兴趣、有研究者执笔，当然，他们应该是火神派传人，至少应该对火神派有着相当的理论基础。

每位医家基本内容包括：医家生平事略、师承、门人及人文掌故等，重点是其学术思想尤其有关火神派的内容，包括理论建树、临床经验、医案荟粹等，当然也包括非火神派方面的内容，以展示其学术全貌。中心是全面而深入地发掘各个医家的独特学术风貌。

总之，鼓励和支持包括火神派在内的学派研究，是中医继承、提高与创新的应有之义。我们应该乘势努力，通过火神派研究，推动整个中医学的发展。《火神派著名医家系列丛书》的编辑出版，在各家学说的研究中尚属首创，这是一次尝试，缺点在所难免，还望高明赐教。

张存悌

2014 年 4 月

前　言

我很荣幸，能够参加由著名火神派医家与研究者张存悌老师任总主编的《火神派著名医家系列丛书》的编写工作，发自内心地感谢张老师给了我学习与提高的机会。第一次接到张老师电话时，心中慌恐不安，担心自己才识学浅而难以胜任编撰《祝附子——祝味菊》分册的工作。在张老师的鼓励和大力支持下，我才动手去进行整理与编撰工作，又承蒙张老师提供部分电子文稿，指导怎样寻找祝味菊的书籍、资料、照片等，使得这项编撰工作得以顺利完成。

2004年，受到张存悌老师在《辽宁中医杂志》上发表的火神派系列文章的影响，笔者开始涉猎火神派著作与相关研究资料，对祝味菊先生的学术思想也有所了解，初步阅读了《伤寒质难》等书，曾在杂志上发表过"沪上火神派领军人物——祝味菊"的文章。虽然对祝味菊的部分学术思想有点了解，但读《伤寒质难》时，仍是恍恍惚惚、一片茫然，除了热衷于祝氏的扶阳观点外，其余内容均是一知半解。为了进一步加深对祝味菊学术思想的认识，我开始着手收集资料，反复认真阅读《伤寒质难》十数遍，又仔细研究各家论述，渐渐对祝味菊的学术

1

思想有了一些认识与体会，但仍然不够系统。后来有幸阅读到农汉才"祝味菊生平与学术思想研究"的硕士研究生毕业论文，为我的撰写提供了很好的思路与方法。动笔之后，随着对《伤寒质难》的深入理解，逐渐地把祝味菊的学术思想整理出了一个头绪。在整理祝味菊医案部分时，由于文字内容过于简单，加之其用药规律多与匡扶正气、注重扶阳密切相关，为了充分让读者理解并吃透其医案中的主题思想，我费了九牛二虎之力，对医案进行了分析与点评，补充提炼了祝氏应用方药规律，丰富了医案内容。

祝味菊先生成名于20世纪初，《四川省医药卫生志》将其列入善用热药的"火神派"，我曾撰文称其为"沪上火神派领军人物"，这是有其深刻缘由的。《医林春秋》中称其"学兼中西，善长内科，喜用附子、麻黄、桂枝等温热药，尤善用附子，屡起沉疴，名噪一时，时人誉为'祝附子'"。《海派中医》则称其"学贯中西，擅用附子"。从这些记载论述中我们可以看出，祝味菊又号"祝附子"，并非其本人所自封，而是后人对其学术思想、诊治特色所进行的概括，我们可以从祝味菊《伤寒质难》一书中体会到，其匡扶正气、本体疗法、自然疗能等扶助人体正气的方法，均是扶阳重阳学术思想的体现。因此，我认为《伤寒质难》一书是学习火神派学术思想及临床应用的最佳读本，相信读过此书的学者一定会有同感，而当阅读并理解了郑钦安医学三书(《医理真传》《医法圆通》《伤寒恒论》)之后，

2

对此可能会有更为深刻的认识。

在本书的撰写过程中，重点参考了《祝味菊医案经验集》与农汉才的"祝味菊生平与学术思想研究"论文，还参阅了大量专家学者的研究资料，特此向这些原作者表示衷心的感谢。由于作者学识浅薄，经验不足，加之研究祝味菊学术思想还是第一次，书中不当之处，还望同道、读者赐教、指正。

傅文录

2014 年 1 月 10 日于清河南岸

目　录

一、生平轶事

祝味菊，20 世纪初民国时期沪上著名中医学家，笔者曾撰文称其为"火神派沪上领军人物"《医林春秋——上海中医中西医结合发展史》中称其"学兼中西，擅长内科，喜用附子、麻黄、桂枝等温热药，尤善用附子，屡起沉疴，名噪一时，时人誉为'祝附子'"；而《四川省医药卫生志》将其列入善用温热药的"火神派"。

（一）少年时期

祝味菊，名积德，字味菊，自号傲霜轩主。清光绪十年甲申农历九月十三日（1884 年 10 月 31 日），出生于四川省成都市小关庙街，1951 年 7 月 30 日因病卒于上海，享年 67 岁，后葬于祖籍浙江绍兴祝家桥祝氏坟地。现祝家桥已被一无名新桥所替代，但还有一处标志物"祝家岸"可见，其周围已成为某纺织厂的宿舍区。

祝味菊祖籍浙江山阴（现绍兴），清代时，先祖曾世代为医，因其祖父祝紫园到四川为官，奉调入川，遂全家迁居四川成都，后来祝味菊的父亲祝子吉曾到成都府华阳县（有资料认

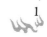

为是金堂县）做官，任县令，母亲孙氏早亡，其父又续弦孙氏之妹为妻。祝味菊有兄弟姐妹 6 人，祝味菊排行老大。一次成都平原发洪水，其父祝子吉因公骑马在该县中兴场附近巡视时，不幸溺水身亡。因父亲早亡，青少年时期（1884～1907）的祝味菊就寄居于时在成都盐务的姑父严雁峰处，一边协助姑父经营盐务，暇余则学习国学与岐黄之学，为学习中医奠定了基础。据祝味菊在《祝氏医学丛书总序》中所说："余年十七，开始学医。"说明他 17 岁时已开始接触并学习中医，这是 1901 年。

　　一个名医的成长经历，其生活环境与求知方法的影响是极其重要的。祝味菊在《伤寒质难》中曾自述道："吾先祖世代业医，髫龄已耳熟医病名词。"可见祖上世代业医的背景，让祝味菊从小就接触中医学并产生浓厚的兴趣。而在其早期学医经历中，尤其深受其姑父严雁峰的影响。

　　祝味菊自幼寄居于姑父严雁峰家。严雁峰（1855～1918），名岳莲，字雁峰，清末知名学者，原为陕西渭南人，后迁居四川成都。严氏热医喜道，并通医理，与当时诸多善医之士（如廖季平、阎永和、刘雨笙等）交往甚好。严氏经学功底深厚，曾入尊经书院读书，乃王壬秋的高足。严氏为大盐商，因经商获利而积累了大量资金，又甚爱读书与藏书，故斥巨资收藏了大量书籍，家中藏书楼名为"贲园"。贲园内有 5 万余卷藏书，经、史、子、集皆备，尤以中医秘籍与全国各地方志为两大特色。严氏不仅藏书、读书，还亲自点校、编纂、刻印图书，1908 年严氏编纂了《医学初阶》《伤寒论浅注方论合编》等书，这为祝味菊的学习提供了极为优越的条件。严氏看到祝味菊聪颖好学，就先后延请成都宿儒刘雨笙先生和某太史公等为其讲授医经。祝味菊亲承严训，课读不缀，阙疑好问，锲而不舍。

对于各种问题，必研求其所以然而追根求源；如有不解，则尽列所疑之点，问质于古人之著，甲本注之不解再求之于乙本，乙之不解又求之于丙，正如其所述"溽暑衣襦尽湿，勿觉也；入夜披阅达旦，勿倦也"。好几次，他的老师竟因不能穷解其疑而自辞，遂传为佳话。祝味菊先生精勤苦读，自学不倦，遍阅家中各种典籍，"三月而其书穷，其疑终不释"；又由于"三更其师，而终未能祛其所疑"，姑父严雁峰亲自出马传授医学，最后也只能说："穷矣！吾无能为力矣。"

由于祝味菊不仅聪颖好学，更善于独立思考，深求甚解，总是认为要"知其然"，更要"知其所以然"（《论语》），以至"三更其师，而终未能祛其所疑"。为了帮助祝味菊解除心中更多的疑惑，严雁峰送祝味菊去攻读西医，以扩大学习范围。

（二）求学西医

1904年由四川总督创办于成都陕西街的"四川陆军军医学堂"开始招生，严雁峰积极支持祝味菊报名参加学习，他说道："向之不足，其自索之于舶上欤？"这种深切感到自身的不足，希望开拓视野、向海外学习的言行，在当时来说是非常难能可贵的。

1908年，24岁的祝味菊到四川省城"四川陆军军医学堂"学习西医。在校期间，他"见闻一新"，因他有深厚的中医基本理论功底及基础，又是带着很多的中医问题去学习，并在学习过程中"融会新知，自求新解"。因此，短短两年时间，祝味菊就取得了"向所怀疑者，十释其三"的效果。1910年，因该学堂聘请的日、法教员不和，明争暗斗，学校进行改组，日籍教师纷纷退出。在这种情况下，祝味菊随老师石田先生东渡日本，在日本学习期间，日本的各种医药陈设给祝味菊留下了深刻的印象。1911年，祝味菊学习结束后返回四川成都，开始了他的行医生涯。

在这段学习经历中，祝味菊不仅系统地学习了西医基础理论，而且还在日本见习，为他以后的医学生涯奠定了坚实的基础。

（三）川中行医

1911年，祝味菊由日本返回四川成都后，主政"于官医院"，开始了他的行医生涯。关于这段经历，祝味菊自己有明确的记述："味菊幼读轩岐、仲景之书，长而兼习西医，游学三岛归国后，服务于四川省会警察厅官医院，院中中西医并立，味菊任中医主任6年。"

祝味菊最初行医是在官方中西医并存的医院中担任"中医主任6年"。其先学中医、后学西医所形成的思维方法与学术思想，必然经受一般中医人所不可能遇到的困难。在这样不利的条件下，祝味菊以自己所学在中医临床方面取得了很好的疗效，使得西医同行刮目相看。"凡遇西欧国家医生不能治之病，用仲景方治之往往应手立愈。成都又有福禄康医院，法兰西人创办，院中医生皆虬髯碧眼，赫然法国博士也。高师学生郭某病伤寒，往就诊，法医官祝武烈、任尔为等屡治不效，病日重，已昏不知人，祝、任二君均称不治矣。延味菊往诊，予大剂回阳药三服而愈。二君诧为怪事，争欲研究，以不能通解中国古书，怅然而止。西医医院例不许病人服中药，自此以后，特许味菊以中药治病。"

在一家官方不许使用中药的西医院中，祝味菊用他出色的中医医术赢得了特许使用中药的权利。祝味菊出道不久，就能获得这样的特权，足以说明他既精研中医医理，又充分接纳西医，治疗急危疑难重症有良好的临床效果。

祝味菊应用"回阳药"治疗危重疾病，与四川郑钦安扶阳学术思想的传播有着极其密切的关系。火神派鼻祖郑钦安的亲传弟子卢铸之（卢火神）先生（1876～1963）差不多与祝味菊生活在同一时代。光绪末年（1908），卢铸之在成都开设"扶阳医坛"，除了免费讲解中医经典《内经》《伤寒论》《金匮要略》《神农本草经》之外，还重点讲解郑钦安的《医理真传》《医法圆通》《伤寒恒论》，广泛传播郑钦安的扶阳理念。此时在成都行医的祝味菊，也得益于"扶阳医坛"，深受郑氏扶阳思想的影响，在临床上善用"回阳药"。

更为重要的是，祝味菊在蜀中官方医院行医过程中，切实感受到了中西医学各有其长短，并确立了惟真理是从，取长补短，融会贯通的观念，即客观地了解中西医各自的优势，坚定地走中西医汇通之路，这为其今后的中医创新奠定了基础。在谈论自己的思想变化过程时，祝味菊说道："味菊乃益研求中西异同之故，知二者各有短长，不容偏废。且中西立论虽异，实有可以融会贯穿之道。"

祝味菊在蜀中"主政于官医院"的经历，奠定了他一生对中医执着追求与探索的基本思维方式。他在介绍这段经历时说："孑然一身，不为世囿，爰得实行我辛苦仅有之理想，叛古逆今，勿顾也。因取旧学之不合真理者废之，有药效而其说不可取者正之。在政七年，向所怀疑，十去其六七矣。夫真理惟一，初无国族之别也。吾所谓道者，其说可以质诸世界学者，非斤斤于门户之争也。"可见，祝味菊在官方医院行医的这7年间，经过艰苦的实践探索，将过去所学中遗留下的疑问"十去其六七矣"！而此前学习西医的 3 年中，也仅仅是"所怀疑者，十释其三"，这坚定了他一生用中医并借助西医解决中医临床上疑难问题的信念。

1918 年，祝味菊离开官方医院，在成都正式独立行医，前后近 6 年，诊所位于成都小福延营巷。有关祝氏这段行医经历的记录不多，我们可以从其一则医案中，看到当时祝味菊对寒热药物应用的缜密思考与探索："民国十一年（1922），余悬壶成都，有府街刘老者已古稀之龄矣，卒病伤寒，壮热烦渴，六脉洪实，谵妄无度，不可终日。医皆虑高年气衰，不敢任用峻剂。余重与玉女煎，去牛膝，加犀、羚各三钱，一剂知，再剂已，数日而瘥。阅十余载犹见其独步街头，腰脚弥健，计已耄耋之年矣。若斯禀赋，实为稀有者也。有是体，始用是药。吾非不用寒凉也，特以今人体质浇薄，宜温者多，可清者少。温其所当温，不足为病。"从这段记述中，我们不难看出，祝味菊对于阴阳辨证的思路是多么的清晰，而阴阳辨证正是郑钦安学术思想之精髓，况且"热者寒之，寒者热之"正是《内经》所说的"治病求本"。之所以蜀中医者喜用热药，完全是因为当地人的体质，故祝味菊才会感叹到"宜温者多"，其后来擅长应用温热药，不仅是受郑钦安扶阳理论的影响，而且也是因为"有是体，始用是药"，而并非是出于个人的习好。

由于祝味菊在四川成都行医时间有限，加之地域限制，他的学术声望并不高。而后来到了上海，他才正式登上了充分施展自己才华的更大舞台。

（四）沪上悬壶

1924 年，在蜀中行医 14 年后，已是 40 岁的祝味菊，因避乱而从四川迁移到上海。当时的上海作为大都市，中西医疗机构都非常集中，名医辈出，医疗市场的竞争也非常激烈。虽然祝味菊在蜀中行医已是小有名气，但要打入上海并立稳根基，也不是很容易的，需要缜思谨行的。因此，到达上海之后，祝味菊并未急于开业行医，而是先潜心调查研究，积极地思考并虚心地学习。

祝味菊生长于蜀中，蜀中医家擅于应用热药治疗三阴虚寒病证的特点，自然对祝味菊诊治思路与用药方式有很大的影响。他认识到四川与上海相隔数千里，其地理、人文环境都有很大的区别，为了适应上海医疗特点，祝味菊去熟悉"水土之不同，习闻体气之攸殊"，况且"入国问俗，不敢孟浪悬壶，息影沪上者一年"。他"窃曾徘徊于名医之诊室，留连于药铺之店柜"，从医到药都经过一番深入实地考察与观摩。这时候的祝味菊发现，"诚然病不异于三湘，而处方用药，则大不相同也"。为什么会出现这种情况呢？祝味菊"归而思其所以，疑莫能释。夫伤寒、疟疾，其病源一致，其所发症状中外一辙，何以证同而方药各异，岂真水土之不同欤？"可见他把最初的怀疑，主要集中在"水土"之不同上。

为了解开"证同而方药各异"的心中疑团，祝味菊谦恭地拜当地中医为师，虚心求教。正如他在书中写道："于是虚心下气，侍诊于名医朱某（即朱少波）之门，凡三阅月，深佩其机巧莫测，料变若神。然病者往往由轻而重、而死，医者逐步料到，而终不能挽其死。由辛凉解表、甘淡祛湿，而至透热转气、清营散血；由宣化湿浊、滋阴清热，而至涤痰开窍、平肝息风，

7

医者逐步做到，而终不能弭其变。"这样的调查结果，出乎祝味菊的意料之外。他发现当地医生对疾病的诊断与疾病发展变化预测准确，按照温病学说理论进行按部就班治疗，却始终无法挽救病人的生命。祝味菊无限地感慨："于是爽然若失，默然深感名医之所以成名医者，在于料病识变，而不在于劫病救变。呜呼！熟悉疾病之趋势，而不能改变其趋势，虽为名医，又何足多哉！然病者以为膏肓难挽，不咎药之杀人，至死而不悔。医者以识病而自命不凡，父以授子，师以授弟，以一盲引众盲，傲然自得，此其所以为名医也。至于砌词藻于方案，以玄为博；逞谈锋于应对，以妄为是，犹其余事耳。嗟乎！肺腑无语，冤魂莫伸，虽有明眼，何法苏生？"

调查研究数月之后，祝味菊终于发现，上海仍然沿续清代以来江南温病学说一统天下之局面。医界已经形成了崇尚阴柔、肆用寒凉"轻灵"之风气，完全不顾实际疗效的情况，沉醉于"轻清"与"寒凉"之中而不能自拔。这时的祝味菊心情十分沉重："余虽有改革之心，然邪说横流，独木难支；举沪滔滔，孰与为友？众醉独醒，孰与为俦？欲同流合污，牺牲病家以徇俗，为天良所不许；欲力挽狂澜，发挥真理以警世，又为时论所不容。积重难返，不禁感慨系之矣。"

祝味菊在缜思谨行之后，开始应用"以治川人之法，稍稍变通以问世"，但却是"未尽应手"，也就是说开始临床疗效并不尽人意。此时，祝味菊又开始深刻地反省自己，其"闭户潜修，研究探讨，恍然知东西异治者，非但水土之不同，实亦体质之有殊"，也就是说上海江南之地与四川蜀中盆地之人的体质有明显的差异。祝味菊豁然开朗，于是便"不顾一切，奋然悬壶，一秉真理，不屈不挠，以为人诊疗，往往应手而愈"。自此，祝味菊才在上海正式悬壶济世，这已经是 1925 年的事情了。

祝味菊也渐渐开始以擅用热药附子而出名，这不能不说是一种奇迹。

当时的江南社会普遍认同叶天士、王孟英之说，好用"清淡阴柔"，把附子视为虎狼之药，医家不敢处方，病家不敢服用。而祝味菊用温热药，特别是大剂量附子以治外感病，不仅令同道者不理解，更有甚者对其诽谤与排挤。但他以其卓越的胆识、丰富的经验、超人的智慧，常在群医束手之时，力排众议，拒扰担保为病人治病，屡屡以大剂温热药挽救垂危濒死之病人，由此而名噪一时。其用附子出奇制胜的医案，曾在上海广泛流传，成为佳话。

在《伤寒质难》中记载了民国十八年（1929），即祝味菊正式行医 4 年之后的一个完整病例。从中我们可以看出，当时祝味菊用附子还未得到同行们的认可，曾经遭遇到一般人难以想象的阻力与困境：

"有学生徐某者，其父任要职于福星面粉公司，其次子病伤寒（西医的肠伤寒病）甚剧，诸医束手。其子因常问道于余，对于余之学说，影响稍深。于是延余往诊，则高热两旬不退，神昏谵妄，前医金谓热入心包，主用清宫。余心知其非，拟与姜、附、麻、桂一方，服后诸恙依然，晨又为处方如昨。徐氏慌乱之余，又延名医某某等会诊，皆认为热药之误。一医且笔之于方案，谓邪入心包，误投辛燥，法在不救，于是怨尤群集其子。其子惶惶然趋车来访，不遇，又追踪至余亲戚家。窘态毕露，要余同归。余怪之，问曰：前方服后，厥恙转好否？徐子曰：勿也。余曰：然则转变否？曰：未也。余曰：不好、不变，

9

药力未及也，何用惊为？徐子嗫嚅曰：名医某某等佥谓服师药已无救矣。余慨然曰：若是，吾之咎也。"这是事情发生之缘由。

到达徐家之后，祝味菊记载了激烈争持的场面：

"与子同归，既入门，某医方蹒跚下楼，相遇于楼次，时余方悬壶未久，夙在医会（上海神州医药总会）心识其人，因恭叩之曰：病者如何？某医口衔雪茄、翘指仰首而言曰：休矣。岸然扬长而去，其一股傲慢不逊、老气横秋之态，令人忿满难受。无已，忍气而入病室，其父蹙额相迎，其母悻悻相视。迳诊其脉，信如徐子言，无佳象，亦未变也。乃询徐父曰：主翁促余来，将何以为命？徐父忸怩良久，讷讷曰：无他，豚儿病笃，愿先生竭力焉。余曰：然则晨方服未？徐父恶然曰：顷间名医会诊，以为非是，未敢服也。余曰：然则名医必有奇方能立起沉疴者矣。徐父愀愀然曰：名医谓误服辛燥，不可救也。言下唏嘘不已。余曰：有是哉？病以吾药而剧，吾固不得辞其责。然吾知此病之不即死也。吾使人来侍病者五日，向所服药，过五日，其药性当已消矣。其不及五日而亡者，药之过也。吾诊所有招牌三，任汝三子撤下而毁之，主翁其鸣之报端，为庸医杀人之戒。苟过五日而不死者，非吾之罪也，任令更医调治，吾不复诊矣。徐父长揖而谢曰：吾辈固深信夫子者，医家有割股之心，先生既知其不死，幸始终拯救之。"

由此我们可以看到，当年的祝味菊承受着巨大的压力。当名医刘某傲然翘指仰首断言说病要"休矣"的时候，祝味菊却未被这样的情况而吓倒，而是冷静地进一步诊察病人情况，发现患者并未显示出因服药而病情加剧的表现，因此而敢与病家立下军令状，以5天为期。5天之内若病者死亡，就请其砸掉其行医之招牌，并登报批评。病家见祝味菊这么有信心，才最终下决心让其继续治疗下去。祝味菊认为，自己不仅有救人的义务，也有保护自己声誉的权力。因此，他也要求病家"取顷间毁我者之方案，交余收存，病愈后，即以此方刊布报端，言毁人者所不能治，而卒为被毁者所起，昭告天下之为父母者，俾知名医之言颇不可尽信，固不必明言为味菊所起也"。

得到了病家的应允之后，祝味菊依然坚持用自己原来的处方药物，并答应次日早晨自来复诊。其治疗结果出人意料："次晨余迳往，破扉而入，朗声曰：'味菊来矣！昨宵病人不测未？'徐父自楼左趋跄而下，怡然而谢曰：'豚儿（小犬）服夫子药，汗出热减，神静而得安寐矣，夫子真神人也。'复出纸笔，请处方。余曰：'无更只字，再服两剂。'次日仍照原方两帖，诸恙大愈。因谓徐父曰：'向者一纸热药，即被断为杀人。今连服六剂，而热退神清，岂天佑耶？'徐父谢曰：'微夫子真知毅力，犬子其坐毙矣！今而后始知名医之所以为名医也。'"

这一成功的案例，使祝味菊赢得了病家的信任，也树立了自己的威望。但他所遭到同行们的攻讦与排挤，也使他始终难以释怀，并时刻寻找机会以发泄胸中之郁闷。在一次中医聚会中，当时大家讨论政府排斥中医条例，并一致通过反对宣言。将要散会的时候，祝味菊向大会要求发言，在发言中，他阐述了中医药发展历史悠久，对中国人民的贡献功不可没，可有些人，即"有地位之名医，一无相当学识，又复信口雌黄，攻讦同道，而不负责任，吾侪当若何处置之"？主席慨然答到："此害群之马，吾侪当除名惩戒之。"祝味菊当时就从袖中拿出某名医"丁、刘两方"准备发难，而丁某名医时任主席团高位，会长见事不妙，急忙摇铃散会。散会后，会长给祝味菊作长揖说道："现在正是中医一致对外之际，请君一定要顾全大局，勿因小事而让外人笑话。"同时，"徐老相任，亦从中调停，设筵于大加利，某某（丁、刘）两医强颜谢曰：事出误会，愿阁下勿介意焉"。祝味菊一笑了之。自此事发生之后，当时的中医界就再也没有"攻讦"祝味菊了。

大凡到祝味菊诊所诊治的小儿，多是属于投寒凉太过，阳气受损，正气无力抗邪，阳微气弱之证，实属难治之证。凡遇此类重症，祝味菊很愿意一力承揽，不加推诿，不承认"死马当作活马医"这句逃避语，相反却认为"死马是不能救活的，可活之马然后救得活，未死之马不可当它为死马"。他既不是图侥幸，也不是为哗众取宠而用附子，完全是出于临床考虑，因人、因地、因时制宜，其擅用附子、重用附子、活用附子，是因为他抓住了应用附子之要领，"艺高人胆大"。祝味菊凭借其高超的医技、非凡的胆识和高尚的医德，常能救人于"不治"之中，往往是出奇不意、起死回生，让众人刮目相看，因此，在当时的上海祝味菊又获得"医侠"之誉。

祝味菊"医侠"之美名，与其人格魅力密切相关。从后人走访与调查研究可以得知：祝味菊为人正直，性情豪爽，待人真诚，胸无城府，且性格刚毅，博学多识，口才善辩。他唇上留下一撮短短的八字胡须，西装革履，走路腰板挺直，外出则携手杖，俨然一派绅士风度。从照片中我们就可以领略祝味菊当时的风范与非凡气质。他晚年自号为"傲霜轩主"，就有"菊残犹有傲霜枝"之意，其个性用"不敷衍、不媚上、不屈节"来概括，非常恰如其分。

据当年的老人回忆说，祝味菊言谈时一口四川风味的普通话，常词锋犀利，雄辩无碍，时而面容整肃，时而狂声大笑，初相处，觉其态度矜持，但处久后就会感到春风拂拂，不会让人难以接受。有意思的是，祝味菊与弟子胡觉人的口音曾被传为趣事，胡觉人原是大公报的记者，后跟随祝味菊学医，胡觉人是四川人，幼年迁到绍兴，师徒二人一个是"讲四川话的绍兴人"，一个是"讲绍兴话的四川人"，彼此相映成趣。正因为如此，祝味菊很快就与上海的各方名医，以及不少政界人士相交往来，并结为莫逆之交。他经常与徐小圃、徐相任、朱少波、陆渊雷、章次公等人畅谈医理，倡扬革新。当年于右任先生曾为祝味菊诊所题写匾额，著名书画家符铁年先生也曾赠巨幅松柏山水画。

祝味菊是个爱憎分明的医中大侠。战争爆发后，因他的名气大，上海的一些日伪汉奸大员曾请他看病，均被他拒绝。当时他的家住在上海江湾，而诊所在法租界的嵩山路振平里，从家去诊所要经过外白渡桥，一次守桥的日本兵不允许中国人乘车通过，要下车步行，遭到祝味菊的拒绝，并用日语大骂日本兵。后来他干脆就搬到了振平里住，一直到去世。

祝味菊对平民百姓却是十分同情。他的诊所每天早晨 6 ~ 8 点是义务施诊时间，专门为贫困市民免费诊疗，一般多由他的学生如胡觉人、康立人、王兆基、蒋哲民、樊树人、夏文灏等轮流值班坐诊。对于非常困难者，还常常免费送药，病人可到诊所对面的福寿堂中药店取药，而费用由祝味菊结算。这在当时老百姓中是尽人皆知的好事。

祝味菊不仅是一位名医，同时也是一位爱国主义者。在 8 年抗战与解放战争期间，祝味菊的振平里诊所是革命者经常出入的地方，并为这些革命者提供活动场所和物资上的帮助，冒着生命危险给他们的革命活动提供保护。据当事人回忆：胡兰畦曾在诊所里发行抗日刊物《小把戏》及《战鼓》壁报，其诊所不仅是革命的"防空洞",还是革命的"转运站"。与此同时,祝味菊的学生、亲人中有不少人参加了革命。由于胡兰畦等革命者在诊所里进行了大量的革命活动,因而受到了国民党特务的注意。1949 年 5 月 18 日,上海解放前夕,国民党特务到他的诊所搜捕胡兰畦,在没有得逞的情况下,将 65 岁的祝味菊先生抓走,关进监狱。4 天后,由病家花了重金,出面作保,才被释放了出来。5 月 25 日上海就迎来了解放。

(五)兴学重教

祝味菊 1924 年迁居上海时,适逢中医遭受到前所未有的打压和排斥。当时的政府已将许多学科的学校教育纳入了国家的政策,特别是西医的教育,而中医则被视为"非科学"而遭摒弃。为了中医的生存与发展及其合法化的地位,中医界奋力抗争,并联合力量进行民间办学。

1927 年,祝味菊到上海后开业不久,就与徐小圃共同着手筹建上海景和医科大学,校址设在上海金神父路。该校预设课程计有国文、讲经、理化、动植物学、胎生学、解剖学、解剖实习、医化学、药物学、诊断学、内科学、皮肤花柳病学、耳鼻咽喉科学、眼科学等 16 门,并已制定有积极进取之计划,一切工作也准备就绪,开学有期。后因江浙皖赣四省变乱,朝不能安位,民不能乐来,士不能焉于学,上海景和医大遂归于沉寂无闻矣。

1929 年 4 月 29 日,国民党南京政府教育部颁布第 8 号公告,把中医办学摒弃在学制系统之外。8 月又发布了第 949 号部令,严令取缔中医学校,禁止各校招生等。为应付这种险恶的局势,全国医药团体发起了第一次总联合会,代表大会于 12

月 1 日在上海举行，共 223 个团体、457 位代表参加了会议，祝味菊作为上海代表参会。经过 5 天的讨论，大会选出以张梅庵、谢观、祝味菊等 23 人为代表的请愿团。12 月 7 日请愿团启程赴京，分别向国民党中央党部、行政院、立法院及教育、卫生两部请愿，请求撤销阻碍中医药发展的各项政令。由于事态的发展为当局始料不及，因而政府只好变换手法，由国府主席蒋介石下令撤销教、卫两部的命令，以示维护。这次请愿胜利后，全国中医界无不欢欣鼓舞，继续兴学办教育，这给踌躇满志的祝味菊办学兴教带来了新的希望。

1935 年，祝味菊应聘担任上海国医学院的生理学教授及实习导师。同年 11 月，上海新中国医学院筹备委员会也聘请祝味菊为院董事及教师，同时还任命他为上海新中国医学院研究院院长，兼任新中国医学院的附属医院院长。

1936 年 3 月 1 日，新中国医学院研究院正式成立，该研究院与附属医院均由祝味菊统一领导。1936 年 1 月 10 日，祝味菊在上海《申报》上，以研究院院长的名义发布《启事》，阐明他的就职纲领，其中说道："医学之在今日，其最急之务莫如沟通中西，互穷奥颐，综其功用，熔为一炉，泯此长彼短之争，有集思广益之效，此种趋向，比近已日见其进，实为医界开一光明途径。鄙见以有创造一研究院实行研究之必要……内设医院及化验室，以供学子实事求是之需……唯一宗旨即为：实现国医科学化，养成高深人才，以供社会之需……从前一般同志都偏从文字下手，而其结果收效虽多，纷争亦大，故个人近年主张则以从实践着手为是，新中国医学院研究院就是这种理想的实现。"

在教学过程中，祝味菊常采用讲座而不是上课的形式，他认为"设讲座为学说贯通之讨论"，比单纯的授课要更加活跃实用，为使学生们能深入中西医的临床研究，学院还专门请了西医专家陈荣章共为导师。在祝味菊与其他导师的辛勤培育下，1937年1月，新中国医学院研究院第一届毕业生——陈拔群、刘国辅、饶师泉、水惠群毕业了。1937年8月，第二届研究生招生广告的墨迹尚未干，淞沪战争的炮火便炸毁了研究院院舍，也毁灭了祝味菊等创办人用心血浇灌的学院与医院，自此研究院与医院再也没有恢复，在近代中医教育史上留下了悲壮的一页。

1949年5月上海解放，已经65岁的祝味菊，经历了新旧两种社会，他对中医办学兴教仍然十分关注，并草拟了"创建中医实验医院"的建议书，这个建议书附在《伤寒质难》一书的最后，受到后人的关注。特别是其中很多要解决的问题与方法，充满着科学性与前瞻性，至今仍具有重要参考价值。

（六）婚姻家庭

祝味菊的家庭与婚姻生活就像他所处的时代一样，充满着艰辛与曲折。在祝味菊的女儿祝厚初所提供的家谱中：祝味菊的祖父祝紫园，共有7个孩子，但有记载可考者，只有祝子吉、祝绍园、祝定一3人，其余4人均无法详考；祝味菊的父亲祝子吉，共有10个孩子，祝味菊排行老大，有记载可考者，是其二弟祝肇华、五妹祝宝珊及十弟祝积馨（《伤寒质难》中记载，后因误治而死），其余6个弟妹均无法详细考证。从中可以看出，他们家族在那个时代是多么的不容易。

祝味菊早年在四川时，娶崔氏为妻，崔氏早殁，无出。后续弦梅漱芬。梅氏是陕西西安人，出身书香门第，先祖梅筱珊公因派官职雅安同知而携眷入川，并从此定居成都。梅漱芬知书达理，性格温柔善良，待人宽容忍让，很得祝味菊的珍爱。到上海后，祝味菊行医教学，在外奔忙，梅氏则在家料理家务，操劳守持，十分和谐美满。

1932 年，梅氏在上海产下他们唯一的女儿，取名厚初。祝味菊中年得女，如获珍宝，视为掌上明珠。他对女儿既十分疼爱，但也要求严格，从小就亲自教女儿认字、练毛笔字，让她学习打网球、游泳，还教她懂得礼仪，带她参加一些社交活动，希望将女儿培养成一个完美之人。

1937 年抗战暴发，上海时局不稳，祝味菊携家返回四川，先后在成都与重庆住过一段时间。祝味菊到重庆后，在沙坪坝开业行医。不久，梅漱芬患乳腺癌住进重庆宽仁医院，没想到在手术过程中，因麻醉剂量过大而不幸身亡，时年仅 46 岁。祝味菊悲痛不已，随即离开重庆，再次返回上海，这是 1938 年秋天的事情。

梅氏病逝后，祝味菊在精神上受到很大的打击，而其女儿厚初刚 6 岁尚小，孑然一身的他要行医赚钱养家，而他的生活和家中的一应事宜也需要有人来照料。这时，他的一位学生王仪均恰也来到重庆，主动担负起照顾祝味菊及其家人的任务。王仪均是新中国医学院的学生，毕业后曾到祝味菊的诊所实习，非常敬佩祝味菊。抗战时期，王仪均经常出入祝味菊的诊所，并得到祝味菊的大力支持与帮助。在长期接触中，祝味菊和王仪均之间产生了爱情，两人遂结为夫妇。

1949 年 5 月 25 日上海解放，祝味菊异常兴奋。就在他准备为中医和中西医结合事业大干一场的时候，讵料却因声音嘶哑、喉咙疼痛去医院检查而发现患了喉癌。得知祝味菊患病后，当时不少的朋友劝他到国外去治疗，但都被他拒绝了。祝味菊与疾病进行了顽强的抗争，但由于以往的过度辛劳，加之年龄因素，病势发展很快，手术、放疗均未能控制病情，1951 年 7 月 30 日病逝于上海镭锭医院（今上海复旦大学附属肿瘤医院），享年 67 岁。祝味菊追悼会在上海万国殡仪馆举行，许多沪上名医、祝味菊的学生及亲朋好友数百人为其送行。遗体火化后归葬于浙江绍兴老祝家桥的祝氏坟地。

二、学术思想

祝味菊学术思想之精髓，正如《海派中医·学术流派精粹》中所总结的那样"学贯中西，擅用附子"。祝味菊在其一生奋斗的事业中，他的一切学术理念与临床探索都凸现了这两大特色。

（一）汇通中西

1. 时代朝流，应运而生

民国初期，随着西学传入规模和速度的日益增强，西医的影响和势力也日渐增大，过去中医只此一家的局面被彻底打破，迅速形成了中西医学两种体系共存的格局。当时中医药界的许多有识之士清醒地认识到，中西医学之间各有优劣长短，纷纷努力寻求改善自身的途径和方法。祝味菊就是其中最具有代表性、最有个性的人物之一。他因为有深厚的中西医学功底，能够客观地衡量与对比中西医的长短，因此提倡吸收西医之长以补中医之不足。1924年，他在《神州医药学报》发表论文，阐述了这方面的见解。

在《改进中医程序之商榷》一文中，他首先肯定了"废弃中西门户之见"是一种值得称赞的"醒悟"。他认为只有这样，"将来不患学术之不昌，国粹之不保矣"。同时他还认为，"惟凡事之进步，必具一定之程序，方克有成"。而振兴中医的程序，在祝味菊看来，必须"注意从短处下手。若终日肆言己长，实非中医之幸"。这清楚地表明了祝味菊敢于正视自己的弱点，反对妄自尊大。按照他的看法，改进中医必须从四个方面着手：更新中医解剖生理、明确中医病理、精密考究中药、筛选治疗经验。他的信条是勤求古法，参用西学。

"学贯中西"的功底，自然使祝味菊对中西医学两种体系各自的长短熟知于心，并很自然地进行比较。祝味菊认为："真理只有一个，是非不能并存，医而合符真理，应无中西之分。中医能够医好病是事实，事实里面就有真理。我们很应当用科学的方法，去发掘说明这事实背后的真理。"他强调要"尊重中医疗病的成绩，尊重中医有效的事情，不能因为现代科学尚无力解答其所以然而放弃不顾，更不可只赞誉而不屑一顾"！

1927 年，祝味菊发表了《中西医学概论》一文，进一步分析中西医各自所长并探索中西医学具体可互补之处。他认为"西医不如中医者，曰病源，曰诊断，曰治疗。凡治内症，皆非西医所可梦见。其所不如者，曰解剖，曰生理，曰器械"，并就中西病源说指出细菌"注入无病动物之体，其物亦立病，于是细菌为病源铁案如山，不可易矣"。同时他还认为，虽然细菌无处不在，但人可时病时不病者，因此病菌并不是致病的决定性因素。而中医的六淫致病学说则可阐释其理，即先是六气的变化导致人体的不适，然后才受病菌感染。对于诊断学说，祝味菊认为："积久经验，举病人之色脉呼吸与规矩权衡而归纳之，既以六淫分病邪之种类，又以六经分疾病之浅深，定其界说以为诊断标准。故虽初起潜伏之期，立谈晤对即能确断病情，其简易明确，实为西医所不及。"对于中医的治疗，祝味菊更是称赞有加，他认为："中医治疗较西医有过之无不及也……病原为医学之基础，诊断为医学之应用，治疗为医学之目的，此三者中医皆确然有特长，故主以中医，辅以西法。"同时，他指出西医的解剖、生理、器械等长于中医，应"将西医之特长是以补助中医者。"他的这些观点，即使现代来看也是极其正确而值得我们去思考的。

作为中西医汇通派的代表人物之一，祝味菊也自当有一番关于中医改革之论断。他认为中医"经过一番'刮垢磨光'的功夫，才能获得全人类之同情与胜利……中医必须科学化，固无论矣。窃以为居今日而欲改造国医之环境，提高国医之地位，必须取人之长，补吾所短，将固有精英，发扬而光大之，贯通融会，方可跻于世界医学之林"。祝味菊以"发皇古义，融汇新知"作为其中西汇通思想的根本点，始终立足于中医，建立良好的沟通桥梁，实现中西医互相了解、共同进步的目标。

中西医汇通的核心价值就是汇通的结果能否应用于临床实际，对临床的指导意义是否优于原先单纯的中医或西医。祝味菊则用其一生的理论探索与临床追求，并通过其几十年的临床实践所取得的卓著疗效非常生动地解答了这一命题，从而成为卓有成就的中西医汇通派代表人物之一。

2. 学习背景，促其成功

中国人常说，一个走向成功的人，往往是天时、地利、人和，三者缺一不可。而祝味菊的成才经历，恰恰证明了这一点。祝味菊和一般土生土长、祖祖辈辈以医为业的上海医家有所不同。其祖籍江南绍兴，却出生于蜀中成都，后来又成名于上海。他从学习中医到转而学习西医，但却始终以中医为业，他从西部成都转到东南上海这一医疗中心，最后在上海走完了他生命最后的历程。他一生中的每一个特殊经历，都对其学术思想与医学之路有着深刻的影响。

　　青少年时代的祝味菊寄居在著名藏书家、姑父严雁峰家，严公曾为他延聘三位名师讲授医经，但三位老师均不久即辞去。其非孺子不可教也，亦非孺子无礼也，而是学生勤学好问，凡遇疑问，必研求其所以然，老师不能圆其说，不能解其惑，不得不辞去。自此之后，严公倾其所藏医书给祝味菊阅读，而祝味菊则带着疑问，废寝忘食，埋头苦读，历时三月而疑终不释。勤求古训，却不能解心头疑惑，那就只有去学习西方医学，以寻求答案。这之后，祝味菊就入读了军医学校，并赴日考察医学。归国后主政官医院，通过反复思考，并付诸实践，多年后终于"向所怀疑，十去其六七矣"。但是，即使到了耳顺之年，祝味菊还是说"疑犹未尽扫也"。也就是说，虽然经过几十年的理论及临床探索，依然有诸多的问题没能解决。一个带着问题去研究与学习的人，才会有持续不断的追求。

　　根据祝味菊的人生经历，或许有人会说他先是中医，然后是西医，再后是中西医结合医生，最终以中医名世。当然，这样的说法未尝不可。但严格地说，又不十分准确。因为祝味菊追求的是真理，他几十年的医学历程就是追求真理的历程。所以"真理"一词在他书里反复出现，如《伤寒质难》一书除别人的序跋外，自序、正文及附录一共出现了 61 次真理。他坚信真理只有一个，是非不能并存，医而符合真理，应无中西之分。真理是什么？对祝味菊来讲就是提高中医临床疗效，而最后以疗效名世者则是擅用附子而著称。

祝味菊自己在书中也提到,西医对他的学术思想影响是很大的。祝味菊家族世代有业医者,他自幼就接受了严格的中医传统教育,但经过长期的刻苦学习与思索之后,"其疑终不解"。其实,这种疑问的产生与当时西方文化的浸润密切相关。他后来学习西医并留学日本,但一刻也未放弃中医,相反是他坚持中医的立场始终不移,他坚信"中医能够治愈病却是实事,而且有时竟然能够医好科学西医未曾医好的病"。祝味菊相信只有用科学的方法研究中医,才能促进中医发展。他学贯中西,西为中用,中医为主,西医为辅,指导其走向成功之路。

祝味菊生活时代的上海,西方医学似潮水涌入,西医严密的实验方法、精细的实验设备和新颖的诊疗技术与器械,对于主要依靠"三个指头一支笔"的中医来说,不能不说是一种机遇与挑战。有着几千年发展历史和深厚群众基础的中医,如何保持其应用优势与疗效,对于祝味菊来说是真正的考验与醒悟。处在这个历史时期的、学贯中西的祝味菊,并没有盲目追求西医的先进与优势,相反却是反思自己中医的不足,用西医的长处来弥补中医之不足,充分认识中医几千年来的理论精髓,坚持"追寻真理",灵活地解决临床中诸多疑难杂症,从而取得了卓越的成就。反思其学习与成才经历,用"他山之石,可以攻玉"这句名言来总结,可以说是恰如其分。

3. 临床实践,积极探索

祝味菊在上海是作为中医悬壶济世的,而且是一位很有特色的中医伤寒学家。由于其学贯中西,不仅在理论上思考中西医汇通方法,同时在临证中积极探索中西医结合方法。1939年,当祝味菊从四川返回上海后，即与留美西医梅卓生博士、德国人兰纳博士在上海外滩的沙逊大厦（今和平饭店）7楼合作开办了"中西医联合诊所"，以中西医两套方法诊治病患，一时生意颇佳。诊所营业一直延续到1944年，但因梅卓生患脑血管病去世及不久后兰纳先生也回德国遂停办。

在三个人合作的诊所内，祝味菊与两位西医共同探讨中西医各自所长，探索中西医临床中的互补性。他们在一起会诊，确定治疗方案，中西医治法并用。以下这个案例就记载了他们卓有成效的临床合作："一位肝硬化腹水病人，突然昏厥不省人事，面赤、目上视，四肢强直，脉弦急。三位医生研究后用急则治标之法，由祝提出方案：①强心；②镇静解痉；③祛痰。梅医生与兰纳博士均同意治疗方案，先服中药，由祝处方：黄厚附片（先煎）15g，上安桂（后下）3g，酸枣仁24g，朱茯神12g，羚羊角（锉，先煎1小时）4.5g，活磁石（先煎）60g，川羌活4.5g，水炙南星12g，仙半夏13g，火麻仁15g，竹沥一汤匙（冲服），生姜汁一汤匙（冲服）。1剂。后配合补液。药后病情稍定，已能发言，但神志尚未完全清醒，再经三医会诊，继用前方治疗，症状逐渐好转。"

1936～1937年，祝味菊担任新中国医学院研究院及其附属医院院长兼内科主任期间，在实习医院内亦设中西医病床。在临床与医学教育中，他积极推行中西医并用，相互吸收所长，探索西为中用、中医为主的诊疗模式。他在"创建中医实验医院建议书"中所倡导的学术思想，至今仍然具有积极的意义。如祝味菊认为："凡是一种学术，它的存在、它的应用能够历久而不衰，它的内容或尚蕴有未经表扬的真理，这是应该加以深思的……也常听到为西医所唾弃的病，居然给中医治好了，这种例子真是多得不胜枚举，没有真理绝不能造成事实，事实的造成里面一定含有真理。中医虽然能够制造事实，可是未能明白造成事实之所以然……我们尊重中医疗病的成绩，尊重中医有效的事实，不能因为现代科学还无力解答其所以然而放弃不顾，更不可只是赞赏而不屑应用，我们应该抓住现实而努力。"他不仅仅认为中医治好病是客观事实，更重要的是不能因现代科学无法解释而不去重视，而是要"真金不怕火，越有真实内容，越是经得起洗练。中医药经过这一番的考验，它就显露了它的骨子……中医之所以愈病，不仅有药，而且有法。法，就是一种规律。中医运用这种规律来应付疾病，同样可以愈病，这规律是否符合科学原则呢？当然也值得研究的"。

从中我们可以看出，在那个中西激烈碰撞的时代，祝味菊革新中医，融贯中西，"吾闻之短不可护，护则终短；长不可矜，矜则不长。学说进步，日新月异，不有破坏，安来建设"？况且"中医能够医好病是事实，事实里面就有真理。我们很应当用科学的方法，去发掘说明这事实背后的真理，世间没有毫无理由可言的事实，没有永远不能解释的奇迹。"这就是祝味菊一生追求中医之真理所在。

（二）本体疗法

本体疗法是祝味菊学术思想的重要内容之一。本书前文已经提到，祝味菊初到上海之时，曾专门进行实地调查研究。他"闭门潜修，研究探讨，恍然知东西异治者，非但水土之不同，实亦体质之有殊"。这使他认识到一个很重要的医学理念：行医不但要辨识疾病、注意水土，更主要是关注病人的体质，而这体质之中，又在于明了人的正气情况。而本体疗法的内涵，实

质上就是抓住人在发病过程中的体质差异，充分注意扶助人体
之正气功能，充分发挥人体自然愈病之特点，达到体健而病祛
之目的。

1. 正气为本，自然疗能

在祝味菊所有的医论中，其阐述人体功能方面，最多的莫
过于对人体的自我保护机能、自我调节机能与自然疗能的论述。
他不但认识到人体具有这些重要的功能，而且强调要运用人体
本身具有的这些功能来治疗疾病，充分强调要扶持人体的自疗
机能（即正气）以维护人体愈病之过程，因为这样的自然疗能
是与生俱来的。人体之所以能够维持正常的生理活动、能够从
疾病中走向康复，祝味菊认为这是人体具有普遍的自然保护、
自然调节与自疗机能的表现。

"人之患病，具有自然疗能"，这是人体正气的功能，也是
一种本能的表现，不但人有，而且"彼鸟兽无知，患病而不死
者，有自然疗能也。人为万物之灵，岂鸟兽之不如哉"？从中
说明人与动物的自然疗能是一种天生的本能反映。祝味菊认为：
"吾人自脱离母体，以至老死，无时不受外界之支配，所以仍能
维持健康生活者，以其有调节机能也。调节之所不及，于是乎
患病。病而亦可以不药自愈者，以其有自然疗能也。肺之有咳，
胃之有呕，肠之作泻，司温之发热，类皆含有自疗作用。创口
之自然愈合，炎肿之自然消散，疟之自休，痢之自已等是者，
皆是自然疗能也。"人体具有天然祛邪防病之功能，而且"病之
可以自愈者，十常六七"。诸多疾病之所以能够痊愈，完全是得
益于人体的自然疗能，而一些"时俗之医，习用轻清，幸而得
手……贪天之功，以为己力"，祝味菊认为这些人"皆造孽之

徒也"，因为他们不知道有些疾病是可以"不药自愈"的。

2. 疾病发生，体质定性

人是一个有机的整体，一旦生病，则会"牵一发而动全身，其局部障碍而甚，往往影响于全面之抗力"。所谓抗力就是人体之正气，正气之强弱又与体质强弱相一致。疾病发生之后，人体可能表现出诸多的症状，"须知证候为疾病之表现，而非疾病之本身，必也了解证候发生之动机，澈悟证候发生之原理，则邪正分明，顺逆之势昭然若揭矣"。也就是体质决定着疾病的性质与转归。如果不明白人体自身的调节抗病机能，见症治症，可能就会引起严重的后果。

在这方面，祝味菊就有一个惨痛的亲身经历。他的胞弟祝敬铭患阳明狂躁症而亡，祝味菊认为属于不了解"体工自愈"的原理。据祝味菊的自述，其胞弟敬铭属于阳明体质，因此如果患阳明之病，就会出现高热谵妄的症状。在其胞弟年轻的时候，曾经经历过这样的一次大病，结果被祝味菊因势利导而治愈。《伤寒质难》中这样记载："吾弟素体壮实，及冠求学于成都，严冬衣单，运动受寒，即晚起高热，深宵不及服药，黎明其生母速余往诊。至则敬铭躁怒发狂，破窗逾垣，袒裼纳凉于屋脊。余命壮者数人，执之下。测其热，则一百零五度，虽有汗而不畅，知是阳明亢热也。与仲景白虎汤重加水炙麻黄，一剂汗大出，霍然而愈。此二十五年前事也。"但是，20多年后患同样的病，却断送了他胞弟的性命。"自此以后，吾弟壮健逾恒，二十年来，未尝患病，方期纯阳之体，可享遐龄之寿。孰料天道难测，遽膺磨蝎之灾。客秋弟媳来函，言铭弟卒病于成都，一病即烦乱如狂，詈人击人，不避亲疏。弟媳夙崇新法，率尔纳之于疯人院，镇静、麻醉、攻下，七日而躁狂益烈，又延他医诊治，始知因高热而致狂乱者，卒不及治而逝。呜呼！此亦阳明亢热也，辛凉解表，当立愈，奈何失治若斯，而卒至于不起耶？川中一别，竟成永诀。回忆当年治迹，不禁感慨系之矣"。

在祝味菊看来，这是阳明体质的人，患阳明之病，由于患者自身的抗病机能反应，出现了狂躁等症，虽说类似精神病，但并不是由精神引起，只是体内高热引发的反应。由于当时的西医将外感病作为内伤治疗，采用了一系列用于疯人的镇静、麻醉、攻下等治疗，结果延误了病情。分析表明，"过犹不及，抵抗而不能适度者，皆病也"，而"舍之不治"反而有可能自愈。祝味菊充分认识到人体自疗机能，对于维持健康与愈病，起着决定性的作用。

由此看来，针对疾病，如果"有病原特效药，更能兼顾体质，则特效药之效力更确"；而当我们尚没有特效药物之时，"时时匡扶体力"，"而本体机能实有应变无穷之妙"。疾病是人与病的结合反应，"吾人观察种种他觉、自觉之症状，体认人体反应之趋势，扶持抗力，以应付病邪，是万殊归于一本也。然病菌时有变迁，专药常用更动，惟是本体反应之原则，历万古而不易"也。故此，祝味菊处处以人体自身功能的状况为诊察疾病的依据，并以调整和扶持人体自身功能为主要的治疗手段，在其他理论探索和临床实践中都显著地体现了"以人体自身功能为本"的治疗理念。

3. 匡扶正气，顺势疗疾

祝味菊认为："中医治疗，向重正气。凡疾病之得失轻重，皆视正气之有无强弱为转移。但正气二字，在人体究为何物，竟有此种左右疾病之能？从近世科学中揣摩揣测，吾以为中医之所谓正气，即西医之所谓自然疗能是也。"从中医正气方面论证了人体的自然疗能，用来说明人体正气的功能。为进一步说明人体之自然疗能与人体正气二者之间的关系，他解释道："何谓自然疗能？组织人体之细胞，各个皆有独立之生活机转。凡有益于生活者则取之，有害者则弃之。若遇外因侵害，则起反应作用以抵抗之。此反应作用，名曰自然疗能。自然疗能所以能使疾病有自然痊愈之倾向，疾病之痊愈或死亡，亦视细胞之自然疗能缺乏与否以为断。准此以观正气与自然疗能，皆有转移疾病之权利，皆为疾病之重要关键，其势力与作用，实一而二，二而一者也。故正气二字，即视为自然疗能可也。"从以上可以看出，祝味菊所谓"本体疗法"就是人体的自然疗能（即人体自然祛病与恢复健康的能力，这种功能是与生俱来的），这种自然疗能就是中医传统观停念中的人体正气功能。

祝味菊认为人体以正气为本，而任何医疗（主要指的是中医）也都应以人体正气为诊疗指归，否则都是违反自然法则的，而且是无助治疗之目的。因为"夫正气为人体之要素，任何人不能离开正气以生存，亦任何医学不能舍正气以救人。医学之为用，不过辅助正气以调节病变而已。顺正气者生，逆正气者死，此自古治疗之大法也"。当"正气因病变而不足者，必借重于治疗，而治疗必须顺正气，二者宜相辅而行之，不然舍治疗而徒赖正气，不特病之经过太久，且将发生他种变化，若舍正气而专事治，药石乱投，杀人无数矣"。表明中医几千年来之所以治疗疾病取得巨大成就者，也都是以匡扶正气为主，因为正气强弱与发展变化，左右着疾病的变化与发展。

那中医之正气指的是什么呢？可以这样认为：正气是指人体的形体结构、精微物质及其产生的机能活动、抗病能力、康复能力，以及人体对外界的适应能力、调控能力之总称。中医学认为，致病邪气是无处不在的，只要人体的正气充足，纵然有邪气的存在，也是不能伤人发病的，此即《内经》中所谓"正气存内，邪不可干"。《内经》十分重视正气在发病中的主导地位，认为"风雨寒热不得虚，邪不能独伤人。卒然逢疾风暴雨而不病者，盖无虚，故邪不能独伤人。此必因虚邪之风，与其身形，两虚相得，乃客其形"而发病（《灵枢·百病始生》）。这就突出了正气的强弱在发病中起着主导作用，是发病与不发病的内在根本。只有在正气不足，防御能力下降，或者邪气致病能力超过正气的抗御能力时，外邪才会乘虚侵袭而发病，因此说"邪之所凑，其气必虚"（《素问·评热病论》），邪气之"中人也，方乘虚时"（《灵枢·邪气脏腑病形》）。同时，《内经》还认识到正气的强弱可以影响发病之后病症的虚实性质、病情发展的趋势与转归。如果平素正气较弱之人，发病后的病症容易向虚证方向发展，而且病情缠绵持久，易于反复，难以治疗；如果平素正气充实之人，发病后的病症容易向实证方向发展，而且病程较短，易于痊愈而不易反复。祝味菊深刻理解《内经》中有关正气在发病中所起作用的学术思想，并从临床上观察发现正气的盛衰左右着病情的发展与经过，而扶助正气、借助人体正气的自然疗能则能促使或加速疾病的恢复。如他认为："人体之反应本能则始终保持其固有之水准……是知疾病之要素，不全在外来病原之刺激，而在于人身缺乏应付能力。须知一切病邪及其既入人体，即为人体抗力所支配，病原仅为刺激之诱因，病变之顺逆、预后之吉凶，体力实左右之。"

　　由于人体具有天然之自然疗能，即有强大的正气功能以保持着人体的健康，所以祝味菊认为："医者既知病原之所在，审察体功之趋势，随时匡扶其自然疗能，控制其疾病，缩短其过程，虽不能直接消除病原，然吾人能除去人体因疾病而发生之变化，补充其因病变而缺乏之物质，所谓病变疗法是也。"他指出：有时候"病原疗法，虽收覆杯愈病之效"，但匡扶正气之疗法不仅灵活，而且"本体机能实有应变无穷之妙"，即有以不变应万变之能力，况且"本体疗法则应用无穷，历万古而不变者也。""病原多端，本体唯一，疾病与人体犹阴阳之不可离也。"疾病虽多，但无非是人体对病原产生的反应而已，"吾人观察种种他觉、自觉之症状，体认人体反应之趋势，扶持抗力，以应付病邪，是万殊归于一本也"。即扶助正气，顺势疗疾，充分体现了祝味菊本体疗法的学术思想。

　　至于为什么要顺势治疗，这是因为人体所表现出来的症状，并非是疾病之本质。祝味菊认为："风寒不伤人，而人自伤之。何以故？邪之所凑，皆其气之虚。夫风寒鼓荡，人尽受之，而未必人尽有伤也。风寒刺激之力，若其强度非人体所能忍受，而超过吾人调节能力之上者，于是乎为病。"指出疾病发生之本质问题，"其病也，仍是人体寻求调整之道"。也就是说，疾病所产生的许多症状表现，并不是疾病之本质，而是人体与病原刺激所产生的反应，是人体在自身祛除病邪过程中而生成的产物。因此，中医治疗方法与目的，就是"协正以祛邪也"，即在"疾病为正邪格斗之行动"中，匡扶正气、顺势疗疾。祝味菊所强调的，正是中医数千年来治病之精髓。

4. 因缘发病，助正达邪

在发病学上，祝味菊认为人之所以生病，乃是因缘和合。因为"一切时感为病，大都正邪相争之局，邪机万端，本体惟一，菌类虽多，然接受侵害者，终不能舍此块然肉体而他求也。医者审察其反应之强弱，而予匡救之法，以一本摄万殊，此执简驭繁之道也"。"一切疾病，若无多种因缘凑合，绝不能遂行其发展，其病原体得以植入人体者，盖必有其前因焉"。有了刺激之后，人之所以发病与不发病，是因为"邪机环绕于人体，而人体不即病者，以有保护机能也；及其侵入人体，而人体不为所困者，以有自疗机能也。同一刺激，而此病彼不病者，感受性质不同也；同一病原，甲者不治而自愈，乙者虽药而不效，受病之体质不同也"。这就强调了，同一种原因刺激而发病与不发病之关键是体质的不同。"体质之论，为中医精神之所寄"也。

祝味菊认为，如果由于因缘和合而得病，这时候人体会因对刺激的反映不同产生诸多的症状。"一种物体能刺激正气发而为病者，所谓病原体是也。病原体不能直接发为疾病，必待体功之激荡，而后症状乃显。何以故？病原乃发病之源，症状乃疾病之苗。疾病之发生，不能离人体而独立；症状之显露，乃体功反应之表现。是故疾病非是一种物体，乃物体与身体之共同产物也。""正邪相搏斗之行动，产生疾病之症状。""物体为因，人体为缘，疾病为果，有因无缘，不能成果。"祝味菊还举例说明："人体如土壤，土载万物，种瓜得瓜，种豆得豆，瓜豆之获得，不能离土地而自生也。"他进一步指出："人体乃完整之构造，为联合之组织，一受刺激，即生感应，病理之变化，影响生活之平衡，所谓牵一发而动全身者是也。"即人体一旦发病，乃是人体针对病因刺激所产生的全身性反应。而这种全身反应，又因为人体体质的不同而表现出不同的症状。

疾病乃是因为人体因缘而获得，而人体之所以产生诸多的症状表现，是人体正气积极抗邪的表现。祝味菊这种"症状是正气抗邪的表现"之认识，不仅解释了诸多疾病在体质不同的情况下，其发病不一致的现象，而且形成了祝味菊扶助人体正气，加强人体自然疗能的积极诱导，以促使疾病痊愈的独特学术思想。因为人体体质之内因，才是病症发生之根本所在。因此，治疗之关键就要助正达邪，"疾病之存在，体功有自然疗能。吾人观察证候之表现，即知病变之趋势；审度反应之强弱，即知预后之吉凶"。而治疗的方法，"不外顺从自然，调整太过与不及，以助长其抗力而愈病也"。这种顺势助正达邪之方法，其关键是"必先观察体气"，"调护体力，使其适符自然疗能，则厥疾可瘥，亦执简驭繁之道也"。

人体之得病，犹如"敌之为患，我起而抗之，邪正之势，判然不两立也"。由于人体积极奋起抗邪，作为医工，不仅要有"上工治未病，察病邪之趋势"的远见，更为重要的是，要积极利用药物来"支持其抗力"，并且要"见机在先，无使内馁"，即审察疾病发展动态趋势，千万不要使正气低落，要"缩短其过程，保持其真元"，正气足而邪自去。作为一名医工，要"知病之所趋，先安未受邪之地，防患未然"，这样才能真正达到"上工治未病"之目的。由于"凡百侵害，正必抗之，邪正绝不两立"，故在匡扶人体正气、充分发挥自然疗能的同时，祝味菊还积极采用祛邪之法，如排除障碍之通利疗法、调节偏胜之平衡疗法与诱导疗法、缓和痛苦之对症疗法等等。这些虽是祛邪之道，但也属于间接扶助人体之正气，因邪去则正安，正气安和则自然疗能自能帮助人体恢复正常之功能。正如祝味菊所说："夫疗法者，可以愈病之法也。病原疗法，仅疗法中一法耳。中医用雄黄、轻粉治梅毒，用使君子、鹧鸪菜治蛔虫，皆病原疗法也。然中医仅用为辅药，每每佐以调护正气之方，此标本兼顾之意也。治病取法，求愈病而已。有病原特效药，更能兼顾体质，则特效药之效力更确；无特效药，而能时时匡扶体力，亦可令正胜邪却，收化逆为顺之功。"

综上所述，祝味菊所倡导的本体疗法，其实质乃为积极扶助人体之正气、加强人体自然疗能。一切疾病的发生，均是人体与病原因缘相合所产生的结果，而匡扶正气，强化体质，则人体自然疗能加强，一切疾病可获得痊愈。因为体质不仅决定着发病与否，而且对疾病性质、传变和转化起着重要作用。"一切证候，肇基于体力，解除痛苦，不可治病而忘人。须知证候只是证候，因证候而致左右体力者，未之有也……上工治病，必先固本"。因此，祝味菊强调扶助人体正气，就是强化人体针对疾病所反映的特异性表现，采取助"人"来达到治"病"之目的。针对疾病的症状表现，祝味菊的观点就是要透过现象看到其本质，而本质就是人体体质之反应，这种反应正是人体正气积极进行驱逐病邪之作用，而医者所要做的，就是积极扶助人体正气，协助人体自然疗能，而不是见症治症。这对我们当今的临床诊治观点仍然有着积极的启示与修正作用，因为对于很多疾病，中医之治疗并没有针对性地驱逐病邪之作用，而扶助人体之正气，充分发挥人体自然疗能之功能，才是中医治疗之关键环节。解剖学家伯来有句名言说："我给你医治，上帝给你愈合。"说明增强人体之自然疗能——即匡扶人体之正气、顺势治疗，具有重要的临床价值。

（三）重视阳气

祝味菊重视人体之阳气，力主扶阳，这不仅是他积三十多年从医经验之所得，更与其生活背景、行医经历，以及当时的医疗风气、时代潮流等有密切的关系。

祝味菊崇尚张仲景、张景岳之学术思想，对阳气作用有着十分深刻的理解。他所称之"抗力"、"体力"、"体气"、"体质"、"体工"等，其实质都是指的人体正气，具体而言就是人体阳气。强调温热扶阳，是祝味菊学术思想的核心。

1. 时代背景，力主崇阳

清代中期以来，由于温病之流行，出现了叶天士等温病医家，倡导卫气营血与三焦辨证，同时擅用寒凉药物，采用清气、清营、凉血、清上、清中、清下等方法，对温病的治疗起到了积极的作用。因而这些温病医家所著的书遂被时医奉为经典，处方用药多取寒凉，在医界形成了崇尚阴柔寒凉之风气。特别是很多医者只习寒凉之方，而不究用寒凉之理，于是造成了妄用滥用寒凉药的弊病，造成很多病人经治而加重、由重而死亡。

祝味菊初到上海行医时，见到这样的情况十分痛心，力求通过自己的实际行动去改变这种不良的医风。他崇尚扶阳温热之法，认为时医不明医理，犯了《内经》所说的"虚虚实实之戒"，对于温病学派过用寒凉的风气，他的批判自然也是毫不留情的。如他指出："后人不识气盛可清之理，恣用寒凉，去真远矣。""时医喜用清法，惯使寒凉，呱呱坠地，五内犹虚，谬曰解毒，哺以三黄，譬如萌芽，惨遭风霜，可怜褓褓，稚阳先伤……是故幼龄根基迭遭摧残者，则壮年不复，多致内怯……若辈削弱先天，斫伤后天，小则伤及于元气，大则贻患乎民族，流毒所致，惨比刀戮，医犹不悟，何况其他？"寒凉伤人伤体，导致人体从小到大正气虚弱，这种看不见的毒害，遗患无穷。

为什么会形成了这样的时医风气？祝味菊分析其原因为："凉药阴柔，隐害不觉；阳药刚暴，显患立见。好凉药者，如亲小人，日闻谀言，鲜知其恶；用温药者，如任君子，刚正不阿，落落寡合。凉药之害，如小人之恶，善于隐蔽；热药之祸，如君子之过，路人尽知。"

"时医之好用清药者，尚时也，徇俗也，欲以沽名也，意在贸利也。清药之弊，时医非不自知，知之而不能卒改者，积重难返也。"可谓一针见血。祝味菊进一步指出，"寒凉之性，只是医人，不能疗病……无热而久服寒凉者，其人为慎乎。"他批评这些时医而不知悔悟者，"久服寒凉者，如饮鸩蜜，只知其甘，不知其害。亘古以来，死者如麻，茫茫浩劫，良可痛也。""寒凉之药缓和正气、抑制有余也，人之患病岂能始终有余哉？迷于小得，恣投寒凉，均势一失，终必大误。吾人生于阽危而死于逸乐，治病而只图以无关紧要之快适，以取信于人，此犹掩耳盗铃也。"

正因为祝味菊看到过度寒凉伤阳损正之危害，他才重视阳气，力主扶助阳气，这完全是针对当时流行的阴柔寒凉之风气所做的补偏救弊之明智举动。祝味菊把从蜀中学到的火神派温热扶阳之方法，结合上海当时人体质与疾病发生之特点，进行有机的融合与改进，应用扶阳热药治疗多种疾病，并取得了良好临床效果。他指出："医者去病扶正，可使弱者强而夭者寿，逆流挽舟，所谓良工也……今之医者，不明扶抑之理，虚虚实实，削人元气，遂令强者弱而寿者夭，此造化之罪人也，可叹孰甚……扶羸益弱，医者有重任焉。"

在临床中，祝味菊采用温热扶阳之法，往往出人意料，使危重濒临死亡的患者起死回生，并在危难时刻为病家"担保具结治病"，以其卓越的胆识救人于一线之间，被医界称之为"医侠"。他以其惊世骇俗的见解与非凡的临床疗效对时弊进行了最有力的抨击，给近代上海医界带来了强烈的冲击，在一定程度上扭转了时俗医风。

2. 体质浇薄，阳虚增多

祝味菊崇尚扶阳、慎用寒凉，更为重要的一个原因是基于他对人体体质的分析。他说："吾非不用寒凉也，特以今人体质浇薄，宜温者多，可清者少。"他认识到今人体质薄弱宜温者多，而可清者少，这是他从几十年临床观察中得到的真知灼见，并依此形成其崇阳的学术思想。

祝味菊依据《内经》理论分析认为，"今人体质浇薄，由来久矣"。《素问·上古天真论》早就有其论述："上古之人，春秋皆度百岁，而动作不衰。今时之人，年半百而动作皆衰，时世异耶？人将失之耶？岐伯对曰：上古之人，其知道者，法于阴阳，和于术数，饮食有节，起居有常，不妄作劳，故能形与神俱，而尽终其天年，度百岁乃去。今时之人，不然也，以酒为浆，以妄为常，醉以入房，以欲竭其精，以耗散其真，不知持满，不时御神，务快于心，逆于生乐，起居无节，故半百而衰也。"秦汉人体质已经不能与上古人相比，而今之人"斫伤更甚，虚多实少"，体质更为浇薄，况且"吾人仆仆终日，万事劳其形，百忧感其心，有动必有耗，所耗者阳也"，故临床所见阳虚证增多，"余治医三十年，习见可温者十之八九，可清者十之一二"。

之所以当时之人体质浇薄、阳虚体质增多，还与时医好用寒凉药物，久而久之造成人体阳气损伤有直接的关系，"彼久服寒凉者，如饮鸩蜜，只知其甘，不知其害，亘古以来，死者如麻，茫茫浩劫，良可痛也"。明明是体质虚寒而不足，"凡是不足，皆当用温"，时医却滥用寒凉伤及人体。因为这些时医发现寒凉药物也有小效，"寒凉缓正，只可苟安一时……迷于小得，恣投寒凉，均势一失，终必大误"。还因为人们喜水而恶火之缘由："凉药阴柔，隐害不觉……亲水而远火，避淑而就懿，人之常情也。阴寒之药，其害不彰……寒凉之祸，斤斤重致辞者，亦古人慎柔远佞之意也。""水懦弱，愚民狎而玩之，则多死焉；火刚烈，良工利而用之，则多成焉。水能死人，而人不知畏；火有殊功，而狎之者鲜。"而清代中末期的火神派创始人郑钦安，则早就有这样的认识："不知水懦弱，民狎而玩之，多死焉；火猛烈，民望而畏之，鲜死焉。"因为"水能生人，亦能死人；火能生人，亦能死人。"郑钦安更是重视人体体质虚弱、阳气不足之人，其在书中多次提出"久病虚极之人"、"久病与素秉不足之人"、"素秉阳虚之人"等，都是在强调阳虚体质之人，辨证之时要注意其体质问题。可见祝味菊重视阳气，与其在蜀中学医与行医，受到郑钦安重阳学术理念影响有一定的关联性。

与郑钦安同生活在清代中期的名医黄元御，也非常重视人体阳虚体质，他在《四圣心源·卷二》中说道："病于相火之衰者，十之八九……湿胜者常多，十之八九……病于阳虚者，尽人皆是也。"可见清代温病流行，导致时医崇尚阴柔寒凉之风。

到了民国时期仍然是寒凉风气不改，使祝味菊在临床上观察到大量的体质虚寒之人，阳虚体质普遍增多。这种现象在现代则更为普遍，而造成现代人体质浇薄、阳虚之人增多的原因更为复杂化。总结出来主要有如下九个方面：伤于寒者仍多、中医西化的影响、滥用苦寒、不求经旨和不辨阴阳、过度劳倦与烦劳伤阳、房劳伤肾、睡眠不足使阳气受损、滥用抗生素与激素、慢性病阳虚者居多。这应该引起医者的重视并研究对策。

3. 远承经典，重阳有据

祝味菊崇尚阳气，除了临床上的观察与反思，其根本还是源于对中医经典理论的认识，他积极大量引用中医经典理论来充分阐述这个问题。《内经》云："阳气者，若天与日，失其所则折寿而不彰。"（《素问·生气通天论》）可谓是中医崇阳扶阳思想之源头。祝味菊认为："人之有生，贵有阳气也。"并通过详细解释《内经》中的有关条文，来说明人体阳气随着年龄而发生变化之规律："幼年稚阳未充，壮年真阳始固。及其向衰，阳日消而阴愈盛，则去生亦愈远。《经》云：年四十而阴气自半也，起居衰矣，言阳气已消磨过半也。年五十体重，耳目不聪明矣，言阴气盛而阳用益衰也。年六十阴痿，气大衰，九窍不利，下虚上实，涕泣俱出矣，言阳气大衰而生机日蹙也。人以阳气为生，天以日光为明。宇宙万物，同兹日光；贤愚强弱，同兹气阳。向阳花木，繁荣早春；阴盛阳虚，未秋先衰。《经》曰：智者察同，同有真阳也；愚者察异，异乎体质也。愚者不足，智者有余。有余则耳目聪明，身体轻强，老者复壮，壮者益治。"由此而得出结论："善养阳者多寿，好戕阳者多夭。阳常不足，阴常有余。"

他还从"夫阳主生，阴主杀；纯阳为仙，纯阴为鬼。人具阴阳，适乎其中，得阳者生，失阳者死"来推论其"阳常不足，阴常有余"结论的合理性。并引用窦材在《扁鹊心书》的原话进一步说明："人之真元，乃一身之主宰。真气壮则人强，虚则人病，脱则人死。保命之法：灼艾第一，丹药第二，附子第三……道家以消尽阴翳，炼就纯阳，方得转凡入圣，霞举飞升。故曰：阳精若壮千年寿，阴气如强必毙伤。又云：阴风未消终是死，阳精若在必长生。故医者，要知保扶阳气为本。人至晚年阳气衰，故手足不暖，下元虚惫，动作艰难。盖人有一息气在则不死，气者阳所生也，故阳气尽必死。"

祝味菊又引出张景岳《类经附翼·三卷》著名的重阳"大宝论"中的论述，更进一步证明重视阳气的重要性："阳之为义大矣。夫阴以阳为主，所关于造化之原，而为性命之本者，惟斯而已……夫阳化气，阴成形，是形本属阴，而凡通体之温者，阳气也；一身之活者，阳气也；五官、五脏之神明不测者，阳气也。及其既死，则身冷如冰，灵觉尽灭，形固存而气则去，此以阳脱在前，而阴留在后，是形气阴阳之辨也，非阴多于阳乎？"至于寒热之辨："热为阳，寒为阴。春夏之暖为阳，秋冬之冷为阴。当长夏之暑，万国如炉，其时也，草木昆虫，咸苦煎炙，然愈热则愈繁，不热则不盛。及乎一夕风霜，即僵枯遍野。是热能生物，而过热者惟病，寒无生意，而过寒则伐尽。然则热无伤而寒可畏，此寒热阴阳之辨也。"此非热贵于寒乎？又曰："水火为阴阳之象征，水火之辨，"水为阴，火为阳，造化之权，全在水火……不观乎春夏之水，土得之而能生能长者，在此天之一阳也；秋冬之水，土得之而不生不长，不惟不生而自且为冻，是水亦死矣"，乃无此一阳也。"可见水之所以生，水之所以行，孰非阳气所主？此水中有阳耳，非水即为阳也，故生化之权皆有阳气……阳气者，若天与日。天之大宝，只此一丸红日；人之大宝，只此一息真阳。"祝味菊由此而发出感慨："孰谓阳常有余，可不加意回护之耶？"其实，张景岳在书中还有一段更为精彩的论述："夫阳主生，阴主杀。凡阳气不充，则生意不广，而况乎无阳乎？故阳惟畏其衰，阴惟畏其盛，非阴能自盛也，阳衰则阴盛矣。凡万物之生由乎阳，万物之死亦由乎阳，非阳能死物也，阳来则生，阳去则死矣。"(《类经附翼·三卷》)。清晰地表明，人与生物的生与死均是由阳气所主宰与操纵的。张仲景早就有"有阴无阳者死，从阴出阳者生"之明训，华佗《中藏经》中也有类似的重阳学说："是知人之有生，以有阳也。阳以阴为体，阴以阳为用；阴为死质，阳乃神灵；阳为生之本，阴实死之基；重阳者生，重阴者死，不可不知也。"所有这些都说明了阳气的重要性。

祝味菊之所以要证明其阳气在人体的重要性，这与他所倡导的本体疗法——发挥人体自然疗能的学术思想密切相关。祝味菊认为，在疾病之邪正斗争过程中，"其所以克奏平乱祛邪之功者，阳气之力也。夫邪正消长之机，一以阳气盛衰为转归"。而只有积极扶持阳气、保护阳气，人患病时的体力增强，才能在正气足的情况下邪自去之。在疾病治疗过程中，"医者不过顺其自然之趋势，调整阳用，以缩短其疾病之过程而已"。

4. 阴阳之间，阳为主导

祝味菊认为，在人体形体与功用之间，其功能阳用占居主导地位。他在《伤寒质难》中说道："阴为物质，阳为势力。一切生机，攸赖在阳；一切生物，无阳即死。《经》云：阳生阴长。言无阳则不生，无阴则不长也。阳机固然不能离去物质而自存，然物质能行动变化而为生者，阳之用也。"这是继承了《内经》中关于阴阳之间关系的理论，贯穿着"阳主阴从"的学术思想。

如《素问·阴阳应象大论》中说："阳生阴长，阳杀阴藏。"张景岳解释到："盖阳不能独立，必得阴而后成，如发生赖于阳和，而长养由乎雨露，是阳生阴长也；阴不自专，必因阳而后行，如闭藏因于寒冽，而肃杀出乎风霜，是阳杀阴藏也。"在解释《内经》中"壮火"与"少火"之意时，张景岳认为："火，天地之阳气也。天非此火，不能生物；人非此火，不能有生。故万物之生，皆由阳气。"（《类经·二卷》）很好体现出了《内经》阴阳之间、阳为主导的学术思想。祝味菊对此理解得更加透彻："吾人有此生者，以有阳也。所谓阳者，动力是也。阳动虽无形质可凭，然脏器之能活动，物质之能变化，此皆阳之力也。气有往复，用有迟速，表里内外，升降清浊，是阳之动也。人体物质，肇基于细胞，而细胞之所以能活跃为用者，赖有阳也。使细胞而失其生气，立即形成死肌，如坏疽之不能为用也。一切生物失其阳气，即成死体。夫阴生于阳，阳用不衰，则阴气自然滋生。"

《内经》从自然阴阳二气的关系上，阐明了阴阳二者之间阳为主、阴为从的道理。对人而言也同样如此，无论是生理上还是病理情况下都是阳气为主导，故祝味菊认为临床上要紧紧抓住阳用为主，处处、事事、时时注意扶助人之阳气，则一切病证的治疗也就抓住了关键环节与要害，同时临床疗效也可提高。因在生理状态下，"一切机能皆属阳气，损在形质，始曰阴虚"；发病之时，"但得阳用彰明，调节有方，则病有自疗之趋势"。其自然疗能就是祝味菊所说之阳气，而"医者不过顺其自然之趋势，调整阳用，经缩短其疾病之过程而已"。患病之后，阴阳伤及会有不同，"良工治病，不患津之伤，而患阳之亡。所以然者，阳能生阴也。是故阴津之盈绌，阳气实左右之"。这是因为，"阴生阳则缓，阳生阴则速。救阴而阳之绝不能遽回，救阳而阴之绝可以骤复，故救阴不若救阳也"（《外经微言·亡阳亡阴篇》）。而郑钦安的解释则更为明了，他说："当知阳气缩一分，肌肉即枯一分……阳气一回，津液复升。"这些都表明了祝味菊重视阴阳之间，以阳气为主导作用的历史渊源，并深受郑钦安扶阳学术思想影响。

祝味菊认为："人为温血动物，喜温而恶寒者也。"医生所要做的，正如孟子所言："好人之所恶，恶人之所好。"应该重视人体之体温，设法保持维护人体温度，所以他在书中反复引用《内经》重阳之名句："阳气者，若天与日，失其所则折寿而不彰"（《素问·生气通天论》）。李中梓解释道："天之运行，惟日为本，天无此日，则昼夜不分，四时失序，晦冥幽暗，万物不彰矣。在于人者，亦惟此阳气为要"（《内经知要·阴阳》）。祝味菊指出："推之而呼吸也、消化也、循环也、升降也、开阖也、工作也、生殖也、排泄也，皆吾身阳气之热力作用也。作用强者人必强，作用弱者人必弱。人一刻一分一时，无阳气则全身之生理绝矣。"而阴阳二者之间，其"阳为生之本，阴实死之基；重阳者生，重阴者死，不可不知也"。为进一步说明阴阳二者之间的关系，他就《内经》"阳化气，阴成形"（《素问·阴阳应象大论》）之说解释道："化气为阳之动力，形体实阴质之基。先天之阴，男子二八，女子二七，一切组织大都完成，即此先天机构以产生荣养。所谓后天之阴也，举凡人体之津液精血，皆气化所生也。所谓阳归气，气归精，阳能生阴也。夫后天之阴，皆从阳生；完成之体，不能再生。"可以看出，他非常重视阴阳二者之间阳气的主导作用。

5. 阳常不足，阴常有余

祝味菊认为："吾人仆仆终日，万事劳其形，百忧感其心，有动必有耗，所耗者阳也。物质易补，元阳难复。"他提出"阳常不足，阴常有余"的论点，并指出"阴不可盛，阳不患多"，因"物质以适用为标准，太过不及，皆足以为病，故阴以平为度，作用能力多多益善，以潜蓄为贵。若倚势妄作，亦祸患之阶也，故阳以秘为善。《经》云：阴平阳秘，是曰平人。盖阴不可盛，以平为度；阳不患多，其要在秘"。

为了证明其"阳常不足，阴常有余"观点的正确性，他进一步分析道："一切精血津液，涵濡营养，其目的无非供阳用耳。适用为平，过则无益，而又害之。是故血多者患充血病，液壅者患留饮病……故阴以足用为度，不在于多也……火气潜密，是谓少火。少火生气，所以生万物矣。苟能秘藏，固多多益善也。《经》云：阴阳之要，阳密乃固。言阳密则真阴自固也……夫阴精血液，为生命之源泉，非不要也。营养之过剩，皆正气之不能善为利用也……是以阳气盛而后物尽其用，正气旺而后体无弃材。苟气阳之不足，则精寒水冷，血凝为瘀，液聚为痰，废料潴积而为湿，向之资以为奉生之源者，转以为生身之累。"

"大凡物质供给，以平为度，初非多多益善者。譬如水分，人身所不可缺少者也。然过分增多，仍然有害无益。何以故？人体水分越过生活所需要时，体功即须将此过剩之水分排出体外，藉以维持其平衡，于是心脏疲于操纵，肾脏疲于分泌，其害岂浅显哉！"为什么多余的人体物质，不仅不能为人体所利用，反而成为人体之疾病根源呢？祝味菊认为这是人体"一气之通塞耳"，即阻碍了人体气机——阳气的通行，这与清代名医黄元御在《四圣心源》中强调人体内"一气周流"之学术思想是一脉相承的，这"一气"就是一股温和之阳气。因此，祝味菊得出结论："是故阴以资用，不在乎多；阳以运化，惟恐其虚。《经》云：阴平阳秘，是谓平人。言阴不贵盛，以平为度；阳不患多，以秘为要。"

由于在生理与病理情况下均会出现"阳常不足，阴常有余"，而阳主阴从，阳气为主导，因此祝味菊强调："阳衰一分则病进一分，正旺一分则邪却一分，此必然之理也。"这与郑钦安所说如出一辙："阳旺一分，阴即旺一分；阳衰一分，阴即衰一分。"祝味菊还指出："是知疾病之要素，不全在外来病原之刺激，而在于人身缺乏应付之能力。须知一切病邪及其既入人体，即为人体抗力所支配，病原仅为刺激之诱因，病变之顺逆、预后之吉凶，体力实左右之。"体力功能所表现出的即为阳气，"邪正消长之机，一以阳气盛衰为转归。善护真阳者，即善治伤寒，此要诀也。"积极扶助阳气、保护阳气，在疾病的诊治、恢复过程中具有重要作用。祝味菊总结了多年的临床经验："余治医三十年，习见可温者十之八九，可清者百无一二……今之医者，不明扶抑之理，虚虚实实，削人元气，遂令强者弱而寿者夭，此造化之罪人也，可叹孰甚。"因为现代社会"阴盛阳衰"发病基本态势更为突出，故祝味菊所积极倡导的"阳常不足，阴常有余"之观点，对我们现代临床上也具重要参考价值与意义。

6. 未病重阴，既病重阳

祝味菊重视扶助人体之阳气，但他并不否定阴精之重要性，只是在不同的时候所重视的程度不同而已。他提出"未病重阴，既病重阳"之观点："形为神之舍，无形则阳无所寄，破巢之下，势无完卵，故当善保厥体，以安元神。吾人未病之时，着意营养，所以培其阳也。故平时中阳未衰者，不妨滋阴润泽；及其既病，则当首重阳用。""医之用药，或取或舍，因人制宜。大致未病重阴，既病重阳；壮者滋阴为宜，怯者扶阳为本，譬如承平之时，修文为主；荒乱之世，崇武是尚。"

祝味菊进一步用《内经》经典理论解释阴阳二者之间的互根关系："阳机固然不能离去物质而自存，然物质能行动变化而为生者，阳之用也。所谓'精化气，气化神'者，言阴精有培养气阳之功也。无阳则无化，其所以能化者，亦阳之力也。《经》云：阳归气，气归精，言阳能生阴也。男女构精，万物化生。所谓精者，有生机之精也。"即平时人体阴精的培养，是为阳气发挥作用所做的积累，正如《经》云：阴精所奉，其人寿。阴精之所以力能为奉者，阳之用也。阳精所降其人夭者，阳衰而阴精不能上奉为寿也。"此乃阴阳造化之理。

为什么祝味菊要倡导"未病重阴，既病重阳"之观点，这是因为"以今人真阳漓薄，不知保养，徒事戕贼，医者又鲜有匡扶之者，平时英华焕发，而不知内真之怯，及乎伤寒等大病之来，阳不足即不能产生抗体，机能衰弱即不能奋挞伐之师，心阳不足即不能鼓舞运输，而世俗大都忽视阳用，徒知灌送物质，甚者恣用寒凉，以抑低其机能，延误其病机，习俗相沿，滔滔皆是……疾病之进退，视乎抗力之盛衰。抗力之消长，气阳实左右之。《经》云：气虚则虚，气实则实，言阳气为虚实之枢纽也。故气足则机能旺盛，阳和则抗力滋生……治疗伤寒，首重阳用，如战时政制，偏重于军旅机构也。一切滋阴生津之法，补充物质之图，非不需也，特较次于阳用耳。"临床上我们也会发现，"夫漱水不欲咽，知内液之未竭，所谓局部干燥，犹是正气尚存；口干不欲饮，腺液分泌不旺，所谓津不上升，是乃阳用不彰。"说明既病之后阳用的重要性。阴阳在不同时候，其调养与治病方面是有很明显差别的："迨大病之后，疮痍满目，又当注意营养，使疲阳复苏。古人有'春夏养阳，秋冬养阴'之说，固未尝废弃阴精也。"

平时中阳未衰，不妨滋阴润泽，着意营养；既病则当首重阳用。因为"一切机能皆属阳气，损在形质始曰阴虚。伤寒高热，诚然消耗物质，然机能健全，必有自救之道。是故水分缺乏，即燥渴引饮；营养不继，则脂肪代偿。伤寒为急性传染病，绝食数旬，而不即毙者，人各有蓄也。但得阳用彰明，调节有方，则病有自疗之趋势。"

针对江南温病学派，在既病之后重视滋补阴津，祝味菊认为这种方法仅适用于外感病中的某些情况，属于"权宜之计"，万不可妄用。"苟其人体阳气虚弱，频服寒凉，阳气式微，反应不彰。"滋阴寒凉，伤及阳气，正气更加损伤，虽然看似"真阴已伤"，但阳亦衰惫，"得养则昌，失养则亡"。"人咸以为死于客病，不知死于元气研伤也。"他还引用《日知录》中的论述："古之时，庸医杀人；今之时，庸医不杀人，亦不活人，使其人在不死不活之间，其病日深，而卒至于死。"他指出："阴为体，阳为用，物质未经阳化，不能自为滋泽也……良工治病，不患津之伤，而患阳之亡。所以然者，阳能生阴也……一切营养药物未有不经阳气运化而能自为荣养者也。"这种"未病重阴，既病重阳"之学术思想对我们现代临床也具有重要的参考价值。

7. 辨识阴阳，中医精髓

祝味菊对中国传统文化及中医经典理论具有很深刻的理解与认识，特别是阴阳理念在其《伤寒质难》中无处不体现出来，因为阴阳理论不仅是中国文化之主干，更是中医学理论之精髓。他在《伤寒质难·退行期及恢复期篇第七》中专门附有"阴阳辨"，意在强调要明辨阴阳。他认为："疾病之范围，非机能之不调，即物质之变性；非脏器之损坏，即作用之不彰，则阴阳二字固执其纲要矣。凡事皆有正反两面，病之性质可以阴阳分也。"因为人"生之本，本于阴阳"（《素问·生气通天论》），我们只有"明于阴阳"，才能达到"如惑之解，如醉之醒"（《灵枢·病传》），这才是"治病必求于本"（《素问·阴阳应象大论》）之道。"医道虽繁，可以一言以蔽之曰：阴阳而已"（《景岳全书·传忠录》）。祝味菊正是紧紧抓住了《内经》之阴阳主干理论，"谨熟阴阳，无与众谋"（《素问·阴阳别论》），才在理论与临床上取得卓越之成就。

我们从中医角度认识与研究疾病，要"研究疾病当溯其来源，探求躯体之阴阳变化，以明生活所以变异之理，而后疾病之本相可得而知矣……所谓疾病邪变者，在中国医学上之解释，非阴阳不和，即血气失调……疾病之本性，实乃细胞变化而对于原因之反应机转也。由是可知，健康与疾病在性质上无所异，所异者不外乎细胞机能之表现。在健康时为正规，在疾病时或减退或亢进而已。故病理之变化虽微妙错综，实不出乎阴阳虚实四者范围之外耳。"祝味菊认为，阴阳变化在微观上就是细胞之变化，而患病之时的阴阳变化无非就是细胞表现为阳——亢进，或表现为阴——减退，疾病之本质变化就是阴阳之变化。他用阴阳变化解释了疾病的本质。

"实质诸病，不外形体之变化；官能诸病，不外作用之失调。""凡百侵害，正必抗之，邪正绝不两立。"对于发病，祝味菊也从阴阳两端进行概括："中医以阴阳虚实、邪正表里作归纳上之归纳。知其要者，心领神会，运用无穷；不知其要，锲而不舍，徒自苦耳。"

祝味菊认为："所谓阴阳者，盖指病态而言也。阴为物质，阳为机能。形体有缺，名曰阴损；机能不全，是为阳亏。营养不足者，都为阴虚；动作无力者，尽是阳衰。一切废料郁结，弊在阴凝；举凡非常兴奋，咎出阳亢。疾病多端，非机能之失调，即形质之有变。病之分阴阳，所以别体用之盛衰，测气质之变化也。至于寒化为阴，火化为阳，入里为阴，出表为阳，虚者为阴，实者为阳。"他把变化多端疾病之性质，从阴阳、寒热、表里、虚实八个方面进行概括，故又称之为"八纲"。

关于阴阳与八纲的问题，肇基于《内经》。虽然《内经》并没有集中论述阴阳与八纲的关系，但在其不同的篇章中论述阴阳问题时已经涉及表里、寒热、虚实的最基本问题。《伤寒论》中的三阴三阳理论，其阴阳与表里、寒热、虚实也已涵盖了八纲的最基本内容。而集中论述者莫过于明代大医家张景岳，他在《景岳全书·传忠录》中已经明确提出"阴阳解"与"六变解"。其六变解就是指"表里寒热虚实也"，祝味菊已在前人的基础之上进一步地明确、系统化了。

阴阳是八纲之总纲，而表里寒热虚实只不过是阴阳所表现出的不同形式而已。祝味菊对此作了详细的阐释，他说："所谓表里者，指疾病之部位而言也；所谓寒热者，指病态之盛衰而言也；所谓虚实者，指正邪消长之形势而言也。"把人体患病之时的不同变化，从表里、寒热、虚实六个方面进行了概括，因"病变万端，大致不出八纲范围"。

在阴阳分辨之中，祝味菊认为最为重要的莫过于辨识寒热了。因为人体为水火二气所生，水火以寒热表现最为显著。"人体机能富有感应，反应之强弱，寒热之征兆也。是故元气亢盛者为热，机能衰微者为寒；充血者为热，贫血者为寒。昔贤谓'气有余便是火，气不足便是寒'。病之分寒热，所以明气血之多寡，察抗力之盛衰也。"这里面提到了辨识寒热著名的两句话，即"气有余便是火，气不足便是寒"。这两句话首次出现于《景岳全书·传忠录》，是张景岳指责朱丹溪"气有余便是火"，而反驳到"气不足便是寒"。后来火神派创始人郑钦安广泛引用这两句话，用来阴阳辨识与分析阴证和阳证之由来，成为火神派推崇阴阳至理之缘由。可见，祝味菊对郑钦安的阴阳辨识之至理的理解有多么深刻。祝味菊还用现代语言进一步阐释了这两句话的内涵："疾病之范围，非机能之不调，即物质之变性；非脏器之损坏，即作用之不彰。则阴阳二字，固执其纲要矣，抗病之反应，有太过、有不及，太过为热，不及为寒。凡事皆有正反二面，病之性质，可以阴阳分也。"

为了进一步说明辨识寒热在分辨阴阳中的重要性，祝味菊在解释"气有余便是火，气不足便是寒"时说道："阳病者，气盛有余之病也；阴病者，气怯不足之病也。"并引用清代舒驰远所著《伤寒集注》中辨识阴阳的十六字要诀，即阴证"目瞑蜷卧，声低息短，少气懒言，身重恶寒"，阳证"张目不眠，声音响亮，口臭气粗，身轻恶热"。这种方法，郑钦安在《医理真传》中更详细地总结为辨识阳虚与阴虚之要诀，成为火神派辨识阴阳所要掌握的根本要领。祝味菊不仅推崇火神派郑钦安的阴阳辨识并付诸临床实践，而且他还进一步揭示了阴虚与阳虚的本质——人体体质问题。因此他认为："体强而抵抗太过者，病从火化；体弱而抵抗不足者，病从寒化。《经》云：气有余，便是火。气者，机能也。机能妄用，至于亢极，即是火象。景岳曰：气不足，便是寒。寒者，机能衰弱也，非真有寒也。"针对疾病而言，人体之抗力即反应出阴阳属性，"抗力旺盛，则邪机衰老；抗力不足，则邪机猖獗"。而"抗力之消长，阳气实主持之。阳气者，抗力之枢纽也。气实则实，气虚则虚……病变万端，不外体力之消长"。最终，祝味菊把阴阳与八纲辨证落实到了人体阴阳之体质上，即人体在患病时所表现出的阴阳属性，也就是人体的自然抗病能力，或称作人体自然疗能，这正是祝味菊重视阴阳辨识之目的。

祝味菊从阴阳着手，认识与辨识表里寒热虚实之变化，其本质仍然落实在阴阳上，而阴阳辨识正是火神派学术思想之精髓。郑钦安不仅善于辨识阴阳，而且把"阴阳至理"落实到临床的每一个环节之上，从而在应用时有理有据。我们如果细读《伤寒质难》就不难发现，祝味菊自始至终，都在用阴阳至理来解释与分析，并落实到临床之中。他为什么要这样做呢？正如郑钦安在《医理真传·自序》中所说："医学一途，不难于用药，而难于识症。亦不难于识症，而难于识阴阳。"况且"万病总在阴阳之中"（《医法圆通·自序》）。正因为祝味菊在临床上善于辨识阴阳，并通过三十多年的观察发现，"今人体质"总是"阳常不足，阴常有余"，"纯阳者少，可温之证多，而可凉之证少……见可温者十之八九，可清者百无一二"。所以，他非常重视扶阳助人疗病。

8. 药食入胃，防寒伤中

中医学认为脾胃为后天之本，气血生化之源，药食都要入胃，才能发挥应有的作用。祝味菊在临床治疗用药时，十分重视病人的脾胃受纳运化之能力，特别反对妄用寒凉药物伤胃败脾，影响药食之吸收及发挥正常的作用。"一切内服药饵，欲其发挥作用于全体者，必先考虑其胃肠之能力。量腹节馈啜，慎食之道也；徇胃而下药，慎补之道也。"

祝味菊指出："营养而无节，超过消化能力之限度，则酿湿变痰，窒碍气机，轻则为痞满，重则为结胸，非惟无益，而又害之。"特别是"胃寒之人消化不良，平素已是厌恶生冷，因病而强授之，是逆其所好也"。如患病之时，"高热而渴不欲饮者，引饮而欲得热汤者，脘下蓄水、懊恼烦闷者，皆是脾胃阳虚，不能宣化水饮之征"。他认为不仅生病之时要重视防止过度寒凉伤中，就是平时生活之中也要注意，"水果生冷，总以少服为是"。防止过食而影响脾胃纳运升降之功能。

脾胃功能多以温补为益，这是因为"夫甘美者，胃之所喜也；苦劣者，胃之所恶也"。当脾胃功能不佳时，即："今纳欲不馨，秽浊壅塞，而贸然投以至苦至劣之味，能勿诱致败胃者乎？""譬如善用寒凉者不能愈寒凉之病也。寒凉之药，用以制亢，若非有余，害在伤正，未有伤正之药，转能益人者也。"

祝味菊最为反对寒凉伤脾败胃，他指出："药误者，寒凉之咎也……未亢而用清，是无的之矢也，伤人多矣。"而"善用寒凉者，不为寒凉所困，此其医工之巧""药以疗病，受药者体也。人体，犹大地也"。若非实热证，"以饮冷为快意，未有不寒中败胃者"。特别是夏日炎炎，"伏阴在内，戒之寒凉，以寒凉之性伐阳而伤正也。医为仁术，上工不戕，正以徇病。"

药物作用之发挥，无不以脾胃纳运升降功能为基础。因"一切内服之药，莫不假道于胃肠，其于胃肠无特别作用者，消化吸收而纳之于血。血液之运行，内而脏腑，外而肌肉，无微不至，无远弗届……药效之功，因血运循环而散播各处，此其常也。一切内服之药，其作用在胃肠之外者，皆有赖于血液之运输。是故凉药入胃，必先寒中"。况且，"凡药之作用于全体者，凉则均凉，温则俱温，绝无药效独往一处之理"。如"药之出表，必先入里"，经脾胃纳运之后才能走表。因为时医不知凉药之害，且"医者以为温是阳邪，始终用寒，正日馁则邪日张"，并使"强者延期而幸愈，虽愈已弱；弱者因逆而致变，因变遂夭。孰令致之？时医妄清之咎也"。

虽然脾胃功能以喜补为主，但也不能呆补。因为患病之时，"消化机能无不呆滞，滋补之药耗费胃力甚大，有六分消化力量，而服十分滋补之药，则胃力困矣。若非虚甚而胃力强者，不可滥用"。①否则滋腻碍胃，影响脾胃功能之纳运升降。祝味菊指出："中药品性，大都王道，内服不合，易于补救。设令胃肠健全，自有选择取舍之能力。盖适体之药，服后快然自适；逆病之方，恒多懊恼不舒。胃有所恶，常见厌拒为吐；肠有不合，每能迫注为泻。"

"苟其人体阳气虚弱，频服寒凉，阳气式微，反应不彰"，此时脾胃功能一定虚弱，用药要注意温补之性。正如清代黄元御在《四圣心源·卷四·劳伤解》中所说，人体内之一气周流，乃为一股温和之阳气，"脾为己土，以太阴而主升；胃为戊土，以阳明而主降。升降之权，则在阴阳之交，是谓中气……脾升则肾肝亦升……胃降则心肺亦降……火降则水不下寒，水升则火不上热。平人下温而上清者，以中气之善运也……及其病也，胃阳衰而脾阴旺，十人之中，湿居八九而不止也……人之衰老病死莫不由此，以故医家之药，首在中气……扶阳抑阴，使中气轮转，清浊复位，却病延年之法，莫妙于此矣。"这可以说是对祝味菊重视脾胃功能，防止寒凉败脾伤胃之最好注解。祝味菊临床上善于辨别阴阳，善用温补，都是以保护好脾胃功能为基本前提。

（四）广用附子

祝味菊人送雅号"祝附子"，可见其应用附子颇具特色。这并不是他出于个人的喜好，而完全基于临床阳虚者多、可温可补者多的实际，与其重视人体之阳气治病在于扶助人体的自然疗能的理念密不可分。其温阳理论与他的"以人为本"的医学理论息息相关，一脉相承。他在临床上广泛应用附子，正是其温阳理念在临床中的具体体现。

1. 广用附子，辛热为长

祝味菊非常重视温热扶阳，认为"温药含有强壮之意，非温不足以振衰惫，非温不足以彰气化……温之为用大矣"。温热药中，他最推崇附子："附子通十二经，可升可降，为百药之长。"祝味菊应用附子的广泛程度实属罕见。他在伤寒病（中医认为的外感病，西医认为的肠伤寒病）治疗中，始终都用附子，在整个伤寒五段过程中，但凡见到"形虚气怯，神萎力疲，独任附子振奋细胞、活跃抗力，以奏捍邪之功"，而不仅限于少阴阶段。其治疗内伤杂病也依然广泛应用附子，他认为，凡是"抗力不振，宜有以振奋之，附片所必用"。因为"其所以克奏平乱祛邪之功者，阳气之力也。夫邪正消长之机，一以阳气盛衰为转归。善护真阳者，即善治伤寒，此要诀也"。

有学者将祝味菊生前的 70 例医案作了统计分析：涉及疾病 37 种，计有感冒（7 例）、咳嗽、哮喘、肺炎、伤寒（4 例）、肺痈、湿阻、湿温、痢疾（8 例）、盲肠炎、脘痛、脘胀、反胃、便溏、便闭、消渴、黄疸、齿痛、淋病、浮肿、腰痛、骨劳、痹证（5 例）、心衰、虚脱、蛔厥、血证（7 例）、癫痫、偏头痛、睾丸痛、寒疝、痛经、月事过多、妊娠恶阻、痰咳、癌症、跌伤。在这 37 种疾病中，有 34 种疾病共 62 例运用了附子（制川乌），占 88.6%；平均每剂用附子 16.8g，其中生附片最高用量每剂 24g，黄附片最高用量每剂 30g，有 1 例黄附片合天雄每剂用量达 48g。附子用量，小儿（10 例）每剂在 6 ~ 15g 之间，成人每剂多在 15 ~ 24g。制川乌用量，平均每剂 14.5g，最高用量每剂 24g。从中我们可以看出，祝味菊应用附子（含川乌）广泛而量大。无怪乎沪上名医何时希评价曰："祝氏在临床中如此广泛而巧妙地应用附子，在近代上海中医界实属罕见。"

应用附子的指征，祝味菊仍然以辨识阴阳为主，尤其重视辨识患者的舌与脉，如"舌象可见苔白、苔腻、苔白腻、苔滑、苔黑腻、苔黑而润……及脉虚数、虚缓、脉缓、浮缓、细缓、沉缓、弦缓、细迟、虚细、沉迟、沉微、弦虚、虚紧、沉滑"等。

从下面几则医案中，我们可略见其应用附子之一斑。

鹤膝风案：某男，38岁。气血不足，形瘦畏寒，面色萎黄，两膝肿大，右甚于左，两足发冷，疼痛无时，屈伸为难，舌胖苔白，脉象沉迟。证属阳气衰惫，三阴虚损，寒湿内侵，气血凝滞，为鹤膝风重症。治以补阳益阴，补气养血，温经活血通络。处方：黄厚附片24g（先煎），黄芪6g，人参（先煎）9g，熟地24g（砂仁3g拌），当归12g，丹参12g，牛膝12g，麻黄9g，炮姜9g，鸡血藤18g，鹿角9g。此方服20余剂，膝部肿痛逐渐减轻，下肢转温。续服10剂，病即逐步痊愈。

张存悌评按：祝味菊善于在成方中加入附子，如治阴疽名方阳和汤，他嫌其温热不足，认为加入附子、磁石效果更佳。"盖此方能振奋阳气，祛寒消肿也，但方中缺乏附子，为美中不足，余每次用均加附子。"再如治胸痹用瓜蒌薤白剂，根据病情加入附子，其效尤捷。其他如治咳喘用小青龙汤时常加附子，治痢疾用芍药汤时亦多加附子。

咳嗽痰血案：某男，32岁。咳嗽阵作，痰血盈口，已历时两周，面红耳赤，心悸怔忡，舌苔薄腻，脉象弦缓带数。认为阳虚易浮，浮阳伤络，肺失清肃，瘀血内阻。治以潜阳肃肺，佐以化瘀止血。处方：黄厚附片12g（先煎），磁石45g（先煎），生龙齿30g（先煎），炙紫菀9g，炙百部9g，炙苏子9g（包煎），参三七粉（吞）4.5g，茜草根炭9g，陈棕炭9g，炮姜炭9g。病者惧怕热药，不敢一次服下，而分6次服，服后顿然咳减血止，心已不怔忡。复诊时病情已减其半，原方续进，调治匝月而愈。

张存悌评按：如此"痰血盈口"之症，祝味菊竟用附子热药，尽显祝氏学派风格。他认为本病虽在肺，其本乃虚阳浮越、伤及肺络所致，面红耳赤乃是虚阳上越之象。本例"心悸怔忡"

提示心气已虚，用附片配以大剂磁石、龙齿重镇之品摄纳浮阳，此系祝味菊用附子的最常见配伍。

狂症案：某男，20岁。生活逾常，郁怒之余，心悸寐少，梦多不安，起床狂走，甚则喧扰不宁，舌红苔薄黄，脉象弦滑。辨为浮阳之火，挟痰蒙窍之候，拟重用潜阳，佐以豁痰为治。处方：黄厚附片15g（先煎），磁石45g（先煎），生龙齿30g（先煎），酸枣仁24g，朱茯神12g，瓦楞子30g（先煎），石菖蒲9g，天竺黄9g，柏子仁9g，陈胆星9g，炙甘草9g。本方连服5剂，脉转缓而带弦，心悸减轻，寐安梦稀，均属佳兆，尚有呓语，前方去磁石，继服5剂而愈。

张存悌评按：如此狂症，且见"舌红苔薄黄，脉象弦滑"之象，一般用清热泻火犹恐不济，祝味菊却用附子，见识确非常医所及。根据《金匮》"阳气衰者为狂"之理，他认为阳气衰则虚阳必浮，故而发狂。心悸一症已露心虚端倪，故而重用附子配磁石、龙齿，既具强壮之功，又能抑制虚性兴奋，同时配以酸枣仁、朱茯神以安心神，此亦祝氏学派用附子常规配伍，独树一帜。

2. 讲究配伍，方法独特

祝味菊善用附子，但他也清楚："单用热药，可能造成急暴之果，去其急暴，即善良之性存。""热药之患，人尽知之，惟常用温热者，始能体认温热之所以为弊。吾非不知其弊也，矫其弊而取其利，又何弊之有哉！"因此，他十分重视药物的配伍："中医治疗之关键，不在于单独之药物，而在于方剂之配合。""急暴在热，凉而缓之；刺激太过，佐以镇静。此为活法……附子兴奋，配以磁石，则鲜僭逆之患；桂枝辛窜，佐以白芍，则无散越之忧。方剂之形成，每因配合而异其用。制暴为良，不外处方之得宜而已。"特别是对附子，他指出："附子一物，可上可下，可攻可补，可寒可热，可行可止，可内可外，随其配伍之异而变化无穷，用之得当，疗效卓著。""我用附子可任我指使，要它走哪条经就走哪条经，要它归哪一脏即归哪一脏，奥秘就在于药物的配伍与监制，引经与佐使。"巧用附子，祝味菊独创了很多配伍方法。

既发挥附子"劫病救变"的将帅作用，又避其毒副作用，使之能应用于不同体质、不同病证。祝味菊将附子的配伍方法总结归纳为"相佐、相制、相用、相得"。如"加沙参、麦冬为清肺，人参、甘草为益气，白术、干姜为扶脾，是相佐也；加地黄、龟板为滋阴，是阴阳相配合，相颉颃也；加石膏、知母为清上，黄连、犀角为凉营，龙胆、黄柏为清下，是相制也；以甘佐以温辛，如甘草、大枣、生姜、桂枝、麻黄等，是相用相得也"。他认为，只有如此配伍，"则上热下寒，外热内寒，标热本寒，阴阳俱虚，皆无往而非附子之对症，若知其一不知其二，知单味而不知复味，则自然视附子如毒蛇猛兽矣。还有龙骨、磁石、牡蛎、石英等石类、介类之药，质重可厌浮阳，制暴为良，引附子归于下焦"。

祝味菊临床善用温法，其药物的配伍方法主要体现以下几个方面：

温解少阳法：以附子温补脾肾，配茇术、桂枝、姜半夏、陈皮、大腹皮、生姜、柴胡燥湿散寒，共奏温阳化浊、和解少阳、透达膜原之功。

温调营卫法：常用黄芪建中汤加减。药用附子、黄芪、桂枝温阳益气，升阳实卫；配以白芍、酸枣仁、朱茯神养心营；

伍以白术、姜半夏、陈皮健运中州。

温中导滞法：以制川乌温中散寒，燥湿止痛；配以酒军攻积导滞，成为温中导滞之主药；酌加干姜、木香、法半夏、桂枝、大腹皮、苍术、槟榔、吴茱萸、羌活、葛根等以助温中、燥湿、行气、升阳、导滞之功。

温中化湿法：常以附子温脾；佐以大腹皮、带皮茯苓、姜半夏、生姜、白术、桂枝、藿梗、砂仁等通阳顺气，健脾燥湿，芳化淡渗之品，用药颇为灵动。

温肾化气法：用制川乌既能温经散寒，又善通利止痛；配以仙灵脾、胡芦巴、金铃子、小茴香、橘核温肾暖肝，以助下焦气化；再佐以黑大豆、车前子、藿梗升清降浊，通利水道。

温养筋骨法：药用以附子、巴戟天、仙灵脾、桑寄生、当归、黄芪温肾暖肝助阳为主，佐以桂枝、川牛膝、独活通利下肢经脉，有仿地黄饮子之意。

温阳潜阳法：药用附子、白术、炮姜温阳健脾；茯神、酸枣仁、龙齿养心潜阳宁神；并佐以生姜、半夏、生谷芽和胃以安神，健中州，资化源。

祝味菊应用温法之经验独到，配伍灵活多变，如其常常温补、温潜、温凉并用、温下与温润、温散、温开并施等。何时希对此评价到："在《伤寒》《金匮》中，仲景所用附子者18方，与附子相配之药有45种，'八阵、八法、七方'之类均有。而祝氏如此善用附子，可知祝氏是得仲景真髓。而祝氏又多启悟，自成一家。"

3. 精选附子，重视煎法

附子因产地、品种和炮制方法不同，其性能、功用也不一样，祝味菊对此非常重视，临床选用十分讲究。曾谓："附子之制法虽属不同，其区别亦不外烈性之轻重有差耳。"他的经验是："温扶元阳首推黄附，沉寒痼冷可用生附，麻醉心痛则乌头最灵，峻热回阳则天雄可取……川产黄附片乃盐卤所制，其性纯正，故称为佳品。"黄附子乃四川所产，由盐卤所制，毒性小，效力大，是祝味菊临床应用最多的一种附片，凡遇危笃重症需用附子时，他均要亲自检视附子，确认为是正宗黄附子方妥。同时，祝味菊对附子的煎服法也很讲究，凡"服用各类附子，必须先以热水煎煮至半小时以上，再纳他药同煎，则附子之麻味消失，虽温而勿僭矣"。现在附子的煎法，大都推崇先煎2个小时以上，尝药无麻味后，再下余药，是比较安全而疗效较好。何时希在回忆时说道："他不是图侥幸而用附子，用附子不是哗众取宠，他是有根据的，所以敢用重用。"祝味菊用附子，首先辨认是否是黄厚附块，并要注明用盐水浸透者，"并看着煎药，监着灌药，等待病人汗出熟睡，或汗出厥回而后去"。这种认真负责精神，在当时医界是绝无仅有的。

自古中医药学都认为乌头与附子是两种药物："附子沉、乌头浮……一偏于寒，一偏于风；一则沉著而回浮越之阳，一则轻疏而散已溃之阳。"（《本经疏证》）即附子祛寒，乌头祛风。祝味菊也指出："殊不知乌头麻醉，附子兴奋，不可同日而语也。中医处方大都采用水浸煎煮之法，附子久煮，决无麻涩之弊。"临床应用附子与乌头就有明显的区别，有时候单独用，有时候联合用。

4. 热药弊端，反思醒悟

祝味菊认为，附子为将军药，性极猛烈，用其得当则效如桴鼓，用其失当则其害立见，故必须仔细辨证而后用之。附子乃为热药之长，"热药之患，人尽知之，惟常用温热者，始能体认温热药之所以为弊"。由于附子辛热有毒，走而不守，其副作用也显而易见。"吾非不知其弊也，矫其弊而取利，又何弊之有哉！"说明祝味菊对附子的副作用也十分清楚，他指出："善御马者必知驽马之性，善驾舟者必识风波之险，善用温热之药者必能洞悉温热之弊。驰马伤人，逆流覆舟，疏忽之咎，非其术之不可学也。用热药而致焦烦燔灼，与夫用热药而反致萎软疲劳者，皆用之不得其当也。"

祝味菊对热药弊端的认识源于他在临床上的大胆尝试，勇于实践，不怕挫折："吾于运用温热之法，亦三折肱矣。何尝不知温热之弊哉！""时医见温热之疵而远之，吾见温热之害而终用之，此吾之所以异于时医也。"况且："暴性之药，配制得宜，亦可化暴为良……医之所贵，在于明理，知热药之有害，而不究其有害之所自出……善于用热而失于温热者，贤者之过也，毕竟得多而失少，不然岂肯知过而改者乎？"

在临床中，"温热之药用之合理而仍有不测者，虽失令誉，实获心得，此追求真理之代价也"。祝味菊并未因用热药失败或出现不良反应而退缩，他认真反思，从根本上寻求原由，吸取教训。他曾详细记述了其治疗失误之经过："书家天台山农之女病伤寒，朱少坡治之两旬余，热不减，无汗，略有谵妄，少坡数见余之治绩，因邀去会诊。视其处方，大致蒿、佩、栀、芩之属，其后又参大黄，服已仍无动静，时余意气方盛，认为不合，改予麻、桂、葛根与夫温中之药，如茅、夏、砂、腹之类，言服此当令汗，汗出热当减。次宵忽暴下凝血而亡。少坡因劝余改变作风，余言事理无差，变出意外，宁愿受谤，良心不可改也。"

此后又有类似的病人死亡,祝味菊开始反思,究竟为什么会出现这种情况?他分析到:"凡中寒之人,频服清凉之药,肠胃活力日削,渐次麻痹,由肠充血而肠郁血,因于郁瘀栓塞,循环障碍,引起肠坏死,轻凉薄寒之药,其性缓和,故所害不显,旦旦服之,譬如雪上加霜,层层堆砌,麻痹既深,反应沉寂,只是衰弱,痛苦反稀,一旦遽服温峻之剂,郁阳暴伸,肠胃蠕动转烈,溃疡腐肉,剥离下注,譬如日照冰山,豁然崩裂,倾注下泻,一发而不可收拾。夫温热之药,多涩大便,服茅、夏、砂、腹等固肠之药而不免于滑泻者,寒凉蓄积之量大,温热之药反成催促推动之原也。"找到原因,祝味菊发出感慨:"以此招谤,百口莫辩,代人受过,又何辞乎!"

另有一位病人:"岳母王太夫人,躯体肥硕,形盛气虚,长夏恣饮冰啤酒、冰西瓜、冰开水等,忽发寒热,肢酸无汗,舌苔湿腻而白,脉来沉细而数,知其中寒而有外感也。与麻、桂解表,姜、夏温中,不应,热如故。西医验血,无所得,白血球正常。便闭,小溲少,因其无汗,再与前药温覆之,躁烦益甚,汗始终不出。问其胸脘痞满否,自言无有苦楚,再与前方加重进服,不意热度暴升至一百零六度,仍言如此甚适。余知有变,急延西医诊视,亦不得要领,不逾时竟溘然长逝矣……半子之谊,余实负疚心,然卒不知其何故也。"祝味菊一时茫然。病人死后,祝味菊发现在移动尸体时,自口、鼻、二阴等处出来很多清水,他突然明白了其中的道理:

"以温中发汗无应者,消化枢纽麻痹也。""大量冰水,冻结其肠胃,格阳于上,故见颧赤烦热。皮下脂肪太丰,汗腺闭塞,体温无从调节,其温中开表之药如注革囊,不复发挥其药物之作用，反而增加其积水容量。肠胃本身机能消失，因积水之压力，徒为器械之鼓胀，而无苦楚之反应。迨夫阴浊上逆，孤阳飞越，遂成下实上脱之变，虽欲挽救，亦无可得矣。"由此而感叹到"医事难知，言之可慨"也。

随着年龄增长、阅历丰富，以及临床经验教训的积累，祝味菊更加成熟稳健，"溯自花甲以还，稍知养晦之道"。特别是遇到久病寒凉之误者，"而生气已乏者，不轻许必治。所以然者，救焚易而解冻难也"。因为"热药不能直接祛寒，祛寒者仍是人体之自然疗能也。热药之作用，不过唤醒机能，鼓舞正气，使其兴奋，而解除其因于寒药所引起之麻痹也。若其人机能已寂，生气已竭，刺激不受，反应缺如，则虽服热药，等于凉汤。所以然者，真阳已败，无回苏之能力也。"

对寒湿重证"服温热之药而骤增变端者乎？"祝味菊进一步分析道："病人体气虽虚而所虚不甚，因于药误而所误不多者，略进温壮之剂即见奋发之征，此元气未竭，故能应手而效也。苟其人本体不足，又复误于寒凉，正气冰伏，机能麻痹，小量温壮之药不足唤醒其正气，故虽频服对症之方而功效不显也。若剥削太甚，元阳式微，或为哕呃，或为吐逆，药汁下嗌，潴留不化，此神用衰竭，反应不彰，故虽偶用重剂，亦鲜殊功也。"这些认识，正是郑钦安在《医法圆通·卷三》"辨认阴盛阳衰及阳脱病情"中所多次强调的，即使是用大量回阳方药，有时也只"可救一二"、"或救一二"、"十中可救五六"。三阴虚寒重证，温热扶阳药也不是万能的，有时也无力回天。这对我们当今应用扶阳温热药物，仍然具有很好的启示作用。

祝味菊指出："温药肇祸乃不善用温之过，非不可温也。世人才见温药之疵，不问其所自，相戒而不敢用，此因噎废食也。"

而临床上影响温热药物发挥作用的原因，除了医生应用是否合理外，还有其他许多难于预测的因素。"疾病之有变化发生，非尽医工之过也。药物本身优良与否，药肆配制合法与否，煎煮药品先后时间准确与否，病家调护适当与否，病人环境舒适与否，起居之饥饱寒暖如何，七情之恚怒哀伤如何，凡兹一切，在在足以左右药效。"

（五）温潜新说

温潜一法，是祝味菊应用温热药对中最为突出之代表。这是他通过观察江南人体质特点，并结合扶阳理念及古人用药经验所总结出的。他发现江南人的体质，多是阳虚而虚阳上浮，"盖江南之人，滨海而处，地卑湿重，气升阳浮，发育早熟，智识早开。用脑多者，脑神经先衰；劳肾（此肾指外肾也）多者，内分泌先竭；神经衰弱者，不耐高热，易罹谵妄；真精亏者，虚阳不潜，易于上逆。"

而对照《内经》中"阴平阳秘"之论，显然是阳气不能秘潜，"火气潜密，是谓少火。少火生气，所以生万物也……《经》云：阴阳之要，阳密乃固，言阳密则真阴自固也。景岳曰：实火为患，去之不难，虚火最忌寒凉，若妄用之，无不致死，矧今人虚火者多，实火者少"。因为"虚人而躁甚者，气怯于内、阳浮于上也。其为兴奋，乃虚性之兴奋也。甘凉之剂可令小安，缓和之效也。因其小效而频服之，则气愈怯而阳愈浮矣。此非亢阳之有余，乃阳衰不能自秘也。大凡神经衰弱者，易于疲劳，又易于兴奋，滋阴清火之法，虽有缓解兴奋之效，然其滋柔阴腻之性，足戕贼元阳，非至善之道也。"因此，"气虚而兴奋特甚者，宜与温潜之药。温以壮其怯，潜以平其逆，引火归原，导龙入海，此皆古之良法"。

祝味菊应用温潜法，最常见的就是附子与磁石或茯神、酸枣仁的配伍，这几乎占据了祝味菊所有含有附子的方剂。

阳虚则阴盛，当虚阳无力秘藏之时，阴寒之气就会逼阳外越，此时就要温壮阳气，使浮阳重归其位。附子辛温大热，气雄不守；磁石味辛而咸寒，镇潜浮阳，重镇安神。二药合用："附子兴奋，磁石镇静，兴奋伍镇静，失其兴奋镇静而为强壮，此犹红色与青色相合，失其原有之青红二色，而为绚烂之紫也。"一主兴奋、主强壮，一主静、主抑制，动静相合，温阳不失升浮燥烈，镇静不失于沉降郁遏，共奏温肾壮阳、镇静安神之功。附子加入磁石、龙骨等镇潜之品，可防附子过于兴奋："附子兴奋，配以磁石，则鲜僭逆之患。"药对中一阴一阳，一动一静，互相制约，实为配伍之妙招。这种配伍方法主要是针对肾阳亏损、虚阳上浮，即阴盛阳衰、阴盛格阳证者，其扶阳之重心在于肾中真阳。如下例医案：

失眠：刘君，40岁许，经常失眠，心悸怔忡，健忘多疑，耳鸣目眩，形容枯槁，四肢乏力，认为"病情多端，其根则一，并非实火上扰，乃心肾不足，虚阳上浮"。治宜温潜与补肾并行：黄附片18g，磁石30g，龙齿30g，枣仁12g，茯神9g，熟地18g，鹿角胶12g，巴戟天9g，仙灵脾9g，菟丝子9g，杜仲9g，半夏9g，丹参12g，炒麦芽12g。

而附子与酸枣仁、茯神的配伍，主要是针对心神病证，这是祝味菊重视人体阳气——即扶助心阳的体现。他认为："吾人有生以来，心肌运动未尝有片刻偷闲，任重道远，为诸脏之冠。是以血不上脑，则神明不彰；循环而止，则呼吸以绝。《经》云：手得血而能握，足得血而能步，目得血而能视。机能不可离血而自用，人体不能离血而自存，其重要为何如耶？"当人患病之后，"心脏不得不奋其余勇，努力促使血液循环加速"，其目的是"保持抗体之产生，所以遂其祛邪扶正之使命也。然心力有限，长期奋发，势必难支……心用衰弱者，预后不良"。西医虽有强心药物，但药效不能持久，而"中药枣、附之强心，绝少副作用，而药力之持久，又为西药所不及，其为强壮性也，譬如击鼓行军，而使之气壮也"，并发现"枣、附强心优于西药，所谓对症用药也"。附子辛温大热，温通心阳，强心兴衰；酸枣仁味酸而甘，性平，滋养阴血，益心肝，安心神。二药辛通酸收，温阳养阴并施，温而不燥，养而能通，兴奋静养，共奏温通心阳、养心安神之功。在伤寒热病与内伤杂病中，但凡出现心脏衰弱者，无不在处方中重用此二药，同时还配入茯神，以提高临床疗效。如下例医案：

伤寒坏症：患者男性，初诊病机分析伤寒正虚邪恋，心力衰惫，已呈虚脱之象。治宜潜阳强心，给服温热峻剂。处方：黄附片24g，别直参12g，肉桂3g（冲服），炮姜炭6g，生龙齿30g，灵磁石60g，酸枣仁45g，朱茯神18g，甘杞子15g，龙眼肉15g。服药1剂，筋惕稍瘥，已得寐，大便行，腹部略软，腑气已通，脉息虚细，心力稍佳。再予前法增益：上方别直参改用9g；加紫贝齿45g，仙半夏15g，鸡子黄1枚（冲服）。后人评论其心细胆大，用药偏其所当偏，亦持平之道，洵为中医温热流派佼佼者。

从祝味菊擅用温潜法中我们可以体会到，其重视扶阳，要在心肾，这与火神派扶阳学术思想可谓是一脉相承。火神派创始人郑钦安，创用扶阳心法，立水火之极，火之极在心，水之极在肾，其要就在心肾。他在《医理真传·卷一》篇中，首论坎卦，次论离卦，坎论在肾，离论在心。因"子时一阳发动，起真水上交于心；午时一阴初生，降心火下交于肾。一升一降，往来不穷，性命于是乎立"。祝味菊对此理解深刻，并结合现代医学认识心的问题，其扶阳助阳重点在肾，而肾阳体现在心脏之功能上。因此，祝味菊重视扶助心肾之阳气，辅以潜阳之品，以驾驭附子辛热走窜之性，化害为利，应用于西医认为之心衰、中医认为阳气大伤之病人，取得良好的临床疗效。

（六）发热解析

发热一症，多是中医外感病之表现。祝味菊认为："感冒之发热，出于自动；伤寒（西医之伤寒病）之发热，出于被动。有激则有抗，其势然也。夫体温因不能适应外界气候之变化，而起调节作用，亦自然疗能也……夫人身平温，虽因人而稍有出入（幼年较成人为高），因时而略有增减（朝低夕高），然大致不出半度。是超越平温以上，即是病态，名曰发热。"即他认为，发热是人体的一种本能反应，也是人体自然疗能的体现。

1. 人体发热，祛邪反应

"发热者，体温上升之谓也。明乎体温之生理，则发热之病理，思过半矣。"祝味菊认为，只有从根本上认识发热之生理与病理变化，才能知道如何去调节其发热。如人体之增温与保持来源于"筋肉及腺等酸化燃烧、化学分解作用"，但人体温要保持恒定，还要有散热进行调节，"由于皮肤与肺脏之放散，使造温与放温平均"，所以能"维持其平温"，而人体体温之"调节作用"在于"中枢神经。"

人之所以发热，"体温上升之谓也。吾人生理上生温不足，则必进相当之饮食以补之，不然则提供其所蓄以偿之；生温过多，必有相当之放温以节之，此平人也"。发热之反应，"司温中枢有所激而然也……发热之病理，不外刺激所形成……夫病菌以因缘之凑合，而得发难于人体，以其分泌之毒素刺激司温中枢而为热"。因为人体"动机有当，则发热也，于人为有益……吾人因抗病而需要发热，生理自然也……故发热之动机而有当，则益人而疗疾，所谓必要之发热也。然反常之高热，蛋白质为之消耗，抗毒素为之消失，神经为之不安，痛苦为之增加。是热也，非惟无益，而又害之……人身因受刺激而发热，欲以振奋细胞，滑利血行，所以促进抗体之产生，而收敉平寇乱之功。体功因抗邪而发热，同时必放热以调节其高温，是乃有制之师"。明确指出了发热乃是机体积极驱除邪毒之自然反应，正常反应与人有益，反应过度则与人有害。

2. 发热有节，顺势疗疾

祝味菊认为："人之患病，具有自然疗能。"如："伤寒发热而不亢，自汗而有节，体功应付有方，固可勿药而愈也。"他批评一些时医，不知人体有自然之疗能，把发热不药而愈借为贪天之功。

西医针对发热一症，多用退热药物来消除，虽然有立竿见影之效，但祝味菊认为："退热药之发汗，不过一时性耳，经过一定之时间，药力尽而热又升，其发汗作用，既不能令其持续，明知其无益，姑妄试之，其目的仅在减轻病人之痛苦，非合理疗法也。"并指出："夫退热药之发汗，直接作用于中枢神经，其镇压司温，类乎麻醉，性过即复，无有余蓄。"而中药之治疗，则可避免此不足，因"麻、桂发汗，出于自然。麻黄收缩血管，开放毛窍；桂枝催促血行，宣达肌腠。麻、桂并用，血液趋势向表，经抗力之不断鼓舞，溅然汗出津津，其开表达邪之效。"指出中药麻黄、桂枝之属具有顺势疗疾、退热助正的作用，符合中医促进自然疗能之目的。

因此，祝味菊视"麻、桂为伤寒之主要药"，在具体应用上，则"无汗麻黄后入，有汗麻黄蜜炙，自汗桂、芍并用，汗多知、膏可兼。其目的不在发一时之汗，而在保持其体温之调节"能力。当"神衰者附子以壮之……江南湿重，脾运多困，茅、术、半夏宣发中阳，助麻、桂以收达表之效"。此都是顺势疗热之方法，实乃求标本同治之效也。

3. 发热一症，体功反应

祝味菊认为："夫热为一种症象，表热之因，不尽在表；里热之因，未必内生。"这是因为："人有常温，超越常温，便曰发热。发热之来，有所激而然也。"他进一步分析："人有常温，寒暑无变，生理所需要者，名曰平温（平人体温，常在37℃间，高低不过半度而已）；邪之所干，正气抗之，病理所需要者，名曰抗温（伤寒抗温，最佳38℃～39℃间）；抗邪太烈，矫枉过正，生理所难堪，病理所不需者，名曰亢温（伤寒40℃以上，持久不降，自觉难堪者，即为亢温）。平温者，基温也；抗温者，善温也；亢温者，害温也。"这种发热之反应，实乃人体针对病因而产生的不同程度之反应，我们要保护基温，协调抗温，防止亢温。

发热之症，若"刺激之因不去，体温愈激愈高"，或"放温之不足，即无以调节其高热。生之不已，放之不及，势必造成亢温……此皆因早期失治，或治之不得其当也，医者宜有以调之矣"。因此，祝味菊指出，只要"疾病之存在"，人体就会产生"自然疗能"。而医生所要做的，"即知病变之趋势，审度反应之强弱……使其适符自然疗能，则厥疾可瘳"。

"症状乃人体正气抵抗病变之现象"，人体体温之变化可以反映正气之抗邪情况。正是基于此，祝味菊强调，在治疗时，"热而不令其亢，汗而务使有节，保持体力之产生，调整废料之排泄，此所谓合符病理"，"伤寒之用清，中和亢热而维持抗温"。他还就《伤寒论》中太阳病理法方药的机理作了详尽分析："再就太阳病症状及方剂而论之，脉紧、头项强痛、肢疲而痛、恶寒发热等症状皆为正气抵抗病变之现象，而非疾病之本体。盖延髓中之生温中枢受外界邪毒之刺激而兴奋，其结果为体温升腾，此时体温调节中枢救济作用以调节之，其方法即放散异常之体温于体外，故中枢陆续送含有害物质之血液于表层，以期努力放散，此即正气之自然妙机。但同时因汗腺闭结，终不得发汗，使无从输泻之血液迫于筋肉，故头项强痛，肢疲而痛，欲泄而不得泄，故恶寒发热，浅层动脉充血，故脉息浮紧，倘人体无正气向外抵抗，则此等症状从何而生，且亦不得称为太阳病矣。麻黄汤、葛根汤、大青龙汤皆辛温发汗剂，皆所以辅助正气之不足，使猬集于表层之有害物质逐于体外也，设不此之图，于此时而用西医之冰囊及冷水浴等，则未有不殆者，故仲景曰：病在阳者应以汗解之，亦此意也。"

4. 辛以开表，寒热两端

发热是人体针对疾病而产生的自然疗能之反应，比如人体感寒，人体"体功对于邪毒开始其合度之抵抗也"。由于"无形之邪，障碍放温，则生温激进，发为寒热，其发热之动机，欲以酿汗而祛在表之邪也；有形之邪，内激生温，发为寒热，其发热之动机，欲令产生抗体，以消在内之菌毒也"。我们治疗的目的，就是"调节司温之机转，勿令太过、不及，解其无形之邪，调其内激之温"。当患者因"寒邪困束放温"，出现"发热无汗"之时，治应辛热解表，即"法当表散，麻黄、桂枝主之"；当病人"风邪刺激放温，则自汗而热，法当解肌，桂枝、白芍主之"。经过"调和营卫以祛在表之风寒，所以排除放温之障碍也。发汗解肌，虽不能消有形之邪，然诱因既去，体温有调节之机"，发热自然可愈也。因"疾病为正邪格斗之行动，医之任务，协正以祛邪也"，而"营谓生温，卫谓放温，营卫调则风寒之诱因解矣"。

祝味菊对中医风寒表邪及解表的认识值得我们思考，他指出："风寒为气令之变化，可以刺激人体为病，而不能留驻于人体。风也，寒也，名虽有而实无也。夫空气流动，即成为风；低温气候，即是为寒。风寒不伤人，而人自伤之。何以故？邪之所凑，皆其气之虚。夫风寒鼓荡，人尽受之，而未必人尽有伤也。风寒刺激之力，若其强度非人体所能忍受，而超过吾人调节能力之上者，于是乎为病。其病也，仍是人体寻求调整之道，非实有风寒稽留于表也……风寒无形之邪刺激体腔，及其着体，即不复存在，其诱起营卫之不调，乃人体本身调节之表现。"而中医所谓的"解表者，解除表气之困也；表气者，体表之调节机能也"。因此，"解表者，解除其风寒诱起之反应，调整其本身营卫之不和，非有风可祛，有寒可逐也。"

在生理情况下，"人无时不生温，亦无时不放温"。若出现"放温障碍者，表气之困也；放温激进者，表气之亢也"。"放温障碍，发热无汗，麻黄汤主之；放温亢进，发热自汗，桂枝汤主之"。即针对表证,要"怯者温之,亢者凉之"。为什么要分寒热两端呢?因为"同是调整放温之兴奋,而温凉异致者,气之盛怯异也,非诱因之不相等也……吾人治病,但当注视体功对于诱因所引起之反应,其不足者扶之,其太过者抑之"。因此,祝味菊总结得出:"诊治之要,外视表机之开阖,内察正气之盛衰。开之太过,名曰表亢;阖之太过,名曰表闭。"而治疗之要点:"气亢者折之以寒,气盛者和之以凉,气怯者壮之以温,气衰者扶之以热,此治表之准绳也。"

祝味菊从中西医两种角度,深入细致地解释了人体因外感风寒而引起发热的基本规律与机理。强调人体发热是一种机体积极祛除外邪的体功反应与自然疗能,在治疗中应保护人体发热这种现象,透过现象看到发热之本质,积极扶助人体之阳气,而不是不分人体寒热反应,一概苦寒直折其热,造成人体阳气的损伤。他指出:"医之所宗,求真而已,得其真者,无法不宜。故善理虚者,必能治实;能用热者,必能任寒。"并非是因为"虚寒之病,每集于夫子之门,此所以成其偏也"。

(七)伤寒新论

祝味菊作为伤寒学家,一生崇尚仲景学说,学习伤寒、研究伤寒、应用伤寒,并发扬光大《伤寒论》学术思想。但需要注意的是祝味菊所说的伤寒,在这里应有三种意思:一是指西医肠伤寒病;二是借西医肠伤寒病的发病规律,来论述中医外感热病的发病与治疗规律;三是借助伤寒病发病特点与规律,来阐明阴阳辨证,积极匡扶正气,助正达邪的观点,并广泛应用于内伤杂病的治疗。只有清楚这三点,我们才能真正理解及学好祝味菊的伤寒学术思想。

1. 伤寒病因，有机无机

在发病原因上，祝味菊认为："寒温皆非致病之源，明乎邪正消长之理，则治法迎刃而解……夫伤寒之源，非尽伤寒也；化热之症，非尽温病也。"这里所说的伤寒，既有西医的伤寒病，也有中医外感寒邪而引起的发热病。但他认为这些都是表面现象，而其内在实质是正与邪的变化，即人体对病因刺激所产生反应的表现上。他进一步解释道："今夫外感者，客邪之外侵也。《伤寒论》者，治客邪之专书也。言邪者，以其能伤正也。""邪有无机、有机之别：无机之邪……凡不适于人而利于邪机之繁殖者，皆是也；有机之邪，一切细菌原虫……皆是也。""细菌之繁殖，实胚胎于六气……细菌栖息于世，适者生存，必有其生存之条件。气候之不调，于人为不利，于菌为或利或不利……是以菌性与气候相得，则其繁殖之机自然旺盛。菌之产生自有其母体，气候之适于菌性者，足以助长其滋蔓，非气候竟能生之也。"与此同时，是因为"气候与人物固有密切之关系耳。六气有常、有变，常者养人而不为人害，其变而使人受病者，即所谓六淫。淫者，邪也，害于正也。六淫害正，言气候之不适于人，人之所恶，菌之所喜也。"因此，他得出结论："伤寒之成，有形之有机邪为主因，无形之无机邪为诱因，彼二邪者狼狈为奸，每伺入于不察焉。"

那为什么会有人发病，而有人却不发病？这是因为，"无形之邪，感而即病者，非六气之致病，实由体功之失于调节耳"。祝味菊并举出三个人同时受风淋雨，而只有一个人发病的例子来进一步说明："人身对于气候之变更，原有调节之机能……若其调节机能有所障碍，则虽遇六气轻微之变，亦有致病者矣……人日与病因为邻而不病者，以有调节作用，而使邪无可乘之机也。"

人感染伤寒之后，"体多无害之菌，邪不我犯，则亦优容之矣……吾所谓邪者，以其害正也。不害于正者，遂不谓之邪可也"。但"敌之为患，我起而抗之，邪正之势，判然不两立也……邪之为邪，以其害正也。邪与正气，无敌对之行为者，固无害其两立也……夫伤寒之所以能自愈者，以身内产生伤寒抗体也。有伤寒抗体，即有伤寒免疫之力。有伤寒免疫之力，则虽有伤寒之菌，不足以为危害，即使有之，亦仅普通寄生状态而已"。人体针对外来之邪，即"凡百侵害，正必抗之，邪正绝不两立"。而正气与邪气对抗，人体便出现诸多的症状表现。

2. 伤寒五段，阳气为本

人体感染伤寒而发病，虽有诸多症状表现，但其"证候为疾病之表现，初非疾病之本身"。因"一切外感，无论其为何种有机之邪，苟其有激，正气未有不起抵抗者。其抵抗之趋势，不外五种阶段"。祝味菊所提出的伤寒五段过程为："太阳为开始抵抗，少阳为抵抗不济，阳明为抵抗太过，太阴、少阴同为抵抗不足，厥阴为最后之抵抗……一切外感，足以激起正气之抵抗者，皆不出此五种阶段。"

为什么人体感寒之后会出现这五种反应与抵抗过程？这是因为"疾病之存在，体功有自然疗能"。而医工所要做的，就是"观察证候之表现，即知病变之趋势；审度反应之强弱，即知预后之吉凶"。祝味菊倡导五段疗法之目的，"不外顺从自然，调整太过与不及，以助长其抗力而愈病也"。

如何在发病过程中掌握人体的体功反应并采取相应的对

策？祝味菊指出"太阳之为病，正气因受邪激而开始合度之抵抗也"，这是我们所需要顺势帮助的过程；"阳明之为病，元气偾张，机能旺盛，而抵抗太过也"，过则伤正，我们要积极防止过度伤正之过程；"少阳之为病，抗能时断时续，邪机屡进屡退，抵抗之力未能长相继也"，即人体抗力或祛邪能力不足，需要我们积极去协助之抗病过程；"太阴、少阴之为病，正气懦怯，全体或局部之抵抗不足也"，这时我们要全力以赴地匡扶正气、温热助阳，以促进人体自然疗能之加强；"厥阴之为病，正邪相搏，存亡危急之秋，体功最后之反抗也"，我们一定要抓住这个最后的机会，助正达邪，顺势由阴转阳，才有生存之机。

在发病过程中，人体之抵抗能力又决定了疾病的发生变化与转归，如"病人开始即有合度之抵抗者，太阳伤寒也；开始抵抗而抗力未能及时发挥者，太阳少阳也；开始抵抗而抵抗太过者，太阳阳明也；开始抵抗即见窘迫不足之象者，太阳少阴也；病在厥阴，以最后之反抗而转归合度之征象者，厥阴逆转太阳也"。因疾病乃为"正邪格斗之行动，医之任务，协正以祛邪也"。

对于治疗，祝味菊认为："太阳伤寒，正气开始合度之抵抗也。若无阳明抵抗太过之象，便不当用清。"为什么病人虽发热而体内无过度反应之过程，其反对用清热药来治疗？这是因为，"一切清药皆为抑制亢奋之用，设非有余，允宜远避者也。是故同是辛散，偏清则抑正而碍表，若非里气之亢者，不当选用辛凉""太阳伤寒，辛温解表，表解而不伤正；辛凉解表，表解而正气乃伤"。要清楚伤寒五段"为人体抵抗邪毒之表现，其关键在乎元气，而不在于病邪"。伤寒病"菌邪团体之消长，乃人体强弱决定之。夫愈伤寒者，伤寒抗体也。抗体者，整个体力所产生也……抗力旺盛，则邪机衰老；抗力不足，则邪机猖獗。抗力决定愈期，亦决定死生"。

由于中药并非是针对细菌原虫，而是调节人体之机能状态，因此，"良功治病，不能去邪即当安人，治病若无特效之药，即当维护自然疗能"。所分伤寒五段，无非是"欲以明抗力之消长也。利用寒热温凉之药，以调整体力之盛衰……减少损害"。所谓五段，其实就是代表人体抗力消长之符号，"抗力之消长，阳气实主持之。阳气者，抗力之枢纽也。气实则实，气虚则虚。伤寒为战斗行动，故首当重阳，善理阳气则五段疗法思过半矣……五段疗法不外扶抑阳气，四性之药无非调整阳用……病变万端，不外体力之消长。体力之盛衰，因缘药物所造成。此五段之大意也。""其所以克奏平乱祛邪之功者，阳气之力也。夫邪正消长之机，一以阳气盛衰为转归。"

而在伤寒治疗规律上，祝味菊提出："是以太阳伤寒重在和阳，少阳有障重在通阳，阳明太过重在抑阳，少阴不足重在扶阳，厥阴逆转重在潜阳。"他将总的治疗方针总结为："不为医病，即是医人，人之与病，犹形影之不相离也。治病不治人，其失必多；知人不知病，弊亦相等。人病兼治，效捷而功全。"

因"伤寒为正邪格斗之局，犹国之有抗战也。伤寒不足，需要温壮，长期不足，则长期用温"。特别是少阴伤寒，祝味菊坚持"始终用温者，以其始终不足也。若非不足，即非少阴，病在少阴，故始终用温……虚人而染伤寒，首尾不离少阴，则始终不废温法，此祝氏定律也"。祝味菊擅用辛热之药物，来助正扶阳，针对表证，"麻、桂辛热发散，此适合肌表麻痹之兴奋药也"。若"伤寒而正气虚者，宁用附子而不用人参，以附子走而人参守也"。"善护真阳者，即善治伤寒，此要诀也"。

3. 伤寒极期，劫病救变

西医肠伤寒发病之极期，病情处于危重之际，祝味菊指出："伤寒至于极期，病势严重极矣，好转、恶转，所以决胜败于旦夕也。当斯时也，正邪各为其生存而作殊死之战。"时医看到病人出现"神昏谵语，金谓邪入心包，芩、连、牛黄、至宝、神犀，杂投而不效者，张口结舌，低徊怅惘，以为天命也……知其危殆而莫能救……悲其步步近死，而莫之能救"。

针对此种情况，祝味菊不仅能辨识真伪，更是独具慧眼。他发现伤寒极期出现的是"阳困""神衰"之象，透过现象看到了疾病阳衰之本质，积极采用"劫病救变"的思路，应用辛温扶阳之法，使病情转危为安。他分析说："壮热无汗，或汗出不畅，是生温多而放温障碍也，麻、桂所必用……神昏有由于中枢疲劳太甚，抗力之不振，宜有以振奋之，附片所必用。清而下之，抑低其抗力，愈虚其虚矣。谵妄无度，神经虚性兴奋也，宜镇静之，龙、磁所必用，无可清下也……彼舌如龟裂，每多津不上升，脉如釜沸，显见心劳力绌，将温壮之不遑，岂可以亢温为热象，而用清下哉？是伤寒极期，壮热神昏，谵语无度，舌形龟裂，脉如釜沸，不定热盛也。"指出了此时的神昏、舌裂、脉釜乃是阳困、神衰之象，其本质是阳虚。由于阳困、神衰而导致"心力有限，长期奋发，势必难支。伤寒极期，正邪交搏，互争存亡危急之秋也……是以心用衰弱者，预后不良"。在此生死存亡之际，祝味菊强调必用麻桂、附子、龙磁、枣仁、茯神等药辛温开通，兼以镇潜，断不可用时医清表与寒下之法。这正是祝味菊辨治伤寒极期最具见识之处。他所救治的徐伯远、徐五和等著名案例，均系伤寒极期"濒死虚脱"之危证，沪上诸多名医皆主清营凉血开窍论治，祝味菊却力排众议，"一力承揽"，主以大剂姜附、麻桂拯急救危，终获成功。诸医钦佩不已，连章次公先生也赞叹："奉手承教，俯首无辞。"再欣赏二则祝味菊医案：

例案一：某男，20岁，伤寒高热不退，渐至谵语，神志昏迷，名医皆谓热入心包，主以清宫汤合紫雪丹治之，罔效。祝味菊诊视，谓："神已衰矣，不能作热入心包之治法"，遂以温潜法处方：附子、龙齿、磁石、枣仁、茯神、桂枝、白芍、石菖蒲、远志、半夏等药，逐渐治愈。

例案二：樊某，男，伤寒病经月余，肌热复炽，神衰语乱，筋惕肉瞤，腹硬满，脉微欲绝。判为伤寒正虚邪恋，心力衰惫已呈虚脱之象，当属伤寒坏症。姑予潜阳强心：黄附片24g，生龙齿30g，灵磁石60g，酸枣仁45g，朱茯神18g，别直参12g，上安桂3g（研冲），炮姜炭6g，甘枸杞15g，龙眼肉15g。次日，筋惕稍瘥，已得寐，大便行，腹部略软，脉息虚细而略缓。心力稍佳，腑气已行，再予前法损益。

伤寒极期，由于患者处于神昏谵语的濒死危境，不能配合医生检查，无疑给辨别阴阳带来极大困难。祝味菊所总结的"中毒昏聩"和"神衰昏聩"的鉴别要点，"指顾之间即可知其虚实"，堪称一绝。其方法是："大抵中毒昏聩其来也骤，神衰昏聩其来也渐，此其别也……脑之中毒如发电中枢损伤，则灯光熄灭而一片黑暗也；脑神衰弱如发电能量不足，则灯光暗淡而模糊不明也。"具体而言："病人昏沉不语，用种种方法不能求得反应者，中毒也。以指撤其承浆（唇下凹陷处），高呼索其舌，唇张口开而舌自伸者，其神识未泯也；再撤而重索其舌，但口张而舌不伸者，神已衰矣；三索其舌，但口张而舌不伸者，神竭矣。譬如电筒蓄电不足，遽按其钮则有光，再按则光已弱，反复按之则等于无光，此中枢因反复刺激而麻痹更甚也。病人外形昏聩而中枢尚有低微之反应者，故知其为神衰。若是中毒，则浑然了无知觉，如电钮损坏则电灯熄灭，断无半明不灭之象也。以此法证之，虽不中，不远矣。"

祝味菊认为伤寒极期乃生死存亡之际，阳衰能否得以恢复是其关键，因此他极力主张："神经中枢为指挥抗战之首府，神衰者附子以壮之；其为虚性兴奋也，龙、磁以潜之。心脏为血液运输之枢纽，其疲劳而有衰惫之象者，枣、附以强之……形虚气怯，神萎力疲，独任附子振奋细胞、活跃抗力，以奏捍邪之功。此皆苦心揣摩而得也。"这也正是火神派所推崇的危急时刻扶助阳气，阳气的重点在于心肾，水火立极乃是人体生命之根本所在。

4. 伤寒厥阴，阴阳转归

伤寒到了厥阴时期，"正气因御邪而发动斗争"，且"病势危急，濒于死亡之边缘，正气奋发图存……正气为生存目的而作最后之抗抵，此项力量乃体功残余力量之总和，若并此力量而不足，即归于死亡矣……最后之抵抗，乃生命最后之挣扎，非真有致胜力量也"。是什么原因造成厥阴伤寒呢？祝味菊分析有三种："一曰因于药助，二曰因于药误，三曰因于自复。"

此时在临床上会发现，"厥阴伤寒，由阴出阳，死生之争也。病者由昏沉而转为发扬，正是佳征"。这是因为"厥阴者，极阴也。阴极出阳，故能自复"，"厥阴伤寒由抵抗不足而至最后抵抗，其所见之战斗动态，正是元气挽转之兆，即此挽转，死生系之，此盖剥复而能自复也"。此时，"病势虽险，已露生命之曙光，此为利也"。病情变化会有三种情况出现，即"厥阴伤寒逆转太阳者，不药而自愈；逆转阳明者，得凉则安，失凉则危；逆转少阳者，得助则生，失助则死"。在这关键的时刻，"逆而不转者死，既转而治疗不当者亦死"。虽然其去路有五条，但其"生死各半，医疗之道"，就是要积极协助人体之自然疗能，促进其由阴转阳而病向愈。

由阴转阳之多见者是"厥阴伤寒逆转太阳者，正气来复，重入新生之道也。此时一切紧张症状以次平息，体功自为适度之调整，汗出溱溱，熇热渐退，苔垢剥落，神态安静，纳欲初启，思饮粥汤，啜汤而汗自出，通身轻快，病人遂知厌恶药物，一番煊烂复归于平淡，此可勿药而愈也"。这时病人往往会出现太阳病之表现，即《伤寒论》中所指出的"脉浮，发热、头项强痛而恶寒"等症状。祝味菊认为此时可不药而自愈，如果症状表现典型者，顺势解表麻桂之方也是可以应用的。而"若欲治之，只是平淡温和之品，佐以食养疗法，则体力恢复甚速"。

由阴转阳之第二种情况是"厥阴伤寒逆转阳明者，其人体力未伤，因于疲药，郁极而扬……此时而予羚、知、膏，如冷水灌顶，顿地清凉……则病可愈也"。虽然病人"得凉即安者"，也不能见"亢热已和，仍用清凉，则是胜利之后，又逢天灾也，虽不即死"，也会导致病人"真元大伤矣"。临床上见到一些病人，"病后多有骨消形毁，毛瘁发落，瘦怯莫能自支，经年累月，而犹弱不禁风者"，皆是厥阴逆转阳明之后，"处理不当之咎也"。我们一定要引以为戒才是。

由阴转阳之第三种情况是"厥阴伤寒逆转少阳者，病经逆转而宿障未去也"。转出形成少阳病的原因，祝味菊分析认为：

"伤寒逆极发厥，厥后郁血未散则烦乱不解，积垢未下则晡热不休，胸有痰饮，络有凝瘀，皆足妨碍调节。是故热甚而衄，有因血散而瘥者；滞壅成热，有因攻下而愈者；痰阻成痞，服疏利即解；积瘀成痛，因毒溃而消。病之当愈不愈者，余障未除也，障去则愈矣。"从中我们可以看出，厥阴与少阳互为表里，由阴出阳，由里到表，由于厥阴少阳为肝胆主风主火，临床上往往出现诸多兼夹症状，即《伤寒论》所说的口苦、咽干、目眩、默默不欲饮食，或寒热往来，或定时发热等。祝味菊只指出了病机关键，并未给出治疗方药，按照顺势化解的原则，当以小柴胡汤合血府逐瘀汤加减为治，这样才能尽快化解少阳证。

对伤寒之预后，祝味菊认为大概有"厥阴逆转之后，证见阳多者生，反之则死；气逆渐和者生，复之过甚者死。仲景曰：厥阴病热多厥少者生，厥多热少者死；厥回脉徐出者生，脉暴出者死"。

虽然肠伤寒病有自复之可能，但正确的诱导与治疗也非常重要。因为"伤寒患者，本非有余，因于药误，既伤于病，又伤于药，虽得待期而自愈，然正气已戕，形神俱惫，故衰弱不能自复也。苟其人本来已甚衰弱，又复斫伤过度，则不病而卒死矣。吾人常见伤寒病后，元气薄弱，又为客邪所乘，遂致不治者，人咸以为死于客病，不知死于元气之斫伤也"。因此，祝味菊认为当伤寒厥阴之极期，表现出阴极出阳之时，一定要积极协助其由阴转阳过程，防止失治误治，导致病情恶化与加重。祝味菊所论述厥阴病由阴转阳之过程及其所倡导的顺势化解法，正体现了火神派针对疾病由阴化阳之过程的扶阳学术理念，即郑钦安所说的"阳药运行，阴邪化去"之反映。

5. 伤寒成就，影响深远

　　祝味菊的一生都在研用《伤寒论》，不仅著有《伤寒新义》与《伤寒方解》，记载了其精心阅读与思考的体会心得，更有《伤寒质难》一书将其学用伤寒精神与临床发挥结合在一起，成就了其对《伤寒论》的传承与发扬，突出体现了他不仅要"发皇古义"，更要"融汇新知"的学术理念。尽管其书中诸多的西医学术观点并非确切，但这并不影响其学术思想的传播。

　　祝味菊崇尚仲景之学，他认为仲景之学是中医的学术中坚，并提出了其核心是以"正气"为本的学术观点，"吾国医学于治疗上所以能奏伟大之功效者，亦即古圣教人尊崇正气之故耳。仲师《伤寒》《金匮》二书，为来自医家之宝函，其立法处方，无不以正气为重。"因此，他在阐释《伤寒论》时，无论生理、病理，还是理法方药，不仅自始至终贯穿阴阳辨识的学术观点，更是把人体自然疗能之"正气"立为根本。

　　在解释六经之实质时，他把人体在疾病反应过程中的诸多表现，最终都落实阴阳这个点。即外感热病的发病规律，六经即是五段之变化，而五段之变化以人体体质阴阳为核心，阴阳之间又以阳气为主导，突出阳主阴从的学术思想，体现出针对伤寒热病，人体阳气为抗邪先锋，即"阳衰一分，病进一分；正旺一分，则邪却一分"。他主张未病重阴，既病重阳，将此喻为"承平之时，修文为主；荒乱之世，崇武为尚"。由此可见，擅扶阳气乃是其伤寒心法。他针对伤寒五段过程所提出的治疗大法是："太阳伤寒，重在和阳；少阳有障，重在通阳；阳明太过，重在抑阳；少阴不足，重在扶阳；厥阴逆转，重在潜阳。"这些对我们当前治疗外感热病仍然具有很好的启示作用，对于我们学用《伤寒论》也有积极的指导作用。

（八）温病质疑

祝味菊在临床中发现，江南时医在应用温病学说过程中，不思经旨，寒热不分，阴阳不辨，恣用寒凉、阴柔之品，导致诸多感寒发热患者由轻致重、由重致死。对此他痛心疾首，并用临床上的实事，证明那些时医理念上之错误，从而使临床疗效难以提高。可以说，祝味菊从临床实践中以最犀利的眼光，指出了温病学说急需改正的错误之处。

1. 温病发生，体功反应

从前面的介绍中我们得知，祝味菊认为人体之所以发病而产生症状，乃是人体针对外邪而表现出的反应状态而已。正是基于这种认识，他指出："温热病者，病之偏于热也，即病者反应之偏于亢盛也，非实有温热之邪。亢盛之反应，即五段中之阳明也。伤寒可以包括温热，而温热仅占伤寒之一格而已。"即温病之发生，仅为伤寒中阳明病一个类型而已。正如《素问·热论》中所言："今夫热病者，皆伤寒之类也……人之伤于寒也，则为病热。"因此，他认为："伤寒可以包括温病，温病不得包括伤寒。"

温病学说认为温邪乃为致病之原因，祝味菊从根本上否定了这种说法。他认为："寒温皆非致病之源……夫伤寒之源，非尽伤寒也；化热之症，非尽温病也。"人体之所以针对外来刺激而发生寒热之反应，是因"人非冷血动物……以其有常温也。人身体温常在37℃间，以其适合于吾人之生理也"。即人体是热血动物，人体体温要保持在一定的水平，才能维持人体健康活动。当遇外感之寒邪侵袭人体时，"吾人因抗病而需要发热，生理自然也……发热之动机而有当，则益人而疗疾，所谓必要之发热也"。而"人体机能富有感应，反应之强弱，寒热之征兆也"。"是故元气亢盛者为热，机能衰微者为寒"。指出了人体体功强弱之反应是导致寒热的根本原因。人体内出现寒热之差异，与人体元气强弱有关，这就是所谓的"气有余便是火，气不足便是寒"。

因此，祝味菊认为中医所谓的寒邪与热邪，只是从临床用药治疗后的反应推测出来的一种假设。"当时之所谓之伤寒、所谓之温热，都为一种想象之邪。邪者，害正之物也。本无而忽有之，名曰受邪。邪病之用温药而愈者，遂名之曰寒邪；邪病之用凉药而愈者，遂名之曰温邪。其因发汗解肌而愈者，曰邪在于表也；其因清泄攻导而已者，曰邪伏于里也。邪机之推测，乃从药效反溯而得之。"

2. 叶桂治热，补偏救弊

祝味菊认为任何一个古代医家著书立说，"皆有环境色彩"，如"东垣生于戎马仓皇之秋，民多伤于饥饱劳役，故有补中益气之论；丹溪处于渔盐之乡，地多卑湿，民病内热，故有清利滋阴之说；叶氏之著《温热篇》，亦适应当时环境之作也"。

叶天士之所以"好用寒凉，环境使之然也。有清中叶，医者好用人参，习重温补，士大夫以受赐人参为荣，庶人以持赠人参为礼，士多养尊处优，民多安居乐业，浸浸百余年，相习成时风。驯至发散感冒，亦佐以人参，如参苏饮之类，比比皆然。天士出类拔萃，力矫时弊，知感之不宜温补也，创温热之门，以立异于伤寒。其用辛凉，乃为气盛而误补失表之用，所谓时时轻扬法也。彼时之人，气盛者多，疾病之反应，每易趋向太过，故可凉、可清者亦多"。叶天士"力反时尚，独创新法，亦医林之俊杰也"。乃为补偏救弊之举。

祝味菊指出，叶天士通过临床观察发现，病人"误补失表者多，其民体气充实，有感则邪从火化。火化者，人体抗力旺盛、反应敏锐也"。"大凡气盛者，激之则怒；阳旺者，激之则亢。"而《内经》早有"热则寒之。"之训，故叶氏"与凉即安"。叶氏著《外感温热篇》乃"叙述温热病变之历程也……'温热'二字者，言温病之证候，多从火化也，因其适于寒凉，故名曰'温热'"。所以别于适用温药之伤寒，非另有温热之邪也"。

针对叶天士所提倡之卫气营血之说，祝味菊认为："叶氏治温热，其看法，卫之后方言气，营之后方言血。营卫气血，乃代表病机之浅深，如伤寒之有六经也。"而其实质，"不外描写四种病变之历程。所谓病变历程者，疾病演变之过程也。疾病之发展，因人而殊，因药而异。体质强弱有强弱之过程，药石当否有当否之演变。叶著之《温热篇》，非是探求病原之论，实乃应付病变之作也，其所叙之证候，不外各个病变之描写而已；其引用之术语，不过其私人之艺术思想而已，非真有温邪入营、入卫、入气、入血也。""凡是术语，皆不可执着，吾于叶著之《温热篇》综其大要，如是而已。"

3. 误导新起，自圆其说

叶天士著《温热篇》，倡导以寒凉治温病，符合《内经》"热者寒之"之旨。但"后人不识气盛可清之理，恣用寒凉"，不仅已经违背经旨，更是"去真远矣"。

针对叶氏提出的卫气营血之说，祝味菊一方面肯定其有可取之处："知气盛之人，其反应趋向于亢进，故避用温热；知病变之趋势，向表者多吉，故法取轻扬；观察病变之过程，斑疹白痦、厥脱谵妄，何者为顺？何者为逆？示人以预后之吉凶；描写证候之状态，舌苔齿牙、色泽声音，以至津汗便溺，何者当清？何者当温？启发辨证之机栝，既详且明，足为临床之借镜，此其可取之处也。"

同时，也一针见血地指出其弊端，造成误导。一是其"视温热也，以为实有温热之邪也，以为温热之邪于法宜用寒凉也"；二是"在表初用辛凉，到气才可清气，入营犹可透热转气，入血就恐耗血动血，直须凉血散血。其处方虽有前后缓急之法，而赏用清凉，其揆一也"。这与叶氏"主观以为温邪当凉"密切相关，虽发现"吴人阳微之体"，明知其不该用凉，却仍然"应用清凉"之品，"明知阳微过清必死，"也未有好的救治方法。

祝味菊进一步分析叶氏卫气营血之误。

首先，"伤寒内有所激，气盛而表闭者，辛凉解表，则表开气和矣；气不旺者，妄用清凉，则正馁而表气慑矣。表闭是放温障碍，则热更炽矣，热炽则熏灼神经，宜有躁烦不寐之症矣。此误凉失表之咎也"。

其二，"叶氏曰：温邪热变最速，辛凉不解，是渐欲入营也。营分受热，则血液受劫，心神不安，夜甚无寐，撤去气药，参入凉血清热。此一误再误也"。

其三，"表闭里怯，当与辛温，叶氏以为温邪宜凉，岂知不当之凉，将自馁其气。此一误也"。

其四，"凉表则表气不宣，秽毒堵留，生温益亢，热之亢也，意欲冲开痞塞，解表而自舒其困也。不开其表，而反撤去气药，一意于清营，是正欲伸而又抑之也，是不能拯之于涂炭，而反驱之于深渊也"。

为什么叶氏会出现这样的错误呢？祝味菊分析说："叶氏名重一时，临诊甚多，曾见辛凉解表，表解而愈者，亦曾见表开而热不解者，又见表不解而热更炽者，于是口授及门以各种病变之符号，曰营，曰卫，曰气，曰血，列举症状，朗若眉目，此虽有先见之明"，但"难免失真之咎"，由此而误导误传。

祝味菊指出，虽然"叶氏生存时代，甚多可凉之体、可寒之证，然其所述病变，强半为叶氏本人所造成，是以遵其法，则见其症，必有其前后缓急之法，乃有其营卫气血之传，其先见之明，正其谬误之处"。那些先见之明，不是用来治病疗人的，而是用于对付病家，"明日当见何症，当见何舌，见何症当危，见何舌当死"。虽使患者死于误导，却由于能"知机识变，患者至死而不悔；巧言令色，病家心折而无辞"。作为医工，救人之司命者，虽然"心知其变，目送其危，既不能扶顺，又不能挽逆"，那有我们又有什么用呢？

《伤寒质难》一书中记录了多例时医在疾病的传变上"料变如神"，却目送其患者死亡的情况。最典型的莫过于其弟子陈苏生在书后跋中所记录的其姨丈、大表兄、二表兄这三个亲人死亡的过程，都是由当时的名医所治，最后也都是在"卫气营血"的传变中死去。后来无奈才投师于祝味菊门下，终于知道了其亲人致死的真正原因，不是死于病，而是死于医。此外，祝味菊在危急时刻，挽救其亲传弟子徐伯远因卫气营血之误治，力排众议，采取扶阳潜阳开表之法，使其转危为安的事例，都是对滥用温病学误导识治的有力推判。这都是通过他在临床上所得来的经验与体会，并非是凭空批评温病学说的。

4. 药物寒凉，损阳伤正

叶天士之后，"吴鞠通、王孟英辈推波助澜，以为叶氏之《温热》，足以颉颃仲景之《伤寒》，疵谬矛盾，不胜枚举，戴北山已详评之矣。此篇风行一时，深入人心，以盲引盲，贻误滋多。"祝味菊对此进行了深入分析。

为什么时医喜用寒凉？祝味菊指出："时医之好用清药者，尚时也，徇俗也……靡靡之风，举国尽然……轻凉之药，颇亦小安，不见其害，以为有功，名家云然，昧者亦云然。时医投其所好。""只以时风所尚，庸俗所尊，惑于沽名……仍然将错就错。三焦九传，营卫气血，逐证处方，依样葫芦。辛凉起首，至于苦寒，病机愈深，措辞愈严，心知其非，而卒不能改……积重难返，享名愈高，杀人愈多。"

寒凉之品既能治病，又能杀人，关键是其用药恰当与否。"寒凉之药，用以疗人，得其当，则化暴为驯，不得其当，则害人伤正。有抗力，始能产生抗体；抗力不足，又复清之，则愈清愈怯，安见其生抗体耶……一切抗体，皆由人体总力所产生，人体因受邪体攻击，不得不以总力相周旋，若非抵抗太过，而率投寒凉，是分散其总力也，是正欲兴而又抑之也……一切急性热病，服凉药而症状缓和者，乃正气因凉药而缓和，非凉药缓和其疾病也。""寒凉缓正，只可苟安一时……寒凉之药缓和正气、抑制有余也，人之患病岂能始终有余哉？迷于小得，恣投寒凉，均势一失，终必大误。"

对习用寒凉之时弊，这是因为："彼久服寒凉者，如饮鸩蜜，只知其甘，不知其害，亘古以来，死者如麻，茫茫浩劫，良可痛也。"祝味菊一针见血："彼时医处方以轻灵为通俗，以寒凉为平稳，侈言病变，预谋卸过，伪作谦和，以示审慎。用药维轻，用术维精，嘘寒问暖，若有同情。成则居为己功，败则诿诸天命，可以欺妇孺、骇庸俗，乌足以受大命？""古之时，庸医杀人；今之时，庸医不杀人，亦不活人，使其人在不死不活之间，其病日深，而卒至于死。所谓时医者，以不杀人为贤，亦慨乎言之也。"

祝味菊分析寒凉的危害时指出："一切内服之药，莫不假道于胃肠……是故凉药入胃，必先寒中……凡药之作用于全体者，凉则均凉，温则俱温，绝无药效独往一处之理。""寒凉之药，用以制亢，若非有余，害在伤正，未有伤正之药，转能益人者也……寒凉之药，诚有抑遏正气之弊，此寒凉太过之咎也。""凉药镇静，其用绥和；寒药抑制，近乎麻醉……而服寒凉镇抑之剂，以麻痹其抗力。""不当清而妄清之，则急性转为慢性，早期可愈者，转为淹缠之证。""本非有余，因于药误，既伤于病，又伤于药，虽得待期而自愈，然正气已戕，形神俱惫，故衰弱不能自复也。苟其人本来已甚衰弱，又复斫伤过度，则不病而卒死矣。吾人常见伤寒病后，元气薄弱，又为客邪所乘，遂致不治者，人咸以为死于客病，不知死于元气之斫伤也。"

祝味菊并举寒凉伤人致死之案例来进一步说明。其"四家叔之女于归张氏……其小姑病产后伤寒甚重，其兄张仲铭为之诊治，开手清凉，至于发厥。余知其内怯，主送羚羊、附子同用，仲铭以为不然，留羚而去附，数剂厥平热退。余曰：产后体气早虚，伤寒消耗又多，虽见发厥，总是似有余而实不足，一味直折，必戕其元，慎之其有意外之变也。不数日病人忽欲登圊，不觉一下几脱，急足促余往，已无及矣"。

通过这一系列深刻分析，祝味菊告诫后人：天士亦人也，人尽有智也，焉知今人之不昔若也。吾人就该篇而论，允宜明辨其瑕瑜而不可盲从者也。须知一应著述，半是适应环境之作，后之览者，不思揣摩，而惟师古自荣，不亦惛乎？……读古书不知揣摩其精神，而徒拘执其术语，是乃食古不化也……读书而不知揣摩其精神，一味盲从，如戴有色之镜，以为物尽有色也……古人以逻辑目光解释病理，纯为私人之主观，故不可盲从。其著述乃临床之记录，纯为客观之描写，故足资借镜。"

祝味菊在温病学方面的创见与成就，在近百年外感热病学中也有一席之地，受到近世研究者的高度评价与认同。即使用现代的眼光来看，他的思路与方法也有现实指导意义，特别是其反对滥用寒凉、处处注意扶助人体之正气的理念，值得我们很好借鉴。

（九）独特思维

祝味菊先生是一位具有独特思维的中医思想者，他的学术思想与学术风格，与他的人格魅力密切相关，其在沪上行医有"医侠"之称。正如章次公在《伤寒质难·序》中所说："祝先生博问强识，辩才无碍，他那张嘴也是锋利无比，所向辟易。祝先生治起病来心狠手辣，一针见血……我生平非常自负，常常瞧不起人，但一遇到陆、祝两先生，只有奉手承教，俯首无辞。"

1. 锐利的目光

有学者研究认为，一个人的精神气质决定了他的所作所为（包括日常生活中的言行和学术活动中的作为）。祝味菊先生能成为一位杰出的医学家，与他特立独行的精神气质是分不开的。在几千年的中医史上，他也是凤毛麟角般的特立独行者。

特立独行？就是独立思考，自由思想，怀疑一切，不盲从古人，不追逐潮流，不迎合世俗。祝味菊的特立独行表现在很多方面，比如在医疗行为中敢于一力承揽，为病家"具结"来完成治疗任务，这在古代和当时都是极为罕见的，是他高尚的医德和绝对自信的体现，人们因而称他为"医侠"。他之所以能成为一位临床大家，于此肯定不无关系。而作为一位杰出的中医思想者，特立独行更是必须的。

祝味菊一生都在追求真理，他几十年的行医历程就是追求真理的历程。"真理"一词，在《伤寒质难》书中一共出现了61次。他坚信真理只有一个，是非不能并存，医而符合真理，应无中西之分，而中西医汇通只是一种手段。他从追求真理的目的出发，始终坚持独立思考，因而他能客观地对待中、西医，能深入地了解中、西医各自的发展历史，能深刻地领悟中医、西医的优势与不足，能提出革新中医的思路与方法。

祝味菊总是以事实为依据，把理论研究与临床实践密切结合，其最终目标是要扬弃中医一切不合理的玄学因素，从糟粕中把真理游离出来，建立比较合乎逻辑之学说，可以质诸世界学者，可以见赏于世界医林。新的学说不是中医发展的终点，而是"初步研究中医的踏脚石"。她将被纳入科学体系之中，由科学家们进一步深入研究，而西医临床大夫将都会应用这新的学说，将都会应用中药治病。最终，隐藏着的规律会被全面揭示，"明日的医学根本没有中西之分"。

所以，有学者借用陈寅恪的话来评价祝味菊——"先生之著述或有时而不章，先生之学说或有时而可商，惟此独立之精神，自由之思想，历千万祀，与天壤而同久，共三光而永光。"

2. 治人与治病

祝味菊在中西医汇通过程中，最能突出他个性的，莫过于他关于中医"治人"与西医"治病"之学说。他将中医的"治人"理念，具体为通过匡扶人体正气（自然疗能），扶助人体自身抗邪功能来达到愈病之目的，他认为中医的目的在于促进生命过程的自主实现、自由发展与自行和谐；对于西医重在"治病"，他认为在临床中应兼取中西医的精华，"治人"与"治病"都不可偏废。这种理念对于我们现在临床，也有重要的参考价值。

祝味菊认为中医的精髓在于以正气为本，在于"治人"，"以人为本"是所有医学应遵循的第一原则。当面对现代社会病毒与细菌不断出现且飞速变异而使现代医学仓卒之间没有对策之时，或尚无研制出特效药物之时，中医的"治人"模式无疑为我们提供了最佳的治疗途径。如祝味菊所说："医者治病，不能因病原不明而束手不治也，亦不能以特效药之阙而屏不处方也……疾病种类繁多，一病而探出一种病原，一种病原而创制一种特效良药，仅为人类之一种理想……无特效药，而能时时匡扶体力，亦可令正胜邪却，收化逆为顺之功……本体疗法则应用无穷，历万古而不变。"祝味菊正是发挥了中医"治人"之特色，善于匡扶正气、温扶阳气，以不变应万变。

祝味菊的核心理念是以"正气为本"，并赋予"正气"之现代解释。同时认为正气为人身之本，而中医之精髓即在于"以正气为本"，张仲景之《伤寒论》就是以正气为本的典范。他重视人体本身所具有的功能，如自我保护机能、自我调节机能与自然疗能等，认为这些自身功能即为"正气"，并指出仲景六经学说即是正气（自然疗能、体功、抗能等）的不同状况而划分的六种不同症候群，并创用"抗能"学说来解释伤寒六经的"五段"过程。他提出一切外感疾病，正气抗邪的趋势不外五种阶段，六经证候亦不出五段范畴，六经代表了五种人体发病之抵抗过程与程序。而人体在疾病过程中所表现的症状，是人体正气抵抗病变的一种反应，是人体自然疗能的一种体现，而不是疾病之本身，疾病是人体与病因结合的产物。中医治疗之最终目的，就是匡扶人体之正气——即"本体疗法"，充分帮助与促进恢复人体自然疗能。

祝味菊从中医"治人"与西医"治病"之角度，大胆尝试中西医汇通，取得了令人瞩目的成就，这值得我们现代临床借鉴与反思。

3. 阴阳为中心

祝味菊认为阴阳是中医学核心思想，中医阴阳学说是构建中医药学理论的基础，只有"明于阴阳，如惑之解，如醉之醒"（《灵枢·病传》）。因此，在他所有的学说中，都是在用阴阳理论来阐释、说明。

他在论述人体生理与病理变化之时说道："人体既为细胞之合块，生活现象既为细胞势力之总合机转，则吾人之躯体及生活，亦可归纳于物质与势力之原理矣。盖溯其来源，毕竟不外乎阴阳动静之变化云尔……疾病，其身体上物质势力之变化曰病变。疾病与病变之不能相离，一若生活之与躯体、势力之与物质。故研究疾病当溯其来源，探求躯体之阴阳变化，以明生活所以变异之理，而后疾病之本相可得而知矣……疾病之本性，实乃细胞变化，而对于原因之反应机转也。"从人体细胞与功能方面，指出了疾病之本质都是阴阳变化之结果。

他重视阳气的主导作用，但并不否认阴精的功能。指出未病之时，不妨注意补充营养，以培养其阳气；已病之时，则要重点扶助人体之阳气。而大病之后，"疮痍满目，又当注意营养，使疲阳复苏"。他在论述这些问题时，始终都是从阴阳两方面来进行对比说明，针对未病与已病不同阶段，阴阳各有侧重。他提出"阴以平为度"，而"阳以秘为善"。

自《内经》以下，历代医家都从不同角度对阴阳问题从理论与临床方面进行了系统的研究与探索，但都未能把阴阳辨识与临床治疗紧密结合起来，而火神派创始人郑钦安则开创了阴阳辨识与治疗的先河。他认为："医学一途，不难于用药，而难于识症。亦不难于识症，而难于识阴阳。"（《医理真传·自序》)，且"万病总在阴阳之中"（《医法圆通·自序》）。祝味菊深受郑钦安扶阳学术思想影响，可以说，《伤寒质难》将郑钦安阴阳辨识与重视扶阳理念在临床上很好地体现了。有人认为，中医火神派最为经典的著作主要有两部：一部是侧重于理论体系的《郑钦安医学三书》，一部是侧重于临床应用的《伤寒质难》。

（十）学术著作

据调查收集，祝味菊的著述与所发表的文章主要有：

祝味菊在1931年与弟子罗济安编写了《祝氏医学丛书》，其中刊行的有《伤寒新义》《伤寒方解》《病理发挥》《诊断纲要》。

祝味菊在1944年起与弟子陈苏生质疑问难，编成《伤寒质难》6卷，《济世日报———医药卫生专刊》于1947年第2期开始连载,1950 年由上海大众书局将其结集成书刊行。

祝味菊曾经发表的文章:

1. "改进中医程序之商榷":《神州医药学报》1924 年,第 2 卷,第 4 期,"论坛"栏目。

2. "交肠":《神州医药学报》1924 年,第 2 卷,第 4 期,"医话"栏目。

3. "伤寒论注释":《神州医药学报》1924 年,第 2 卷,第 3 期,"医书"栏目开始连载。

4. "读绍君医政统一论的谈话":《医界春秋》1927 年,第 2 卷,第 14 期。

5. "双十节以后应注意的病":《医界春秋》1928 年,第 3 卷,双十节特刊。

6. "中西医学概论":《医界春秋选·第一集》1927 年 8 月"特载",第 219-226 页。

7. "营卫官能之一般病理":《自强医学月刊》1929 年,第 1 期。

8. "病理学讲义":《上海国医学院院刊》1929 年,第 1 期,第 11-14 页。

9. "正气与治疗关系":《上海国医学院院刊》1929 年,第 2 期,第 4-5 页。

10. "国医之危机":《医报》1932 年,第 1 卷,第 1 期。

11. "对中央国医馆整理国医学术标准大纲之意见":《医报》1932 年,第 1 卷,第 4 期。

12. "脉学举隅":《自强医学月刊》第 9、10、18、19 期连载。

13. "就职上海新中国医学院研究院院长的就职宣言、施政纲领":《申报》1936 年 1 月 10 日。

14. 节录：《新中国医学院研究院第一届毕业纪念刊》，1937年1月。

15. "金匮新义之鳞爪"：《医界春秋》1944年，第8卷，第14期。

16. "伤寒质难"：《济世日报·医药卫生专刊》1947年，第1卷，第2期开始连载。

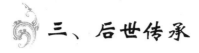 三、后世传承

祝味菊作为近代名医、"火神派沪上领军人物"，在上海颇具影响，拜他为师学习者众多，形成了"祝氏学派"。现就其主要的弟子进行介绍。

（一）陈苏生

1. 生平简介

陈苏生（1909～1999），江苏武进人。从小父母早亡，孤苦零丁随其姨妈生活，不仅生活艰辛，而且体弱多病。16岁拜师于上海名幼科沈仲芳门下，跟师3年，学习中医基本功。后又投师于晚清名医钟符卿门下，继续深造，并积极学习现代医学基本知识，同时开始行医生涯。1943年拜识祝味菊，并列于祝氏门下。1955年，被调往北京，参与中国中医研究院筹建工作，成为该院32位奠基人之一。早期在中医研究院任教，1961年被下放到新疆继续从事临床工作，后因病返回上海，仍然从事临床与带教工作，直至病逝。

2. 跟师缘由

在 1941 年到 1942 年的两年间，陈苏生的姨父、大表兄、二表兄相继患伤寒病，虽遍请当时中西医名家，最终还是不效而死亡。陈苏生伤心至极，也深感负疚。他在《伤寒质难》中记述："短短的一个时期中，我亲历了三次教训，眼看那责大任重的三位当家人，在医生与病魔的合作下，半推半送地一总结束了辉煌的前程……听那两代孤寡的悲恸，真使我局促不安，不知如何是好……从此以后，我对于伤寒的疗法，不自禁地感到空虚彷徨起来。时髦名医不大靠得住，就是连我自己也不敢信任。我对于古典的医学，心里大大地起了动摇，就是对于西医的伤寒疗法也发生了怀疑。我为了要追求真理，只是在书本上钻寻答案，可是中西疗法的联系始终难能吻合无间。我为了访贤求能，着实费了些工夫。"

后来，陈苏生"听得人家说，徐小圃先生治小儿病有特长，其用药有独到之处，我和徐守五同志凭符铁年先生的介绍，前去学习临证。去了几次，终是莫名其底蕴之所在，后来探知小圃先生的用药是受了祝味菊先生的影响。要想彻底了解这一个谜，我就不揣冒昧，单独去拜访这位老先生。在数度长谈之下，听得许多闻所未闻的见解，使我茅塞顿开，不得不拜倒门下"。这是 1943 年的事，陈苏生时年 34 岁，这是他的第三次投师之路。

陈苏生这次拜师，在当时的中医界引起了不小的震动。近代书画家符铁年就曾撰楹联以示祝贺："早为海上悬壶客，今是山阴入室人。"联中注词为："苏生仁兄受学于山阴祝味菊先生之门，先生日与讲论，辄笔记之，动数千言。先生未尝不点首称善，以为凡所启发，悉能领默喻达之于文。常谓门弟子中，无出其右者。师弟之间，相得益彰矣。倾出纸属于楹帖，因撰十四字奉赞。癸未新秋铁年符铸益于脱静庐。"陈家至今仍珍藏这付对联。（见图）

3.学习成就

陈苏生拜祝味菊为师之时，祝味菊已经从事中医临床 40 年，其学术思想已日臻成熟。陈苏生坚持每晚抽出一定时间到老师家中，向老师质疑问难，探求医学之真谛，经常畅谈到深更半夜，并每天记好笔记，名

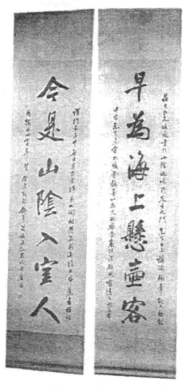

符铁年所书对联

之为"师门问答录"。前后 3 年，将所记笔记仿《内经》问难的体裁，辑成《伤寒质难》一书，创"五段八纲"学说，并得到老师首肯称善。正如他自己所记述："老师说我悟性很好，不惜将他数十年的经验结晶全盘吐露出来。我承受了这份宝贵的理论，一一付诸实践，果然有其兑现价值。因此，我批评地扬弃旧有的作风，毅然决然地踏上了新生的路线。几年来临床应诊，成绩优异，证实了'祝味菊思想'是一个正确的观点。"

《伤寒质难》一书约18万字，共计18篇，从内容来看，除首篇"发凡篇"之外，其余诸篇实际上可分成两大部分：第一部分是对西医伤寒病的中西医理论探讨，包括"客邪区分有机无机、潜伏期、前驱期、进行期、极期、退行及恢复期、伤寒五段大纲"七篇；第二部分是按照《伤寒论》六经为序，具体讨论伤寒各经病症的诊治，包括"太阳篇、附辨温热病、少阳上、少阳下、阳明上、阳明下、少阴上、少阴下、厥阴上、厥阴下"等10篇。（见手稿图照片）

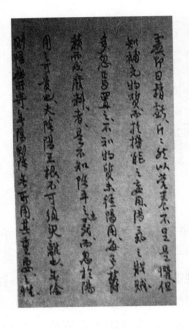

《伤寒质难》手稿1

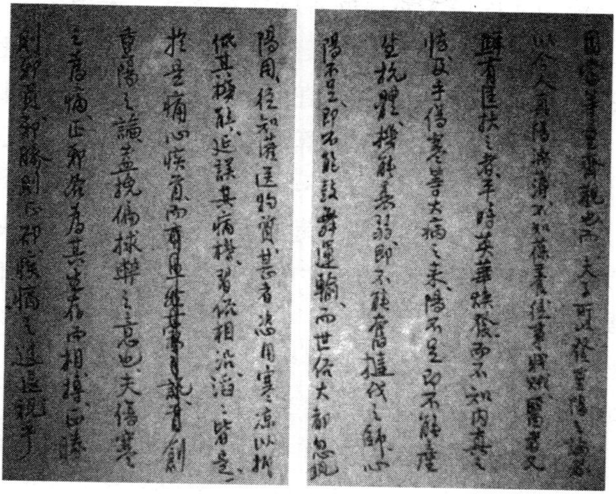

《伤寒质难》手稿 2

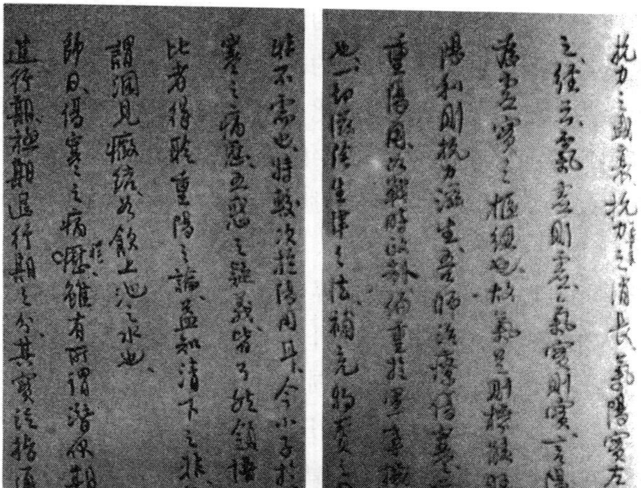

《伤寒质难》手稿 3

该书模仿《内经》君臣问难的体裁形式，采用文言文，文辞雅致，词藻华丽，行文流畅，一气呵成。除有很高的医学价值外，亦有很高的文学欣赏价值。如其文中所说："正邪交搏，胜负未分，相持之局也。彼庙算多者，指挥若定，发必有中，用必有当，无实实、无虚虚，不必延至极期也。病而不幸至于极期，大邪嚣张，气焰逼人，苟师败而不馁，犹可背城借一，多难兴邦，哀师必胜也。倘或主帅慌乱，军无斗心，纵使仓廪充实，野有俊贤，其溃可决也。"此书不仅代表了祝味菊学术思想之最高成就，同时也是研究其学术思想的重要依据。该书学术宗于祝味菊，文采得力于弟子陈苏生之整理，最后该书还经过名医陆渊雷先生之润色。

该书虽名《伤寒质难》，实际上代表了祝味菊对中医外感病的认识水平。其书采用了师徒问难的体裁编写，故书名曰"质难"。此书始自40年代初，完成于1944年，此后又陆续修订，1949年初版，1950年上海书局正式出版发行。

该书出版之后，在中医界引起了很大的震动。如当时的中外名医陆渊雷、章次公、徐相任、周宗琦、兰纳博士等，都为该书作序，以示称赞。陆渊雷先生还专门赠送对联："弘愿欲除一切苦，奇书不数千金方。"（见图照片）称此书为

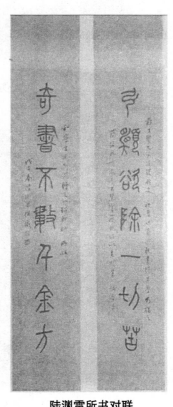

陆渊雷所书对联

"奇书"，认为其价值不亚于唐代孙思邈的《千金方》。可以说，其对祝味菊与弟子陈苏生师徒二人之佳作，达到了推崇备至的程度。当年陆渊雷先生进京参加全国第一届人民代表大会时，特地携此书在与会中西医同道中散发，征求"《质难》之再质难"，在医学界引起强烈反响，均认为此书乃新中国成立后中医界主张中西医结合之早期佳作。

4. 临床发挥

陈苏生在临床实践中，继承了祝味菊的扶阳学术思想，对于附子的临床应用也多有心得，曾撰文有专门探讨附子的功能主治及其用量用法等。同时，他还发挥了其师温阳学术思想，善用温阳四法：

（1）温潜法：是指温阳药与潜镇药同用。本法温阳药用量较少，镇潜药用量偏大，有引火归原、导龙入海的作用。根据"甚者从之"的原则，以温阳药如附、桂、姜、椒之属为主，从其性而伏其所主。用潜镇药如三甲（牡蛎、鳖甲、龟板）、磁石之属为辅，潜其阳而制其虚亢。适用于阳浮于上、上盛下虚之类病症。

（2）温滋法：是指温阳药与滋阴药同用。适用于阳衰而阴亦不足，症见虚烦懊侬、失眠、怔忡、肢节酸楚者。凡阳用不彰而阴质亦亏，可勿论其见症，病机相合，用之咸宜，收效亦佳。

（3）温通法：是指温阳药与通利药同用。临床常用来治疗痰饮诸症。因为痰饮为阴邪，最易伤人阳气，正因阳气不足，所以招致阴邪凝聚。苟患者阳用彰明，何致产生饮症？《金匮》云："病痰饮者，当以温药和之。"此治饮大法，实际上仍然是扶持阳用之法。

（4）温泄法：是指温阳药与解毒泄浊药同用。此常用于阳气衰微，秽浊凝聚诸症。一方面是阳气不足，一方面是阴霾凝滞，故益火温阳药与解毒泄浊药同用，扶正而不助邪，祛邪而不伤正，有相辅相成之功。至于温阳与泄浊孰重孰轻？谁先谁后？当根据病人体质、病邪轻重等标本缓急的原则辨证用药。

陈苏生对于祝师的温潜之药对的应用更是得心应手。如他认为"附磁枣远"具有安抚中枢、潜阳安神之作用。即附子、磁石、枣仁、远志四味同用，对于安抚中枢、调节神经有良好功效。附子通十二经，有强壮兴奋之功。伍磁石之镇静，能抑制虚性兴奋，合枣仁之滋养、远志之安神益智、定心止惊，对长期失眠、形神俱惫之植物神经紊乱，有安抚调节作用；对心动过速、脉来早搏亦颇有效。《本草经集注》尝谓远志能"杀天雄、附子毒"。其所拟潜阳宁神煎，即以此四味为君。为增强药效，或时加柴胡、龙骨、牡蛎、半夏、北秫米、合欢皮、夜交藤。综合成方，集兴奋、强壮、收敛、缓和、滋养诸药为一方，每每起到拮抗协调、相辅相成的作用，无论对失眠还是嗜眠，皆有调治之效。

（二）徐仲才

1. 生平简介

徐仲才（1911～1991），教授、主任医师，上海人。出身于中医世家，1929～1931年肄业于上海南洋医科大学预科二年级，于1935年在沪自设诊所开业行医，同时积极参加中医学术团体活动，1946后被选任上海神州医学会常务理事。新中国成立后，1950年积极筹办上海中医学会和卫生工作者协会，担任副主任委员、组织部长等职务；1952年与名医陆渊雷等共同筹办上海市卫生局直属中医门诊所，并担任副所长；1954年任上海市第十一人民医院副院长，1956年上海中医学院建成后，任教师，卫技等级评定为一等四级。"文革"期间坚持临床门诊，并随龙华医院专题组深入街道与农村防病治病；1960年任龙华医院副院长，"文革"期间停职，1978年恢复龙华医院副院长职务。自1979年起曾先后接受3次肿瘤切除术，术后继续担任副院长职务并仍然坚持临床工作一线。1980年被授于中医学院教授职称，并由卫生部选入上海全国著名老中医医事活动录像并且列专辑保存。1990年秋冬以后，病情日趋恶化，终至不起，于1991年2月1日谢世于龙华医院病房，享年80岁。

2. 跟师缘由

徐仲才拜师于祝味菊门下，这里面有两个原因：一是其遵奉其父（徐小圃，1887～1959）之命。二是，其兄徐伯远（1909～1993，1927年师从祝味菊，为其首位门人）在1928年罹患肠伤寒重症，神志昏迷，病势危殆，诸医会诊，均面露难色，其父徐小圃先生陷入困境，祝味菊力排众议，独当大任，挽救了其弟子的性命。这在《伤寒质难》中记载甚为详细，事情经过是这样的：

期明年，伯远以病告，视之，正伤寒也。与麻桂辛温宣发之方（处方：麻黄6g，桂枝9g，黄附片12g，生龙齿30g，活磁石45g，石决明45g，酸枣仁24g，朱茯神12g，石菖蒲9g，仙半夏12g，生白芍9g，后去麻黄加人参9g），小圃惧其峻，佯言已服。诊数日仍无应手之象，心窃疑之，旦旦临诊而病势日重，百般思维不得其解。一日又往诊视，适小圃外出，余徘徊室内，苦索其药病不应之理，忽见案头置有药方一纸，睨视之，则泻心之类也，于是恍然大悟，遂即引退。比晚小圃来电道歉，因问之曰："案头药方，是伯远所服欤？"曰："是众道友评议之方也。"余曰："此方不妥，阁下其审慎之。"小圃谢曰："今已服矣，尚无不合。"余又曰："慎之，郁极必扬，今宵或有猝变欤。"翌晨竟无消息。午后再往访视，则诸医皆在，济济一堂，僮仆栖遑，客有愁容，西医谭以礼等与焉。小圃神色沮丧，惘然若失，见余至，蹙额而迎曰："伯远昨晚发厥，至今未醒，顷又增搐搦，如之何其可也？"言已唏嘘不止，未几看护出，告小圃曰："顷间予服紫雪丹，数下不得入。"客皆同声嗟叹，小圃悲从中来，亦潸然泪下。余曰："药未入口，如此亦佳。"众咸愕然，少坡走辞，余起送之。小圃曰："兄亦去乎？"余曰："否，吾将少待。"小圃遂携余入一小室，愀然而悲曰："伯远尚有望乎？"余曰："不惧吾药，非无望也。"小圃悚然动容，长揖而谢曰："伯远是吾子，亦阁下之徒也，可以为师而坐视不救乎？虽毒药不敢辞，惟阁下图之。"因为处强心扶阳药，倍增其量而与之。曰："速为配就，吾将督煎也。"煎次，即看护如法顿服。旋进晚膳有顷，余问小圃曰："药已服否，药后动静如何？"答曰："犹未也。顷间众医会商，佥谓用药太峻，安危存乎一线，且缓待之，明晨再议可乎？"余曰："此何时耶，病笃若斯，岂可耽延？"小圃曰："家人怯，不敢服也。"余滋不怿，质之曰："家必有主，君之家主为谁？君固方寸已乱，然吾不能坐视吾徒之枉死于病也。伯远服师药而亡，吾不复言医矣。"

于是（祝味菊）迳命看护灌药，亲视其咽服。初服吐不纳，再服下少许，三服则未吐。余曰："此犹未足，再煎一服。"尽二剂，犹无动静，余恐药力未到，心力先溃，因请于谭医，即予注射强心。谭医辞曰："高热如此，昏聩如此，脉微如此，强心注射，恐非宜也。"余曰："但注小量，愿负全责。"于是召诸看护，告以调护之法，即令肃清病房，摈退杂人，虽其生母亦不留。由是戚党哗然，唧唧私詈曰："何来野郎中，不近人情若斯。"小圃欲备车送余归，余曰："夜已深，今宵不复行矣。"小圃局促不安曰："然则当为备榻。"余曰："且小坐待之。"小圃假寐，余亦假寐。

夜半看护匆匆来速告小圃去，小圃矍然惊愕而起，余固睨及，因亦不语。未几小圃入，见余未醒，则亦默坐。少顷余佯作伸欠，问小圃曰："何如？"小圃捧拳而谢曰："顷伯远已醒，顾看护曰：'吾欲见阿父。'"余趋视之，彼（伯远）哽咽悲诉于吾曰："儿苦甚，许多褴褛无赖，曳我入井，吾虽挣扎，力不胜也，忽来大胖子，力驱群丑，拯我出井，我今遍身疼痛，如受鞭笞云。"余笑曰："何物群丑困人若斯，大胖子者大附子欤，邪机出表安得不痛？"因再予前法出入进服，汗出热减，身痛乃解，三日而神志尽复……于是继续服，七日而热退痛消，调理月余始痊。

事后，徐仲才之父——当时儿科名医徐小圃百感交集，不仅把自己的"儿科专家"招牌拿下，更要拜祝味菊为师，祝味菊执意不从，表示"今后将与兄切磋，相互取长补短"。自此，徐小圃改多年用药寒凉阴柔之风格，成为善用辛热药为特色的儿科大家，且获"徐麻黄"之誉称。与此同时，不仅徐伯远继续跟师祝味菊，而且徐仲才也师从于祝味菊。

3. 学习成就

徐仲才跟祝味菊学习3年（1931～1934），在学习期间

（1932 年），参与校订《祝味菊医学丛书》（即《病理发挥》《诊断提纲》《伤寒新义》《伤寒方解》）1～4 册，深受老师扶阳学术思想的熏陶，故其学习成就之大要，一以扶阳益肾为指归。

扶阳药离不开附子，徐仲才对附子的研究多有独到之处，如他认为附子的作用主要在于温阳。阳气在人体的重要作用毋庸多言。《内经》有云："阳气者，若天与日，失其所，则折寿而不彰。"而一身之阳气之根舍于肾，因此所谓温阳首先在于温补肾阳，当然也包括振奋心阳、脾阳，以及一身之阳。阳气在生理状况下是生命的动力，在病理状况下又是机体抗病的主力。附子温阳祛寒，可以振奋全身各脏器的功能，增加机体的活力和抗病能力。附子是一味温热善走的药物，能自上而下，出表入里，既走气分，又走血分。祝味菊说附子走十二经，而他却认为附子可走十三经，即十二经之外再加督脉。有研究表明，祝味菊应用附子率占总病例数 88%，徐仲才则占总病例数 82%，二人应用附子频率基本一致，并无显著差异。

徐促才认为应用附子的指征是：神疲乏力，体软，面色㿠白而恶寒，四肢清冷，小便清长或夜尿多，大便溏泄，甚至五更泻，唇甲青，舌淡胖、苔白滑润，或舌光不欲饮，或口干不喜饮，脉或细或沉迟。总之，只要抓住虚证寒证的主要特点，就可以用附子，不一定条条俱备。而临床上附子配伍主要有以下七法：

（1）附子配回阳救逆法：当疾病发展到阳气衰微、阴寒内盛阶段，临床见到身寒蜷卧、四肢厥冷、呕吐下利、脉来微细时，非用大剂温热药物以回阳救逆不可，附子就是回阳救逆的主要药物，如常用的四逆汤、参附龙牡汤等都可以选用。

（2）附子合温肺化饮法：临床上风寒外感引动伏饮的病例，

常用温肺化饮法，方取小青龙汤化裁，每每取效。但一些慢性咳喘病人久病气阳不足，怕冷肢凉、脉细者，在温肺化饮的基础上再加附子，以温阳扶正，发中有补，更增强了上述方剂解表蠲饮的功效。

（3）附子合温里固涩法：慢性腹泻一类的疾病，由腹泻日久，正气受伤，脾肾阳虚，下元不固而致。方用附子理中汤或合四神丸、真人养脏汤以温肾暖脾，固肠止泻。重在温阳以振奋身体机能，俾肾气充，脾阳复，则久泻可获痊愈。若见寒热夹杂，则于附子理中汤中加黄连以清其肠。

（4）附子合疏肝理脾法：用附子合入疏肝理脾法中者，取其温阳的功效。在疏肝理脾的方剂中，类如四逆散，其适应症为：一为热厥，一为泄利下重。其他适应证还有肝脾失调所引起的肝肿大、迁延性肝炎、慢性肝炎、慢性胆囊炎，以及胃痛、痛经等慢性疾患，对其中一些病例，取附子合四逆散加味治疗，取得了比单纯用四逆散较为满意的疗效。

（5）附子合清火泄浊法：病有虚实寒热之分，治有温清攻补之别。然虚实互见者有之，寒热错杂者亦有之，病变多端，难拘常法。《金匮》载有泻心汤，内有大黄、黄连、黄芩，以治邪火内炽，迫血妄行之证。《伤寒论》附子泻心汤一方，集寒温补泻于一方之内，既取附子助阳温经，又取三黄泻火泄浊，因而可治多种虚实寒热交错的内伤杂病，体现了中医学异病同治的特点。

（6）附子合养血滋阴、调和营卫法：历来视附子为引经要药，称附子能"引补血药入血分以滋养不足之真阴"。其本意是指附子能益阳以配阴而阴血自生。即附子合养血滋阴之剂，如四物汤等，可奏温养气血之功。若营虚卫弱，长期低热不解，参用桂枝汤（或阳旦汤，即桂枝汤加黄芩），往往取得较好疗效。

（7）附子合养心宁神法：《金匮》甘麦大枣汤药简味甘，原治妇人脏躁，啼笑无常，精神恍惚者。借以治疗男妇老幼之心神不安、失眠、烦躁、眩晕、怔忡诸症，这类患者有属于气血两虚，或心神不宁，或阴虚火旺，但兼有气阳不足者亦不罕见，因而常于甘麦大枣汤中配附子以温阳扶正。若同时见有虚阳上扰，则佐以磁石之类重镇潜阳而收到较为满意的效果。

4. 临床发挥

在学术上，作为徐氏家族、祝氏学派的嫡系传人，徐仲才不仅十分纯正地继承了两家的真谛，而且有机地将二者融会贯通，应用于临床，取得了相辅相成、相得益彰的效果。他能两脉并承，两学并继的传承与发展，更形成了他个人独有的学术思想与风格。

徐氏家族以儿科传承百年以上，徐仲才认为在儿科临床上，阳气的作用更应受到重视。认为阴为体，阳为用。他在家传与师传基础上，反复倡导小儿以阳气为主的论点。因小儿稚阴稚阳，具有生机蓬勃，发育迅速之特点，犹如以旭日初升，草木方萌，蒸蒸日上，欣欣向荣。其扶阳抑阴之说，正以小儿阳气稚弱，外易为六淫所侵，内易为饮食所伤为依据，临证之际，注意扶掖阳气，慎防稚阳剥而不复，生机索然，贻人夭折。

在临床上，徐仲才反复强调温培脾肾之阳气的重要性。他认为脾与肾是相互依赖的，一方面脾之运化有赖于肾阳之温煦，另一方面，肾阳之盛衰又有赖于脾气散精之滋养。所谓扶阳，首先是温补肾命之阳，肾阳与命火，名虽异而治多同。一身之阳根源于肾，当然也包括心阳、脾阳及其他脏腑之阳，其中振奋脾阳也倍受历代儿科医家重视。其扶阳益肾法广泛应用于内儿科病之慢支、哮喘、泄泻、小儿夏季热等病证属于阳虚为主者。

温扶肾阳要见微知著。徐仲才认为，阳虚的主要特点：一是气虚，二是内寒。临证所见，气虚之重者即是阳虚，阳虚之轻者便为气虚。如老年性慢性支气管炎早期或轻型多属气虚肺弱，稍后期或中、重型多属阳虚痰饮聚积为患，尤以老年人阳气日渐衰退，正虚邪盛，咳喘迁延日久，不易根治。因此，积极的防治方法，应该见微知著，即不要等到病情由气虚发展到明显阳虚的阶段，方才注意采用扶阳一法，而在气虚阶段就作未雨绸缪之计，可能更富有成效。为此，他强调指出：在内儿科中，不论外感内伤，凡久病失治或辗转求治者，每多阳气受损，应不失时机地采用扶阳法则，而附子是必用之药，配伍得宜，力峻效宏。

扶阳益肾之要领在于药。徐仲才认为扶阳法则的要领在于培补脾肾之阳，但补脾与补肾不能等量齐观。肾阳为一身阳气之根本，扶阳首先是温补肾阳。温补肾阳药物，如附子、肉桂、仙灵脾、仙茅、补骨脂、菟丝子、胡芦巴、鹿茸、紫河车等，其中附子力大效宏，在诸药中尤具有代表性，确为温肾扶阳首选药物。如能谙附子之性，尽附子之用，则对一切温阳药物，犹如百八轮珠在握，左右逢源，得心应手。

（三）王云峰

王云峰老中医（新中国成立后为上海市普陀区中医医院医生），上海中国医学院第七届毕业，祝味菊亲传弟子，跟随祝师多年。他在自述中说道："余忝列门墙，从游多年，每于疑难杂症在侧侍诊，所知较详。老师久已作古矣，爰将四十年前医案，仅就记忆所及，约略介绍。"1985 年起，他在《辽宁中医杂志》上连续发表了"祝味菊名医类案回忆录"，对传承与宣传发扬光大祝味菊学术思想，起到了积极的推动作用。因为祝味菊过世已经半个多世纪，诸多资料相继介绍较少，这些回忆医案对于学习与认识祝味菊学术思想及临证经验，具有重要的参考价值。

（四）祝氏学派

据《海派中医学术流派精粹·内科流派》中介绍：祝氏内科始创于"民国"初年，创始人为祝味菊。祝氏用药风格与崇尚轻清风格的江南学派迥异，一些温病学派名医当时在其影响下，也转为善用温热法的伤寒学者，一时在上海形成颇具影响力的"祝氏学派"。在诸多医家对伤寒病一筹莫展之时，祝味菊常常能力挽危证。1929 年春，祝味菊以附子、麻黄、桂枝等温热药治愈某名医诊断为"误投辛燥，法在不救"的危笃病人，从此医名大振，并渐渐融入上海的中医界。由于他善用附子一类温热药物，卓然自成一派，洵为近代温热流派（即火神派）佼佼者，因而被称为"祝附子"。由于祝味菊屡救重危起沉疴，医疗影响日益扩大，从而逐渐形成了一个别开生面的医学流派——祝氏学派（祝氏医派、祝氏医学等）。有人分析研究了20 世纪上海地区擅用附子六大家，他们不仅应用附子各具特色，享有盛名，而且存在一定学术渊源关系，其源就是祝味菊。祝氏学派的学术思想至今仍传承不息。

陈苏生是祝味菊的亲传弟子（上面已详细介绍），他的女儿陈明华继承父业，上海中医文献馆陈熠馆长也是其再传弟子。此外，上海中医文献馆中的杨杏林、招萼华等都对祝味菊学术思想进行过研究整理，主编有《祝味菊医案经验集》。

祝味菊的得意弟子徐仲才的传承人也众多。陆鸿元（1925～）教授与徐蓉娟（徐仲才之女，1940～）教授就是其中的代表，他们编著了《徐小圃医案医话集》《徐仲才医案医话集》以发扬光大其师学术思想。他们的研究生沈新兴、贺银华、陈槐等也都对徐仲才的扶阳学术思想进行研究，积极传播祝氏学派。

祝味菊的学术思想在当时颇有影响，得到许多青年医生的青睐。他在上海三家学校授课时，常常是座无虚席，不少学生站着听讲。拜师求教者不计其数。其弟子除了陈苏生、徐伯远、徐仲才外，还有如罗济安、王均仪、胡觉人、康立人、王兆基、王云峰、郑邦达等，其入室弟子有 20 多人，许多人都成为新中国成立后中医界承前启后的栋梁之材。除此之外，与祝味菊生活在同期的医家，有不少都直接或间接地受其温热扶阳学术思想之影响，而成为祝氏学派之传人。与祝味菊交往甚密的诸多同道朋友中，受祝味菊影响者也不在少数，而他们的弟子们也都在传承着祝氏学派的精髓。其中著名者主要有以下几位：

徐小圃，祝味菊的挚友，受祝味菊的影响最大，转变也最为明显。原因是由于其子伯远患肠伤寒几乎不治，后经祝味菊"先生亲调汤药，重用附子，转危为安"（详见前面内容）。徐伯远康复后，徐小圃谓其家属曰："速将我儿科专家的招牌拿下来，我连自己的孩子都看不好，哪里够得上这个儿科专家的资格！我要拜祝兄为师，苦学三年，学成后再开业行医不迟。"意颇坚决，竟亲自登门执弟子礼。祝味菊当时既惊又敬，扶之上座，曰："你我是道中莫逆之交，各有各的长处，也各有片面之见，兄之治学精神，如此令人敬佩，吾将何辞以对？若对我'祝附子'有兴趣的话，今后将与兄切磋，相互取长补短。今如此称颂，则是将置我于何地耶！如蒙垂青，待公令郎成长后学医，

113

吾必厥尽绵薄，誓不负老兄之厚望也。"因此，其哲嗣仲才、伯远均受业于祝味菊先生门下。不仅如此，徐小圃也一改过去之寒凉派转为温阳派而名著当时。

徐小圃经常向祝味菊求教，对祝味菊善用附子的温阳药经验甚为服膺，虚心学习。他常于外感内伤病中应用附子，如遇麻疹并发肺炎致心阳虚者常用麻黄、桂枝、附子宣透温阳之品而取效。其应用附子的指征是：神疲，色㿠，肢清，脉软，舌润，小便清长，大便溏泄不化，但见一、二症，便放手应用。他认为既有所见，自当大胆应用，以求心之所安，"宁曲突徙薪，勿焦头烂额"。并指出："阳虚证端倪既露，变幻最速，若疑惧附子辛热而举棋不定，必待少阴证悉具而后用，往往贻噬脐莫及之悔。"因此，他临床上应用附子的范围较为广泛，且果敢及时，毫无患得患失之心，其前提就是辨证精细，审证明确。他用附子，常与潜阳药磁石、龙骨等配伍，这一经验也得之于祝味菊。在《徐小圃医案医论集》一书中，记录了大量应用附子的医案，不少通常认为不能用或是不敢用附子的病例，他都大胆应用附子而取得奇效，很值得后辈们学习与研究。如其经验方药连附龙磁汤（黄连、熟附子、龙齿、磁石、蛤粉、天花粉、补骨脂、覆盆子、菟丝子、桑螵蛸、白莲须、缩泉丸）专治小儿夏季热症，临床疗效显著。

徐小圃用附子的经验虽得益于祝味菊，但他将其发挥而广泛应用用于儿科，形成自己的特色，因而其弟子与追随者也众多。江西名医杨志一（1905～1966），20世纪30年代客居上海时，其子患湿温重症，经徐小圃先生用附子剂治愈。受此启示，杨志一在临床上亦用附子等温药治疗湿温重症，多有良效。南京中医药大学的江育仁（1916～2003）教授，1938年毕业于上海中国医学院，实习时追随徐小圃先生，对其扶阳学术思想多有研究。浙江中医学院的何任（1921～2012）教授，1940年毕业于上海新中国医学院，曾跟随徐小圃学习。他认为徐师在处方时无论寒热证，每方必有姜、辛、味（五味子）三药，温热药使用相当广泛，已和当时上海轻清之风截然相反，且其门庭若市，日门诊量多则可到200余人。他曾到祝味菊门诊学习，祝氏应用附子的胆识给他留下了深刻的印象。此外，还有其外甥邓嘉成及其弟子朱瑞群（1920～2007）教授、王玉润（1919～1991）教授、顾文华（1917～1989）教授、蔡瑞桐老中医及石丽云老中医等，都受到徐小圃温热扶阳学术思想的影响并传承这一学术体系。

章次公（1902～1959）先生早年就读于上海中医专门学校，毕业后长期行医沪上，是一位杰出的中医临床家、教育家、革新家，对虫类药很有研究，也是一位善用附子之大家。其用附子的学术渊源与他和祝味菊、徐小圃的交往较多有密切关系。他曾在祝味菊《伤寒质难》的序言中赞叹祝氏临床上"心狠手辣"。在《章次公医术经验集》中，共有医案726则，其中运用附子医案有144例，占19.8%；医案分内、妇、儿、外四科共56门，而用附子者涉及四科34门，占59.6%，可见其应用附子之广泛。

朱良春（1917～）老中医，1938年毕业于上海中国医学院，又受业于章次公先生，对附子的应用与研究多有独到之处，在《朱良春用药经验集》一书中，专设附子一节，详尽介绍附子用法与经验，得到众多弟子的传承与运用。

颜德馨（1920-）教授，幼承家学，16岁又考取上海中国医学院，在校期间跟随祝味菊、徐小圃等学习并抄方，他在研究活血化瘀及衡法的同时，对附子温热法也多有研究。他谈到，祝味菊门诊的病人中很多都是一些同行在束手无策后而推荐去的。祝味菊对自己的医术非常自信，在临床上确也经常创造奇迹，救常医所不能救者。颜教授研究发现，祝味菊能够在丁派一统天下的上海大胆使用附子，除了他的辨证思路独特外，还与他使用附子的特殊炮制方法有关。祝味菊一般都使用松花粉炮制的黄附片，而在此之前，上海并无这种炮制方法。黄附片毒性小，往往可用至一两，至于这种炮制方法是否源自四川，尚待考证。在临床中，颜教授吸收祝味菊对正气和温热法的认识，善于运用附子来扭转正邪相持不下之局面，特别是对于一些慢性病，如鼻炎、痹证、久排不下的结石等，用附子后往往疗效确切，但都是中病即止。他的研究生邢斌，追随其研究与应用附子，除在报刊杂志上发表相关研究文章外，还编著了《危证难病倚附子——现代名医运用附子经验荟萃》一书，体现出海派中医研究、祝氏学派传人薪火不断。

此外，中国中医科学院的费开扬（1925-）教授，1944 年毕业于上海中华国医专科学校，他曾在抓药的柜台上，偷偷学习祝味菊方药。他认为祝氏的温潜法常能突破临床上许多难以解决的问题，例如肝阳上亢导致的高血压，羚角钩藤辈往往不能获效，而附子、磁石之配伍运用则常有奇效。

陈耀堂（1897～1980）教授，毕业于上海中医专门学校第四届，跟随丁甘仁先生学习与临证 6 年，成为丁师的得意弟子，1926 年丁师去逝前叮嘱他要努力学习。他听从师命，凡是知道哪位医生有特长者都要去学习，当他听说祝味菊来自四川，应用附子很有特色时，就请友人介绍去参观学习。他看到祝味菊处方用附子大都在 90～100g 之间，有不少经他医久治不效的病人，在祝味菊手中都给看好了，于是，他就虚心求教。祝味菊说："附子虽辛温大热，但走而不守，副作用反不如肉桂多……对阴寒痼冷之症，用量必须要大，便宜渐加，而不能突加。用量越过 30g 时，应先煎 1 小时以上，则量虽大无害。"此后他开始注重对附子的应用与研究，多有体会。如他总结出的附子配伍十三种方法：附子配白术、附子配人参、附子配黄芪、附子配干姜、附子配桂枝、附子配肉桂、附子配当归、附子配熟地黄、附子配麻黄、附子配白薇、附子配石决明和牡蛎、附子配大黄、附子配桔核等。其弟子陈泽霖（儿子）、陈梅芳等也都在传播他的温热扶阳学术思想，特别是陈泽霖在其编著的《名医特色经验精华》一书中所谈到的"水湿积聚之所，便是阳气不到之处"，一语道出了扶阳学术思想之精髓。

祝氏医学"治湿温注重阳气"，善于应用附子的方法也影响到高等中医药院校五版教材《温病学》副主编王乐匋教授，他认为湿温证中，邪留气分，充斥三焦，若素体阳亏，湿邪适逢阴寒之邪助暗中滋蔓，阳气愈被湿困，无以透发，每多病程缠绵。对此他强调："用药宜刚而忌柔……治疗中当用附子扶阳逐湿，使阳得援而振奋，湿浊之邪自然可逐。如蓦然投以清滋苦寒之剂，其热将不可挽回。"可谓真知灼见。而在这方面体会深刻的，莫过于马云翔（1911～2007）主任医师，他 1936 年毕业于上海新中国医学院，在校学习期间，曾随祝味菊临证实习过一段时间，虽消除了对应用附子的畏惧，但在以后的临床中，对能否在湿温病中应用附子仍然举手无措。20 世纪 40 年代初，他自己患了湿温证，请别人尽用淡渗芳化之剂不效后，自己仍用辛燥之品还是无效，最后于藿香、青蒿等芳化剂中加入附子试服，一剂即见明显疗效，中午服药后即昏昏睡去，醒来体温开始下降。后来他将此法应用到病人身上，都收到明显的效果。因此，他称这法为扶阳逐湿法，因为阳被湿困，无以透发，才致病情缠绵，阳得援而振奋，湿浊自然就易被逐走了。他总结出湿热只要发热不烦躁，口渴不欲饮，精神困倦，舌不太燥，脉不太快的（特别是前面两症），都是应用附子的指征，不但退热，疗效可靠，而且毫无不良反应且快而稳定。因此，他认为凡是发热不烦躁，口渴不欲饮或不多饮的病人，都可君以附子。而舌苔腻的程度只作为附子用量多少的标准，凡是具备以上临床特点的，即使舌苔不腻，亦可应用。可见，马云翔治湿温病应用附子的方法，丰富了祝氏学派之学术体系。

有学者在2003～2004年间对祝味菊学术思想——即祝氏学派的调查中发现，受祝味菊学术思想影响者至今仍然大有人在。如上海中医文献馆是上海地区名老中医汇聚之处，馆内八九十岁仍然出诊的老中医不在少数，其中许多人都知道"祝附子"的大名，而且不少都是他的间接传人或研究者。此外，在上海中医药大学、上海龙华医院、绍兴中医院、浙江中医药大学等单位，当提及祝味菊时，大都知道其"祝附子"之雅号，有的还能细述其五段八纲学说和内容。当被问及祝氏学说的应用时，大家的兴趣都在温热扶阳和附子的应用上，可见祝氏学派学术思想影响深远，而更为人们津津乐道者，莫过于温热扶阳药之附子。

广泛而大剂量应用附子者，其开山鼻祖就是"姜附先生"——郑钦安，而祝味菊是在特殊环境下形成的一个分支。因此，《四川省医药卫生志》将祝味菊列入"火神派"人物，是有确切依据的，而火神派扶阳学术思想的推广，对于研究与应用祝味菊学术思想，具有重要的临床意义。

四、医案评析

（一）伤寒

范小君，症状表现：肌热起伏，咳呛，溲涩长，苔白，脉虚数。证属中气虚寒，卫气不达，表邪留恋。治宜温中达表，方用麻黄附子细辛汤加味。药用：

水炙麻黄6g，黄厚附15g，炙细辛1.2g，川桂枝4.5g，陈皮6g，仙半夏12g，淡干姜4.5g，生白术12g，生龙齿30g，活磁石45g，酸枣仁18g。

二诊：咳呛略爽，脉仍虚数。表气较和，再与前方法损益。药用：

蜜炙麻黄3g，炙细辛1.5g，川桂枝6g，黄厚附15g，生龙齿30g，活磁石45g，酸枣仁15g，朱茯神12g，白杏仁9g，生白术6g，淡干姜4.5g，陈枳壳4.5g。

三诊：咳呛减，脉息虚数。证属表当未和，营气不足，再与温中达表。药用：

蜜炙麻黄3g，川桂枝9g，生姜9g，黄厚附15g，生龙齿30g，活磁石60g，酸枣仁12g，朱茯神12g，白杏仁9g，北柴胡 4.5g，仙半夏 12g，白芥子 6g，陈皮 6g。

四诊：肌热渐平，脉息虚略缓，再与前法损益。药用：

蜜炙麻黄 2.4g，川桂枝 4.5g，黄厚附 15g，生龙齿 30g，活磁石 30g，朱茯神 15g，酸枣仁 18g，仙半夏 12g，白杏仁 9g，白芥子 6g，陈枳壳 6g，陈皮 9g，生姜 0.9g。

五诊：肌热平，脉息虚缓。表气和，正虚中湿，再与温调，方用桂枝汤加味。药用：

川桂枝 4.5g，生白芍 9g，生姜 9g，黄厚附 15g，生龙齿 30g，活磁石 30g，朱茯神 12g，酸枣仁 18g，炒茅术 12g，炙百部 6g，仙半夏 12g，白芥子 6g，陈皮 6g。

六诊：因有汗之故，故白芍加重为 12g，余下不变。

七诊：生姜改用为干姜，余下不变。

八诊：咳呛未已，脉息转缓。再与温中开肺，仍用麻黄附子细辛汤加味。药用：

蜜炙麻黄 2.4g，炙细辛 3g，黄厚附 15g，活磁石 30g，酸枣仁 18g，朱茯神 12g，北五味 2.4g，炒白术 12g，淡干姜 6g，炙苏子 6g，生谷芽 12g，陈皮 6g。

九诊：去麻黄 0.6g，加生首乌、生谷芽各 12g。

【评析】该病例患者肌热始终消除很慢，加之咳嗽明显，祝味菊认为是内在体质先虚，之后邪加之于身。从治疗用药上看，其始终都是以麻黄附子细辛汤为主，中间调整也用桂枝汤方，合开表之品及二陈汤加减化裁，但潜阳安神之品始终都在用，说明病人脉虚数乃是心肾阳虚证典型表现。潜阳安神之品，正如其所说："附子扶阳，枣仁强心。"只有人之心肾阳虚证得以改善，体质得到扶阳助正支持，最终才能达到正气足而邪自去目的，这也是祝味菊本体疗法的核心所在，即只有积极帮助人体自然之疗能，才能战胜疾病。

（二）伤食外感

陶小君，症状表现：头痛发热，作呕，苔腻，脉息浮缓。证属风邪外感，食物中阻。治当与和中达表，方用桂附理中汤加减化裁。药用：

川桂枝6g，厚附片12g，生姜12g，炒茅术12g，藿梗9g，蔓荆子9g，川羌活6g，姜半夏15g，炒六曲9g，炒枳壳9g，活磁石30g。

二诊：脘闷便闭，脉息虚缓。表气和，肠胃不清，再与和荣调中法，方用桂枝加附子汤化裁。药用：

川桂枝6g，生白芍9g，生姜9g，厚附片12g，白杏仁12g，姜半夏15g，制川朴4.5g，炒六曲9g，炒谷芽15g，活磁石45g。

三诊：消化不食，脉息细缓。表里俱和，再与建中法，方用建中汤加附子等。药用：

川桂枝6g，生白芍12g，生姜9g，黄厚附12g，活磁石30g，酸枣仁12g，炒茅术12g，朱茯神6g，姜半夏15g，炒六曲6g，炙鸡金9g。

四诊：脉息细缓，胃纳醒。证属中气虚寒，再与扶阳培中，方药黄芪建中汤化裁。药用：

川桂枝6g，生白芍12g，生姜9g，生西芪6g，黄厚附12g，朱茯神15g，活磁石30g，酸枣仁12g，炒茅术12g，姜半夏12g，西砂仁9g。

【评析】本例患者内伤饮食，外感风寒，祝味菊治从中焦入手，方选桂附理中汤去人参，也很似桂枝法入手。从其辨证方法可以看出，祝味菊非常重视舌脉在辨识阴阳中的价值，而从舌脉就可以判断出患者阳虚属性。本例患者伤食外感，以桂枝汤或桂枝法为主要选择，同时由于病人体质虚寒，扶阳之附子是必不可少之品。虽然方中方剂选择有时难以分清，但方向与方法掌握——温扶中焦脾胃之阳气，始终是不变的。后期转为建中汤或建中法，仍然是以扶阳开表之法，加消食导滞之品。

（三）带下

盛小姐，症状表现：带下，脉息濡细。证属阳虚中寒，脾湿下陷，治当与温中理脾，方用附子理中汤化裁。药用：

黄厚附 9g，漂苍术 6g，生白术 9g，炮姜炭 6g，大腹皮 9g，带皮苓 15g，大黄炭 12g，胡芦巴 6g，白鸡冠炭 9g，桑寄生 12g。

二诊：带下瘥，腹泻，脉细迟。再与温中理脾，仍用桂附理中汤化裁。药用：

黄厚附 12g，川桂枝 4.5g，炮姜 6g，生白术 15g，西砂仁 6g，生谷芽 12g，大黄炭 6g，带皮苓 15g，破故纸 12g，益智仁 9g。

【评析】带下属于湿邪为盛，湿为阴邪，非阳不化。治宜扶阳抑阴，方用附子理中汤化裁为正治之法。但方中人参，祝味菊多舍而不用。这是因为，祝味菊认为："正气虚者，宁用附子而不用人参，以附子走而人参守也。"除湿之品，必用利湿化浊之品，而湿浊去有两条道路：一是从小便，二是从大便。方中所加药物无非是增强二便之利湿浊之品。阳虚以脾肾为中心，而益肾收敛之品具有双重作用，加用可提高临床疗效。

（四）下利

邹先生，症状表现：痛下不爽，欲作滞象，脉细濡。证属下虚中寒，腹如寒侵。治当与温通，方用桂附理中汤加大黄化裁。药用：

制川乌 15g，川桂枝 6g，淡干姜 9g，漂苍术 15g，生军 6g，川羌活 6g，大腹皮 12g，广木香 4.5g。

二诊：痛下瘥，脉息细迟，再予前法损益。药用：

制川乌 15g，川桂枝 6g，陈艾绒 4.5g，淡干姜 9g，漂苍术 15g，酒军 3g，生谷芽 15g，广木香 4.5g，大腹皮 3g，仙半夏 12g。

【评析】下利一病，本是"通"之太过之病，祝味菊却屡用"通因通用"（《内经》）之法。这是因为他从病人脉象中判断出阳虚寒滞中焦之证，只有温通以下，才能除去积寒之滞。虽方选桂附理中汤加大黄化裁，但其方中多不用附子而用乌头，因他认为"麻醉心痛则乌头最灵"。这是沿用古人"附子散寒，乌头祛风"之说，换用乌头，止痛效果显著。加温通行气之品，以助药力，特别是大黄一味，开始用生，后用酒制。用生是防止积滞生热，后期滞下热消于无形，改用酒制留其通性而成性温之品。可见方中一味药物炮制的变化，也会影响方剂组合的作用。

（五）淋病

谢先生，症状表现：淋病后尿道压小，会阴胀痛，脉息细紧。证属肾虚失化，治当与温化为治，方用乌头桂枝汤化裁。药用：

制川乌 12g，川桂枝 6g，煨姜 9g，胡芦巴 12g，仙灵脾

12g，黑大豆 30g，金铃子 9g，藿梗 9g，炒橘核 15g。

二诊：昨服前方后痛胀减，脉息转缓，再与前方增损。药
用：

制川乌 15g，川桂枝 9g，煨姜 6g，仙灵脾 12g，黑大豆
30g，金铃子 9g，炒车前子 9g，炒橘核 6g，盐水炒小茴 9g，藿
梗 9g。

【评析】淋病之后，肾阳虚弱，气化不及，郁滞不行，因而
导致尿后不适伴会阴胀痛。治用温化之法，温指扶阳抑阴，助
肾益肾，祝味菊往往是乌桂合用，这样温行作用加强。乌桂先
行，益肾之品要紧紧与之相行，因温行之品的作用后劲来源于
肾阳肾精，因此益肾温润之品乃为其必用。气化不行，滞而不
通，理气入肾之品以助药力。方中有三味药最为重要，一是金
铃子与橘核，此乃入外肾之品；二是黑大豆入内肾之药。这三
味药是专门入肾之品，对于本方起引经助力之作用，不可忽视
而小看之。

（六）滞下

王宝宝，症状表现：滞下已近旬日，肌热未清，腹痛后重，
苔白腻，脉虚细。证属中阳虚弱，表邪不去。治当与温中和表，
方用大黄附子汤化裁。药用：

制川乌 6g，川桂枝 6g，淡干姜 6g，酒军 3g，大腹皮 9g，
广木香 6g，川羌活 3g，漂苍术 12g，莱菔子 6g，白杏仁 6g。

二诊：口干欲热，腹痛后重，脉仍虚细。中阳伤而未复，
再与温中，方用吴萸四逆汤化裁。药用：

淡吴萸 6g，黄厚附 9g，淡干姜 6g，仙半夏 15g，漂苍术
6g，粉葛根 4.5g，护肠血炭 15g，陈皮 6g，生谷芽 15g，广木香

9g，大腹皮 9g。

三诊：滞下腹痛稍瘥，脉息虚细。气阳两衰，再与温中理脾法，方用桂附理中汤化裁。药用：

黄厚附 9g，川桂枝 6g，淡干姜 6g，炒党参 9g，漂苍术 12g，大腹皮 12g，淡苁蓉 6g，仙半夏 12g，带皮苓 15g，巴戟天 12g，生谷芽 15g。

四诊：腹痛瘥，下痢爽，脉息虚缓。再与扶阳理脾法，方用附子理中汤化裁。药用：

黄厚附 15g，淡干姜 6g，炒潞党参 6g，漂苍术 12g，西砂仁 6g，破故纸 9g，巴戟天 9g，淡苁蓉 6g，生谷芽 12g，大腹皮 9g。

五诊：眠食俱安，腹泻未已，脉息虚细。再与前法损益，桂附理中汤化裁。药用：

黄厚附 15g，肉桂 2.4g，淡干姜 6g，炒潞党参 6g，炒白术 12g，西砂仁 6g，仙半夏 9g，破故纸 12g，巴戟天 12g，大腹皮 9g，香谷芽 12g。

【评析】此例乃为小孩患伤食外感，中焦积滞不下。首选方药以大黄附子汤为主方加减化裁，滞通表解后，中焦阳虚证显露无遗。二诊之后，开始选用以理中汤、桂附理中汤为主化裁，加益肾理气之品，如此患儿，附子起手就用 9g，后病重药轻，附子加至 15g，再重加益肾之品而取效。可见，祝味菊雅号"祝附子"名副其实。曾有人怀疑祝味菊非火神派扶阳风格，从其医案中我们就可以领略其应用附子的独到之处，自始至终都是以温扶阳气为主。

（七）下痢

王太太，症状表现：腹痛下痢不爽，脉息濡细。证属寒邪外感，治与温导，方用大黄附子汤化裁。药用：

制川乌15g，川桂枝9g，酒军4.5g，淡干姜9g，漂苍术15g，陈薤白9g，广木香4.5g，带皮槟榔9g，川羌活4.5g，姜半夏15g。

二诊：滞下稍瘥，脉仍濡细，表解热平。再与行滞法，方用大黄附子汤化裁。药用：

制川乌15g，淡干姜12g，玉桔梗9g，漂苍术15g，酒军3g，姜半夏15g，广木香4.5g，川桂枝6g，陈薤白9g，制川朴4.5g。

三诊：滞下瘥，中满泛恶，月事淋漓，脉息虚细。再与温调脾肾，方用附子理中汤化裁。药用：

制川乌15g，漂苍术15g，朱茯神12g，活磁石45g，巴戟天18g，淡干姜12g，大腹皮12g，生谷芽15g，川杜仲15g，姜半夏24g，广木香12g。

【评析】下痢本为通下之过，但便下不爽，其中有滞，脉息提示一派阳虚阴证之表现。治用"通因通用"之法，似选用方以大黄附子汤为主，但治疗疼痛祝味菊喜用川乌，因"痛因不通"，欲通则行，而川乌祛风止痛力胜，故为首选之用。其实，祝味菊治下痢喜用乌桂大黄汤（即川乌、桂枝、酒大黄为必用之品）加理气之品。从中可以看出，其擅用某法而并未固定用某方，但所用药已含某方证之意图，祝味菊的许多组方思路大都如此。

（八）胃痞

谭小姐，症状表现：胃痞，面浮，溲短，脉细迟。证属中寒脾弱，三焦失化。治当温中，方用桂附理中汤化裁。药用：

黄厚附 12g，上安桂 2.4g，淡干姜 6g，炒白术 15g，西砂壳 6g，带皮砂仁 9g，仙灵脾 15g，黄郁金 6g，带皮苓 15g，藿梗 9g。

二诊：溲增，胸痞纳少。脾运未复，与温中理脾，仍与前法损益，方用建中与理中汤加减化裁。药用：

黄厚附 15g，上安桂 3g，淡干姜 3g，生白芍 12g，炒白术 15g，西砂壳 6g，大腹皮 12g，姜半夏 12g，带皮苓 15g，藿梗 6g，生牡蛎 30g。

三诊：溲行较增，浮肿减，纳食增，脉仍细迟。再与扶阳理脾，方用桂附理中汤化裁。药用：

黄厚附 15g，上安桂 3g，淡干姜 6g，生白术 15g，川椒目 9g，仙灵脾 12g，带皮砂仁 18g，带皮苓 9g，藿梗 6g，大腹皮 12g。

【评析】胃痞，中焦虚寒，湿浊不化，气滞不行，治宜桂附理中汤之法，意在温脾胃之阳气。祝味菊温脾胃之阳气，多不用人参之纯补之品，原因是补而易于壅滞中焦，对消除痞证不利。此证从开始到最后都是温中理脾之法，未用参而是多加行气化湿之品，正如火神派名家吴佩衡教授所认为的"寒证宜温宜行"。脾运以阳为用才能升清，胃降同样也是以阳为通才可降浊，故温脾胃自始至终都离不了温阳之要药附子，才能达到脾运阳通之目的，痞证得以消除。

（九）滞下

陈君，症状表现：腹痛滞下，舌黄腻，脉结。证属湿滞于中，凉风外袭。治宜温通，方用大黄附子汤化裁。药用：

制川乌12g，酒军4.5g，炮姜炭9g，漂苍术6g，川羌活4.5g，广木香4.5g，陈薤白9g，大腹皮9g。

二诊：滞下瘥，腹痛，苔白，脉细迟。证属中气虚寒，再与温中理脾，方用桂附理中汤化裁。药用：

黄厚附15g，川桂枝6g，淡干姜9g，炒白术15g，淡吴萸9g，西砂仁9g，广木香4.5g，姜半夏15g，大腹皮12g，陈薤白9g，带皮苓9g。

【评析】滞下一病，类似现代所说之胃肠炎，以腹痛、下坠为主要表现。腑以通为用，现滞下不通，从舌黄腻看似乎有热，可脉结揭示其阳气衰弱之本质。祝味菊其治遵循"腑以通为用"之理，用大黄附子汤化裁，但只师其法而未用其方，用川乌以治痛症，取其温中祛风以治痛。同时，用酒大黄取其通下而舍其寒性，再加温中理气行气之品，以助药力，服药后效果显著。二诊腹痛瘥而脉细迟，显露出寒证本质，再与温中理脾之法，大举应用附、桂、姜、术，辅以温中助行之品，以达治本之目的。

（十）鼻衄

陈先生，症状表现：鼻衄，气促，胸闷，舌苔滑，脉虚缓。证属肝肾不足，下虚寒而上假热。治宜柔肝摄肾为主，方用黑锡丹加味。药用：

生龙齿30g，菟丝饼18g，炮姜炭4.5g，活磁石30g，破故纸 18g，橘红 4.5g，仙半夏 15g，炙苏子 6g，黑锡丹 18g。

二诊：鼻衄止，气促微瘥，脉沉虚。证属肾气不足，摄纳无权。治仍当温热，方仍用黑锡丹加味。药用：

破故纸 18g，朱茯神 18g，仙半夏 15g，灵磁石 30g，炒白术 12g，炙苏子 6g，黑锡丹 15g，覆盆子 12g，炒杜仲 12g，炮姜 4.5g。

【评析】鼻衄属于血证，用温法治者甚少。而祝味菊擅用扶阳之法，特别是喜用温潜之法，这是其活用火神派扶阳法的一种创新。本例患者属上热下寒，这种情况临床上极为常见，祝味菊擅用黑锡丹之法。黑锡丹出自《太平惠民和剂局方》，药物组成：沉香、附子、胡芦巴、阳起石、茴香、破故纸、肉豆蔻、金铃子、木香、肉桂。具有温壮下元，镇纳浮阳之功效。现代临床已不常用，在临床上，祝味菊组方也基本上采用原方中之主要药物，以温真阳之不足，又佐以镇潜之品，以加强原药方之功效。

（十一）疟疾

邓先生，症状表现：间日寒热，中满呕恶，苔白脉细。证属风寒相搏，客于小肠。治当温化，方用柴胡桂枝汤与达原饮化裁。药用：

北柴胡 4.5g，川桂枝 4.5g，草果 3g，制川朴 3g，生姜 9g，藿梗 9g，威灵仙 9g，姜半夏 12g，炒茅术 12g，陈皮 4.5g。

二诊：寒热虽作，较前较轻，纳呆，苔白。少阳寒热不解，再守前法出入，温化和解，方用柴桂汤与达原饮化裁。药用：

北柴胡 6g，川桂枝 4.5g，制川朴 3g，草果 3g，生姜 9g，威灵仙 15g，生牡蛎 24g，炒茅术 12g，仙半夏 15g，带皮苓

15g。

三诊：寒热已减，胸腹已宽，苔白脉紧。少阳枢机渐达，而虚寒仍盛，脾肾阳虚。再与温化，方用柴胡桂枝汤化裁。药用：

北柴胡 4.5g，川桂枝 4.5g，乌附块 9g，生姜 9g，姜半夏 15g，草果 12g，炒茅术 12g，生牡蛎 24g，大腹皮 9g，陈皮 4.5g。

四诊：纳增脉和，正气渐调，体质虚寒，再与温养，方用黄芪建中汤化裁。药用：

乌附块 9g，炒西芪 9g，川桂枝 3g，炒白芍 9g，炒白术 12g，西砂仁 4.5g，姜半夏 12g，生谷芽 15g，朱茯神 12g，陈皮 4.5g。

【评析】疟疾，中医多从少阳证论治，祝味菊也不例外。但有所不同的是，他虽用和解少阳之方药，如小柴胡汤合桂枝汤及达原饮等，但除保留柴胡之外，其他寒性药物几乎全部不用，这与他以人为本，处处注意扶助人体阳气的本体疗法学术思想密切相关。祝味菊认为："少阳之为抵抗不济，言抵抗之力，未能及时既济也。大凡具有抗力，而未能发挥其抗力者，皆谓之少阳……少阳伤寒抵抗不济者，或内有障碍，阻其既济之道；或频为药误，戕其既济之力……抗能时隐时显、若断若续，欲为合度之抵抗，而未能及度，具有奋斗之潜力，而其迹未彰也。"由于人体不能及时呈现抵抗外邪之能力，是因为体内有障碍物阻滞人体之气机——阳气之流通，所以祝味菊治疗少阳证，避免应用寒凉药物以免影响人体抗力之发挥，积极扶助人体之正气、阳气，除去湿浊之邪气，正气足而邪自去，少阳得愈。这种学术思想很值得现代中医临床者参考与借鉴，见热就苦寒直折并非是上策之举。

（十二）痹痛

康小君，症状表现：左偏环跳痹痛，脉息虚缓。证属骨劳初期，体质虚寒，阳气不能温养筋骨。治当温养，方用独活寄生汤化裁。药用：

川独活 3g，桑寄生 12g，土炒当归 6g，生西芪 9g，巴戟天 15g，淫羊藿 9g，川桂枝 4.5g，乌附块 9g。

二诊：骨劳初期，与温养尚安，再守前法为治，独活寄生汤化裁。药用：

独活 3g，炒杜仲 9g，焦续断 9g，土炒当归 3g，生西芪 12g，淫羊藿 9g，巴戟天 4.5g，生龙骨 24g，川桂枝 4.5g，乌附块 9g。

三诊：连进温养，眠食尚安，溲前见泻，脉息沉缓。证虚寒夹杂，仍以前法损益，仍用独活寄生汤化裁。药用：

川独活 3g，土炒当归 6g，生西芪 12g，川牛膝 4.5g，巴戟天 15g，淫羊藿 9g，生苡仁 18g，川桂枝 4.5g，乌附块 9g，生龙齿 24g。

四诊：左腿动作亦进佳，脉转缓和。连进温养，正气渐充，仍守前法为主，方用独活寄生汤化裁。药用：

桑寄生 15g，川杜仲 12g，炒西芪 12g，炒当归 6g，巴戟天 15g，淫羊藿 3g，炮姜 4.5g，乌附块 6g，川桂枝 3g，生龙骨 24g。

【评析】痹证疼痛，独活寄生汤是治疗的经典选方之一。祝味菊的治疗选方思路也仍然遵从古人之方法，但多是师其法而灵活用其方药，此例病案就非常典型。祝味菊在原方的基础之上，除去阴性柔润之品，多加温阳益肾之品，特别是方中桂枝与附子的加入，充分体现出其扶阳益肾之主导思想。方药虽然每诊都略有变化，但其温阳益肾之主旨始终没变，而且是循序渐进，最终病情得以治愈。

（十三）咯血

韦君，症状表现：咯血，苔白，脉弦虚。证属肝肾下虚，阳失潜养，湿痰中阻。治当温潜为主，方用黑锡丹加味。药用：

黑锡丹 18g，补骨脂 15g，菟丝饼 15g，朱茯神 15g，甜三七 3g，仙半夏 15g，带皮苓 18g，白芥子 6g，制川朴 3g。

二诊：咳呛痰中有瘀血，脉息沉微，弦象已瘥。再与前法损益，方用黑锡丹加味。药用：

黑锡丹 15g，覆盆子 12g，菟丝饼 24g，破故纸 18g，炒杜仲 15g，朱茯神 15g，炙百部 4.5g，仙半夏 15g，制川朴 3g，炙苏子 15g。

三诊：瘀血咳嗽已瘥，脉转沉迟。证属脾肾之阳俱虚，再与温养，方用附子理中汤化裁。药用：

乌附块 9g，炮姜 6g，白术 12g，破故纸 18g，巴戟天 18g，炙苏子 6g，朱茯神 15g，橘饼半个，仙半夏 15g，炙百部 4.5g。

四诊：便秘，苔腻，脉息迟而微弦。证属脾肾两虚，湿邪遏阻。再与扶正化湿，方用附子理中汤化裁。药用：

乌附块 9g，炮姜 6g，炒白术 12g，仙半夏 15g，陈皮 4.5g，制川朴 3g，破故纸 15g，巴戟天 15g，炙苏子 6g，朱茯神 15g，白芍 12g。

五诊：胃纳亦增，脉转弦缓。脾肾之阳渐化，再守前法为治，方用附子理中、二陈汤化裁。药用：

乌附块 12g，仙半夏 15g，带皮苓 15g，淫羊藿 12g，菟丝饼 18g，炮姜 9g，生谷芽 15g，巴戟天 18g，炒白术 12g，制川朴 3g。

【评析】咯血一症，其标在肺，其本在肾。肺失宣降，肾失固藏，气机升降异常，故而咯痰带血。祝味菊认为此证属肝肾下虚，阳失潜养。火神派创始人郑钦安认为："气从阳，法天居上；血从阴，法地居下。天包乎地，气统乎血……气过衰，不能统血，阴血上僭外溢，则为阴火……阴火，动静起居，一切无神……阴盛，必用阳药而始能愈。"阴火乃阴邪为盛，必用阳药热药才为正治。祝味菊正是遵从扶阳理念，才大举应用扶阳潜阳益肾之品，辅以化痰理气之药，步步都以扶阳抑阴之治，最终病情得以治愈。

（十四）伤食外感

罗先生，症状表现：身热头痛，中满腹痛，脉息濡迟。证属食物动中，风邪干表。治当温化，方用藿香正气散化裁。药用：

藿苏梗各 9g，大腹皮 9g，炒茅术 12g，制川朴 3g，生姜 9g，带皮苓 15g，川桂枝 4.5g，白杏仁 9g，仙半夏 15g。

二诊：中满腹痛俱瘥，苔腻，脉缓。表解风痧透发，再与温化，方用桂附二陈汤化裁。药用：

川桂枝 4.5g，乌附块 9g，陈皮 4.5g，生姜 9g，仙半夏 15g，带皮苓 18g，炒茅术 12g，制川朴 4.5g，白杏仁 9g，藿梗 6g。

三诊：中满腹痛俱瘥，脉细迟。营卫和，阳虚眠少，治当与温潜，方用附子理中汤化裁。药用：

乌附块 15g，炒白术 12g，炮姜 6g，抱茯神 15g，生龙齿

24g，酸枣仁 15g，陈皮 4.5g，仙半夏 12g，生谷芽 15g，生姜 15g。

【评析】伤食受凉外感，临床上常见之病症，藿香正气散乃为正治之法。祝味菊虽采用其法但却活用其方，这是他的处方用药难以理解之一点。开表之后，温中化痰理气，以进一步调整中焦；后期阳虚显著，扶阳之桂附理中汤加潜阳之品，但多不用人参，这是为了防止人参纯补壅中滞中之弊端。而且，从始至终未用一点阴药，多用温热阳药扶正之品，这与其以人为本、匡扶人体阳气的本体疗法学术思想密切相关。

（十五）感冒

苏先生，症状表现：头昏痰嗽，恶寒，脉浮。证属中寒假盛，寒邪外干。治以温解，方用桂枝二陈汤化裁。药用：

川桂枝 6g，姜半夏 15g，橘红 6g，带皮茯苓 24g，白苏子 9g，炙细辛 15g，白杏仁 9g，制川朴 3g，生姜 9g。

二诊：咳嗽瘥，假痰尤盛。表邪解，再与温化，方用二陈汤加味。药用：

橘红 6g，姜半夏 15g，云茯苓 18g，生姜 9g，白芥子 9g，炒白术 12g，陈枳壳 9g，川楝子 4.5g，远志 3g。

【评析】感冒咳嗽临床上是常见病症，祝味菊喜用温中开表之法，采用桂枝汤开表，二陈汤加味化痰止咳。他认为人体感冒多是风寒外袭，闭塞肺气，只有温开通行之品，才能开表调和营卫，营卫调和则表解；寒邪内伤阳气，湿浊积聚，只有二陈汤加行气化痰之品符合"病痰饮者，当以温药和之"（《金匮要略》）之意，才能取得好的效果。

（十六）滞下

裘老太太，症状表现：滞下腹痛，中满呕恶，里急后重，脉息虚数。证属假蕴于中，凉风外束，营卫遏阻，郁积而成，新病宿痰，互相为害。治当温化，方用平胃散化裁。药用：

漂苍术 12g，橘红 6g，炒乌头 4.5g，仙半夏 18g，姜汁炒川连 0.6g，陈薤白 9g，带皮槟榔 9g。

二诊：腹痛稍瘥，脘闷后重，数脉转缓。积滞未清，饮邪中阻。再与温中，方用藿香正气散化裁。药用：

藿梗 9g，大腹皮 9g，橘红 6g，漂苍术 12g，姜半夏 18g，制川朴 3g，川桂枝 6g，淡干姜 9g，草乌头 4.5g，陈薤白 9g，姜汁炒川连 1.2g。

三诊：痞闷吐酸，口干，滞下瘥而微。证属中焦水邪泛滥，心阳遏阻，脾精不布，表亦不和，方用黄连汤加减。药用：

姜半夏 18g，姜汁炒川连 1.2g，炮姜 9g，西洋参 6g，川桂枝 4.5g，炒白术 12g，带皮槟榔 9g，藿香 6g。

【评析】滞下之病，源自外感与内伤双重作用，正如祝味菊所说"互相为害"。其治开始以平胃散加开表之法，但病重药轻，外感除而内伤滞重不通仍在；再诊选用藿香正气散化裁为治，开表理气药重用，桂枝、乌头并用，以加强温通之力量。中焦积滞不通，郁而化热，方选黄连汤为主方加减化裁，但苦寒之品，祝味菊最忌重用，故其不仅轻用，且往往是中病即止，防止苦寒伤阳，阳气伤而病难愈。祝味菊本体疗法学术思想之精髓，就在于帮助扶助人体之正气，正气就是阳气，而阳气足则邪不治而自退，正符合《内经》"正气存内，邪不可干"之意。

（十七）伤寒

王君，症状表现：伤寒已达二候，自汗气促，鼻煽，舌润无苔，脉息虚缓。证属心肾水虚，真阳泄越。治与摄胃潜阳为主，方用黑锡丹加味。药用：

黑锡丹 15g，乌附块 15g，炮姜 9g，生龙齿 30g，生牡蛎 30g，朱茯神 15g，仙半夏 12g，炒白术 12g，鸡子黄 1 枚。

二诊：自汗气促稍瘥，气衰，脉息仍虚数。真阳已有潜藏之势，治仍以摄阳益肾为主，方用黑锡丹之意。药用：

黑锡丹 15g，乌附块 15g，炮姜 6g，生龙齿 30g，生牡蛎 30g，朱茯神 15g，破故纸 15g，覆盆子 9g，巴戟天 18g，仙半夏 15g。

三诊：连进益阳补肾，脉象缓而敛，吸气亦深。证属肾之摄纳渐复，再与前意出入，仍仿黑锡丹之意。药用：

乌附块 15g，炮姜 9g，生龙齿 30g，灵磁石 30g，朱茯神 15g，破故纸 18g，巴戟天 18g，制川朴 3g，炒白术 12g，仙半夏 15g。

四诊：耳聋眠少，脉缓而虚。证属邪去正虚，肾气不固。再与益肾潜阳为治，方仍仿黑锡丹之意。药用：

乌附块 15g，炮姜 12g，灵磁石 30g，生龙齿 30g，朱茯神 15g，大熟地 18g，破故纸 18g，生谷芽 15g，炒於术 12g，仙半夏 18g。

【评析】西医之肠伤寒病，在 20 世纪中期的上海颇为流行，用中医温病卫气营血之治法，效者少，不效者多。针对这种情况，祝味菊经过实地考察与临床反思，指出了温病派这种治法不仅不能治好病人，反而造成的体能下降而加速病人死亡。祝味菊采用温潜之法，即乌附重用，配合镇潜之品，形成温潜经验方药，治疗之目的主要是扶助人体之正气。他认为："邪正相搏，吾人审察其进退消长之趋势，而予以匡扶之道，此协助自然之疗法也"只要积极扶助人体之阳气，"其所以克奏平乱祛邪之功者，阳气之力也。夫邪正消长之机，一以阳气盛衰为转归。善护真阳者，即善治伤寒，此要诀也"。因而，祝味菊治疗伤寒病，并非是针对病邪，而主要是扶阳助正，协调人体自然疗能，达到正气足而邪自去之目的。其用药规律主要是在心肾上，火神派扶阳心法正是立水火之极，显然祝味菊这种难以理解的学术观点，最终都可以从火神派扶阳理念上找到答案。

（十八）咯血

徐世兄，症状表现：感到身热，咯血盈瓶，时作时止，日轻夜重，苔黑而润，脉虚缓。证属肝肾下虚，虚阳上并。治当潜阳摄肾为主，方用黑锡丹加味。药用：

黑锡丹9g，炮姜6g，生龙齿30g，灵磁石30g，朱茯神18g，覆盆子15g，破故纸18g，仙半夏24g。

二诊：咯血稍瘥，脉亦略敛。下虚阳浮，血溢于上。昨与潜阳摄肾，今再与前法出入为治，方用黑锡丹加味。药用：

黑锡丹6g，乌附块9g，炮姜炭6g，生龙齿30g，生牡蛎30g，朱茯神15g，破故纸18g，菟丝饼18g，仙半夏18g，生三七2.1g。

三诊：咳血时热气上腾，血色少淡，脉转沉细。连进潜阳摄肾，肝肾之阳仍未潜伏。再与柔肝摄肾，兼肃肺气，仍用黑锡丹加味。药用：

黑锡丹9g，炮姜炭6g，生龙齿45g，生牡蛎45g，朱茯神18g，菟丝饼24g，破故纸24g，巴戟天18g，炙苏子6g，仙半夏 18g，炙百部 4.5g，陈皮 3g。

四诊：热渐较平，苔心黑色未尽退，脉转虚缓。证属肝肾虚阳，已有潜藏之势，寒热邪瘀滞，尚未尽降。再与摄阳肃肺为治，方用经验方附姜龙牡方加味。药用：

乌附块 12g，淡干姜 4.5g，生龙齿 45g，生牡蛎 45g，菟丝饼 24g，仙半夏 18g，制百部 4.5g，玉蝴蝶 6g，三七 3g，炙苏子 4.5g。

五诊：咯血止，浊痰犹多，黑苔已化，脉应指。证属中阳渐复，肝肾亦潜。再与昨法为治，方用经验方附姜龙牡方合五子衍宗丸加味。药用：

乌附块 12g，淡干姜 6g，生龙齿 45g，生牡蛎 30g，朱茯神 15g，沙苑子 15g，菟丝饼 24g，覆盆子 12g，破故纸 24g，仙半夏 15g，炙苏子 4.5g。

六诊：咯血止，两日未见，苔化而唇稍红，脉转虚缓。肝肾之阳，犹少潜摄。再与温潜为主，方用经验方附姜龙牡方合二陈汤化裁。药用：

乌附块 15g，淡干姜 6g，生龙齿 45g，灵磁石 45g，橘红 4.5g，仙半夏 15g，甘枸杞 12g，破故纸 24g，菟丝饼 24g，炙苏子 4.5g，炒白薇 3g。

七诊：咯血止三日，复感微寒，咳呛胸痛，脉虚弦。证属肝肾之阳渐潜，再与温潜，兼调肺肾，方用经验方附姜龙牡方加味。药用：

乌附块 15g，炮姜炭 6g，生龙齿 30g，灵磁石 30g，覆盆子 12g，破故纸 18g，炙苏子 4.5g，仙半夏 15g，橘红 4.5g，炙百部 4.5g。

八诊：胃纳亦增，脉息日渐缓和。肝肾潜纳有取，营卫不调。再与柔肝镇肾为治，方用经验方附姜龙牡方加减，药用：

乌附块 15g，淡干姜 4.5g，生龙齿 45g，活磁石 30g，朱茯神 4.5g，破故纸 18g，怀山药 15g，菟丝饼 18g，熟地黄 15g，炙苏子 4.5g，仙半夏 15g。

九诊：面部红色已褪，痰色犹浊，寐食已安。证属肝肾潜藏，肺胃假热未清。治仍宜前意，方用经验方附姜龙牡方加味。药用：

乌附块 9g，淡干姜 3g，生龙骨 30g，生牡蛎 30g，菟丝饼 18g，熟地炭 18g，仙半夏 12g，云茯苓 15g，炙苏子 4.5g，陈皮 3g，炒白术 12g。

【评析】治疗血证，应用温热药物，这是火神派阴阳辨识为阴证前提下的结果，除火神派临床推崇阴阳至理与阴阳辨识之外，鲜有专门研究血证从阴火论治者，祝味菊研究扶阳学术理念数十年，与川蜀人精于郑钦安学术思想密切相关。如本例血证之治疗，自始至终都是以温肾扶阳潜阳之品为主，结合不同时期加味用药，步步为治都在扶阳潜阳益肾上做足了文章。正如祝味菊分析治疗机理时所说："一切血证，无论上下内外，都是血管破裂之故。创口凝结，端赖宁静，清凉缓和，血行濡慢，温药流通，易于冲动是也。血证忌温，此为当然，亦非必然。何以故？气为血帅，气升则血升，气降则血降。出血在上而虚者，温潜而纳之；出血在下而虚者，温提而举之；佐以对证之药，如……牡蛎、诸般炭药、仙鹤草、参三七等，平温而不刺激其创伤之病灶，又何忌之有……《仁斋直指》云：气虚挟寒，血亦错行，所谓阳虚阴必走也。且血用凉，不亦妄乎？"

郑钦安对血证用热药的解释更为详细："夫人身不外气血二字，气为阳，天也，夫也；血为阴，地也，妻也。男正位乎外，女正位乎内，阴阳自然之定理。气血相依而行，气法乎天，血法乎地，流通无滞，均平不偏，何吐血之有乎？至于吐血，乃气机之逆也。阳虚之逆血者，缘由阳气衰弱，不能统血，阴气太旺，势必上僭，渐干清道，以致外越。如今之懦弱丈夫，不能约束其妻也。"祝味菊治血证擅用温潜之药，正是基于上述火神派扶阳理念。

（十九）湿温

沈君，症状表现：肌热未平，咳嗽气逆，苔腻，脉息浮弦。证属湿温已及两候，治当温中达表，方用麻黄附子汤加味。药用：

蜜炙麻黄 3g，厚附片 15g，川桂枝 6g，生姜 9g，活磁石 30g，川羌活 6g，炒苍术 12g，白芥子 9g，仙半夏 12g，大腹皮 12g，陈皮 4.5g。

二诊：肌热稍平，咳呛气逆，脉息略缓。再与潜阳和表为治，方用桂附平胃散加味。药用：

厚附片 18g，川桂枝 6g，活磁石 45g，制川朴 4.5g，炒茅术 15g，生姜 9g，大腹皮 12g，川羌活 6g，白芥子 9g，陈皮 6g，姜半夏 15g。

三诊：肌热平，脉息虚缓。证属营卫不能自和，再与前法损益为治，方用桂附二陈汤加味。药用：

厚附片 24g，川桂枝 6g，活磁石 30g，酸枣仁 18g，陈皮 6g，姜半夏 15g，朱茯神 15g，生姜 9g，炒白术 15g，白芥子 9g，陈枳壳 6g。

【评析】湿温一病，中医温病治法推崇开表清热、化湿利浊，但祝味菊发现这样的治法效者少，不效者多。分析其原因，湿浊之邪是由于阳虚而生湿，湿浊久郁不化，郁而化热，如油裹面，黏滞不爽，甚为缠绵难愈。而温病治法喜用寒凉阴柔之品，因"凉药镇静，其用绥和；寒药抑制，近乎麻醉"。不仅不能治病，反而降低人体之正气，损伤阳气，而"温药有强壮之功，热药具兴奋之效"，扶阳温热之药可增强人体正气之功能，提高人体自然疗能。祝味菊正是依据这样的学术观点，治疗自始至终都以扶阳化痰开表之法，未用一点寒凉之品，病人得以治愈，体现出他以人为本、扶助阳气的本体疗法学术思想，这是其治疗湿温病取效之关键。

（二十）伤寒（肠伤寒）

李宝宝，症状表现：身热两周未解，神识渐昏，汗出齐颈，舌黑而润，脉息虚浮。证属伤寒夹湿，中阳衰惫，卫气不逆。治当温中和表，方用经验方桂附磁石汤加味。药用：

川桂枝 3g，乌附块 6g，灵磁石 16g，朱茯神 12g，白杏仁 9g，大豆卷 9g，仙半夏 9g，生姜 3 片。

二诊：身热渐平，脉亦应指。伤寒太少合病，中气渐复，卫气渐达。予温中和表，再与前法出入，方用桂枝加附子汤加味。药用：

川桂枝 4.5g，生白芍 9g，生姜 3 片，水炙甘草 2.4g，乌附块 6g，灵磁石 18g，大豆卷 9g，炒竹茹 3g，白杏仁 9g。

三诊：身热平，舌仍中黑，不知泛恶，脉虚细。表气虽和，中寒未罢。再与益阳和中为治，方用桂枝汤加附子。药用：

川桂枝 3g，生白芍 9g，淡干姜 3g，乌附块 6g，灵磁石 15g，炒白术 3g，带皮苓 12g，仙半夏 9g，藿梗 3g，陈皮 3g。

四诊：身热起伏，舌黑泛恶，脉虚紧。略受寒侵，营卫复失调节。再与温调营卫，方用麻黄汤与桂枝汤加减。药用：

炙麻黄1.5g，川桂枝3g，白杏仁9g，生白芍9g，生姜9g，乌附块6g，灵磁石15g，远志2.4g，仙半夏9g，陈皮4.5g。

五诊：身热平，头部尚有微热，作恶，苔仍黑腻，脉息渐和。证属中焦遏阻，再与益阳和中，方用经验方姜附龙磁汤加味。药用：

乌附块9g，生姜9g，生龙齿18g，灵磁石18g，白杏仁9g，仙半夏9g，白苏子4.5g，制川朴3g，炒六曲6g，带皮苓12g，远志2.4g。

六诊：唇干溲少，身凉，黑苔渐化，脉静。证属津液未复，仍当温中和胃，方用苓桂术甘汤加附子化裁。药用：

云茯苓12g，川桂枝3g，生白术9g，福泽泻12g，乌附块9g，生龙齿18g，生牡蛎18g，仙半夏9g，焦谷芽12g，陈皮4.5g。

七诊：咳嗽不爽，溲浊苔腻。肺胃未和，再与温调为治，方用桂枝汤与二陈汤化裁。药用：

乌附块9g，生白芍9g，生姜9g，陈皮4.5g，仙半夏9g，云茯苓12g，炙苏子3g，制川朴4.5g，生白术9g，生谷芽12g。

【评析】西医之肠伤寒病属于中医温病的范畴，在当时的上海中医界治疗者多有不效，祝味菊针对不效者，另辟蹊径，从扶阳理念着手，并结合西医之认识，总结出了一整套行之有效的方法，不仅疗效确切，而且往往能起死回生，受到当时众多医界高手的称赞。祝味菊认为："伤寒之肠炎，自然之趋势也，疗病之机转也。发炎是限制病灶之蔓延，是善意之发炎也。若寒凉清肠，适以苏邪之所困，是揠苗助长也。"而只有令人有汗，才能缓解病情。"伤寒始终有汗，长令濡湿，所以导令气机向外也。血行循环，盈此者绌彼。血流趋势向表，则上无血逆之患……下少壅郁之瘀……医之工者，知病之所势，先安未受邪之地，防患未然也。"而应用辛温开表药："夫麻黄开腠理，桂枝行血分，其意有二：一为调节体温，二为排泄毒素……麻、桂促使血液外趋，散温排毒，兼而有之。"所以说，"麻、桂为伤寒之主要药……其目的不在发一时之汗，而在保持其体温之调节……神衰者附子以壮之；其为虚性兴奋也，龙、磁以潜之。心脏为血液运输之枢纽，其疲劳而有衰惫之象者，枣、附以强之……其寒凉太过，肠道凝瘀郁结者，姜、附以温煦其气，腹郁以宣和其壅……脾运多困，茅、术、半夏宣发中阳，助麻、桂以收达表之效；形虚气怯，神萎力疲，独任附子振奋细胞、活跃抗力，以奏捍邪之功。"从上述病例可以看出，祝味菊用药始终都是温开，麻、桂与潜阳药合用，合以化痰祛湿、理气健脾之品，使病得愈。而看上去这些药似乎不治这些病，其原理何在？因为中医治病并非针对病原菌，而是扶助人体正气、阳气，使人体的自然疗能得以加强，所以疾病可愈。正如祝味菊所言："病之可以自愈者，十常六七。"

注：以上（一）至（二十）案均摘自冯伯贤《上海名医医案选粹·祝味菊先生医案》人民卫生出版社，2008.

（二十一）湿阻

朱奶奶，症状表现：头昏，便闭，苔腻，脉沉。证属中湿遏阻，治当温化为治，方用藿香正气散化裁。药用：

藿梗 9g，大腹皮 12g，陈皮 6g，生姜 9g，炒茅术 15g，制川朴 4.5g，仙半夏 24g，白杏仁 12g，栝楼皮 9g，明天麻 9g。

二诊：诸恙稍瘥，中满，苔腻，脉息沉缓。再与温化为主，方用桂附二陈汤加味。药用：

川桂枝 9g，黄厚附 12g，活磁石 30g，生牡蛎 30g，陈皮 6g，姜半夏 18g，带皮苓 18g，生姜 9g，炒苍术 15g，藿梗 15g，大腹皮 12g。

【评析】湿邪为患，弥漫全身，上至头目，下到二便，中焦壅滞，并且缠绵难愈。其难愈之缘由，责之于湿为阴邪，其性黏滞，难以化开利去。祝味菊对此病之治，遵从"病痰饮者，当以温药和之"（《金匮要略》）之意，辛温开表，行气利湿，但最终其治非辛热之桂、附不能化其阴邪之根本，加二陈汤化痰湿之标，方能根除此病。

（二十二）感冒

王某，男，初诊（1939 年 11 月 3 日）症状表现：鼻塞，微呛，苔润，脉息弦细。证属正虚阳浮，风邪外干。治用潜阳和表，方用桂枝加附子汤化裁。药用：

川桂枝 9g，生白芍 9g，生姜 9g，黄附片 12g，灵磁石 45g，石决明 45g，桑寄生 15g，白杏仁 12g，仙半夏 15g，赤苓 15g，竹茹 9g。

二诊（11 月 6 日）：前恙渐瘥，苔腻，脉沉细。证属浮阳较敛，表邪未清。再与前法损益，方用桂枝加附子汤化裁。药用：

川桂枝 9g，生白芍 9g，生姜 9g，黄附片 15g，灵磁石 45g，石决明 45g，白杏仁 12g，仙半夏 24g，竹茹 9g，炒苍术 15g，朱茯神 18g，制川朴 4.5g，牛膝炭 9g。

三诊（11 月 8 日）：鼻塞已除，二便调，睡眠不熟，苔腻，脉虚细。再与前法损益，方用经验方姜附龙磁汤加味。药用：

淡干姜 4.5g，黄附片 15g，生龙齿 30g，灵磁石 45g，朱茯神 18g，酸枣仁 24g，巴戟天 18g，姜半夏 24g，炒苍术 15g，大腹皮 12g，夜交藤 12g，皮砂仁 9g。

【评析】感冒，虽属小病，可病久绵绵难愈而求治中医者也众多。祝味菊认为其多属于阳虚之体质者，易于招致外邪侵入，导致感冒反复发作难愈。特别是江南人，祝味菊认为其"滨海而处，地卑湿重，气升阳浮……真精亏者，虚阳不潜，易于上逆……神衰者附子以壮之；其为虚性兴奋也，龙、磁以潜之。心脏为血液运输之枢纽，其疲劳而有衰惫之象者，枣、附以强之……江南湿重，脾运多困，苓、术、半夏宣发中阳"。开始虽用桂枝汤加味而治，但其开表扶阳不忘扶阳潜阳，防止开表使阳气涣散，伤阳损正。处处注意扶助人体之正气、阳气，这是其本体疗法的核心思想。

（二十三）感冒

王某，住南洋路，初诊（3月29日）症状表现：头胀，鼻塞，苔白，脉弦大而浮。证属心肾不足，风邪外干。治当温潜解表，方用桂枝加附子汤化裁。药用：

川桂枝 9g，生白芍 9g，生姜 9g，黄附片 15g，灵磁石 60g，酸枣仁 24g，朱茯神 15g，白杏仁 12g，仙半夏 15g，竹茹 9g，陈皮 6g。

【评析】本例感冒之治疗与上例多有相同之处，可以互相参照。有一点需要分析的是，祝味菊非常重视舌苔与脉象在辨识阴阳中的价值，这值得我们去学习与思考。如本例患者苔白，证明无热，就是寒，就是阳虚；究竟是否是真正的阳虚证，脉象提供了佐证，弦脉为寒，又主肝；脉大为劳，浮脉既为表证，也有虚阳上越之可能。舌与脉所提供的信息说明，患者系素体阳虚，加之外感风寒，其治不仅要扶阳解表，更要潜阳，以防止阳气扶助后不能潜藏，反而不利于疾病之恢复。

（二十四）感冒

郭少奶，住徐家汇路1213号，初诊（1929年1月15日）症状表现：妊娠，咳呛不已，胸胁引痛，肌酸，苔白，脉沉紧。证属寒邪外干，肺气壅遏。治当辛开解表，方用小青龙汤化裁。药用：

川桂枝3g，蜜炙麻黄4.5g，淡干姜1.5g，炙细辛1.5g，仙半夏12g，北五味1.5g，朱茯神15g，酸枣仁18g，白芥子4.5g，白杏仁9g，生紫菀12g，陈枳壳6g。

二诊（1月15日）：修改用药如下：

川桂枝3g，蜜炙麻黄3g，淡干姜1.5g，炙细辛1.5g，仙半夏12g，北五味1.5g，朱茯神15g，酸枣仁18g，白杏仁9g，生紫菀12g，陈枳壳6g，炙射干4.5g，炒白术15g。

【评析】感冒咳嗽加之妊娠，但病人所反映出的是苔白与脉沉紧，内外一派阴盛阳衰之表现。正如小青龙汤证所说的"咳逆倚息不得卧，小青龙汤主之"及"妇人吐涎沫……小青龙汤主之"（《金匮要略》）。病人虽有孕在身，但有是证，用是药，"有故无殒，亦无殒也"（《内经》）。大举应用小青龙汤加味，外散寒邪，内化痰饮，适当加以潜收之品，防止开表过度以伤正气。

（二十五）感冒

郭太太，初诊（1月15日）症状表现：头痛，咳呛，痰多，苔白，脉息虚细。证属肝肾下虚，肺损有年，新感风邪，肺卫失调。治当潜阳益肾，兼调肺卫。方用桂枝汤化裁。药用：

川桂枝 6g，生白芍 6g，淡干姜 4.5g，灵磁石 45g，生牡蛎 30g，酸枣仁 24g，朱茯神 18g，炙紫菀 12g，炒白术 15g，炙苏子 9g，蒸百部 9g，炙款冬花 9g，橘饼半枚。

二诊（1 月 19 日）：修改处方：

淡干姜 4.5g，灵磁石 45g，生牡蛎 30g，酸枣仁 24g，朱茯神 18g，菟丝饼 12g，破故纸 12g，炙紫菀 12g，炙苏子 9g，蒸百部 9g，炙款冬花 9g，橘饼半枚。

【评析】老人风寒外感，虽然表现出典型的咳嗽、头痛等多种外感症状，但其体质衰弱、阳气不足、肝肾亏损乃是疾病之本质问题。祝味菊虽开始用桂枝汤加味，以开表和营，但化痰潜阳之药亦为必用之品。其一是防止表开正气更伤；其二是潜阳之品有益助正，防止因根基动摇而病情陷入危困之中。二诊开表伤正之品即去之不用，而以益肾潜镇为主，并加益肾固本之药，这才是助正之道。

（二十六）胃肠炎

王女士，初诊（3 月 19 日）症状表现：孕四月余，脘痛，形寒，鼻塞，咽干，苔腻，脉浮缓。证属暴寒外干，胃气壅遏，水谷失化。治当辛温淡化，方用麻黄附子细辛汤合平胃散化裁。药用：

蜜炙麻黄 4.5g，制川乌 12g，苏梗 6g，陈皮 6g，焦白术 12g，制川朴 4.5g，藿梗 9g，大腹皮 12g，白杏仁 9g，仙半夏 15g，炙射干 6g，良姜炭 9g。

二诊（3 月 21 日）：下利，脉转缓。再与前方损益，方用平胃散化裁。药用：

制川乌 12g，苏梗 6g，焦白术 12g，制川朴 4.5g，藿梗 9g，大腹皮 12g，仙半夏 15g，炙射干 6g，良姜炭 9g，郁金 6g，枳实 9g，山楂炭 9g，广木香 4.5g，陈蕹白 12g。

【评析】胃肠炎症状多是因外感涉及到胃肠，实际上是上焦与中焦同时发病的状态。祝味菊治疗此病，开表以麻黄附子细辛汤化裁，去附子改为川乌，因乌头可祛风开表，而附子温里不开表；合用平胃散之意，乃宽中理气，下气泻浊。二诊，表邪已解，下利未愈，遵照"腑以通为用"之理，去开表之品，多加理气行气之药。

（二十七）下利

孙先生，初诊（2月23日）症状表现：腹痛，下利不爽，苔腻，脉细缓。证属寒邪外干，肠胃不和。治当温导，方用经验方大黄附子汤加味。药用：

制草乌 9g，熟军 3g，生军 3g，羌活 9g，白杏仁 12g，漂苍术 15g，山楂炭 9g，姜半夏 18g，广木香 4.5g，水炙甘草 4.5g，生姜 9g。

二诊（2月24日）：腹痛瘥，下利已爽，咽痛，苔化，脉细缓。再与辛温淡化，方用平胃散化裁。药用：

漂苍术 15g，大腹皮 12g，仙半夏 12g，生姜 9g，炙射干 6g，白杏仁 12g，山楂炭 9g，玉桔梗 9g，陈蕹白 9g，广木香 4.5g，炒防风 9g。

【评析】下利一病，虽是肠腑通下太过，但由于邪滞中焦，导致气机不畅，因此出现腹痛、下利、不爽等"不通"症状。祝味菊多用经验方大黄附子汤加减化裁，乌头止痛胜于附子，故多用乌头代替附子，配合大黄达温通止痛、祛腐生新之功用。

同时结合表证与气滞之情况，多加开表与理气宽中之品，用以增强临床疗效。二诊下利瘥而外表证未除，又加开表化痰祛风之品，以祛在表之邪，使病得以痊愈。

（二十八）胃肠炎

陈女士，初诊（1939年7月1日）症状表现：恶寒发热，汗出不彻，腹满，下利，苔白腻，脉沉紧。证属凉风犯表，生冷伤中，营卫不和，脾失运化。治当与辛温淡化，方用桂附理中汤化裁。药用：

川桂枝6g，黄附片15g，灵磁石30g，淡干姜9g，漂苍术15g，川羌活9g，粉葛根9g，广木香3g，带皮苓18g，姜半夏15g，大腹皮12g，陈薤白9g，炒泽泻9g。

二诊（7月4日）：肌热平，下利亦瘥，汗出，肢麻，苔腻，脉息细缓。再予温潜淡化，方用桂附理中汤化裁。药用：

上安桂4.5g，黄附片18g，淡干姜6g，炒茅术15g，灵磁石30g，生牡蛎30g，朱茯神18g，酸枣仁24g，带皮苓18g，姜半夏15g，大腹皮12g，仙灵脾12g，西砂仁9g。

【评析】从舌苔白腻、脉沉紧可知，本例患者的本质为阳虚而生寒湿之证。祝味菊遵从《内经》"寒者热之"之意，结合病人目前情况，用桂附理中汤化裁以治本，同时仿平胃散之意加用开表化湿之药，服后疗效显著。二诊继续以扶阳益肾之品为主，并合用潜阳之品，以助阳气扶后之敛藏之性，使患者阳虚体质得以改善，防止病情出现反复，达到巩固疗效之目的。

（二十九）胃肠炎

荣先生，住平江里52号。症状表现：肌热旬日，疹痦俱见，神乏，下利，苔白，脉浮缓。证属阳虚中寒，湿邪内蕴，寒风外干，营卫不和，中阳失化。治当与辛温淡化，方用葛根汤化裁。药用：

粉葛根 6g，蜜炙麻黄 4.5g，川桂枝 6g，生姜 12g，黄附片 18g，灵磁石 45g，姜半夏 15g，云茯神 18g，藿香 9g，炒苍术 15g，带皮砂仁 9g，炒泽泻 9g。

二诊：下利不化，肌热如故，苔白，脉浮缓。证属中阳下陷，营卫不调。再与前法损益，方用桂附理中汤化裁。药用：

川桂枝 9g，黄附片 18g，炮姜 9g，炒苍术 15g，灵磁石 45g，酸枣仁 24g，云茯神 18g，蜜炙麻黄 4.5g，粉葛根 9g，赤石脂 30g，大腹皮 12g，益智仁 9g，带皮砂仁 9g。

三诊：下利止，肌热起伏，白痦四肢俱见，苔腻，脉息转缓。证属中阳渐化，营卫未调。再与前法损益，方用桂附理中汤化裁。药用：

川桂枝 6g，黄附片 24g，干姜 6g，炒苍术 15g，灵磁石 45g，紫石英 30g，酸枣仁 24g，川羌活 6g，粉葛根 6g，云茯神 18g，赤石脂 30g，大腹皮 12g，带皮砂仁 9g，姜半夏 18g。

四诊：肌热平，二便亦调，苔白，脉虚缓。营卫和，中阳不足，湿邪尚盛，再与温潜淡化，方用桂附理中汤化裁。药用：

川桂木 6g，黄附片 24g，炒苍术 15g，淡干姜 6g，灵磁石 45g，酸枣仁 24g，云茯神 18g，大腹皮 12g，姜半夏 18g，带皮砂仁 9g，藿梗 9g，仙灵脾 12g，陈皮 6g。

【评析】此例病人，祝味菊处方用药始终都在扶阳潜阳、开表化湿上做足了文章，方用桂附理中汤化裁，但并未用过参类药。祝味菊认为扶阳助阳，尽量不用人参类壅补之药，因为参类补益易助湿，不利于温阳化湿药开通。故其处方用药自始至终都以扶阳潜阳之法，配以开表化湿、行气健脾之品，守方守法，不为病人的外象所迷惑，坚持扶助心肾之阳气，使人体自然疗能之功能加强，正气足而邪自去。正如祝味菊所说："是知疾病之要素，不全在外来病原之刺激，而在于人身缺乏应付之能力。须知一切病邪及其既入人体，即为人体抗力所支配，病原仅为刺激之诱因，病变之顺逆、预后、吉凶，体力实左右之……而能时时匡扶体力，亦可令正胜邪却，收化逆为顺之功。"应用扶阳温热之品就是这种学术思想的具体实现，而桂附理中汤就是扶阳汤温阳的代表者。

（三十）伤寒（肠伤寒）

密夫人，住九江路 75 号。初诊（1930 年 12 月 25 日）症状表现：肌热三日起伏，无汗，头胀，肌酸，胸闷，苔腻，脉息浮弦。证属湿蕴于中，寒风干表，营卫失调，三焦不化。治当温潜辛化，方用麻黄附子细辛汤化裁。药用：

水炙麻黄 4.5g，川桂枝 9g，黄厚附片 15g，灵磁石 45g，生姜 9g，藿梗 9g，生茅术 15g，黄郁金 9g，姜半夏 15g，大腹皮 12g，桑枝 15g。

二诊（12 月 27 日）：肌热平，纳呆，苔化，脉息虚缓。表和，中阳不足，阴阳失交。再与潜阳和中，方用桂枝加附子汤化裁。药用：

川桂枝 9g，生白芍 9g，生姜 9g，黄厚附片 15g，灵磁石 45g，酸枣仁 18g，生牡蛎 30g，云茯神 15g，炒茅术 15g，姜半夏 15g，生谷芽 15g，藿梗 9g，陈皮 6g。

三诊（12 月 29 日）：便秘，溲少，寐不安，自汗，苔腻，脉虚缓。证属脾胃未和，虚阳上浮。再与潜阳和营，方用桂枝汤加味。药用：

川桂枝 6g，生白芍 12g，生姜 9g，灵磁石 45g，紫石英 30g，酸枣仁 18g，云茯神 15g，白杏仁 12g，炒茅术 15g，姜半夏 15g，大腹皮 12g，炒麦芽 15g，陈皮 9g。

四诊（12 月 31 日）：寒热间日时作，苔黑润，脉细缓。证属阳虚中寒，三焦失化，营卫犹未能调节。再与温潜辛化，方用柴胡桂枝干姜汤化裁。药用：

北柴胡 9g，川桂枝 9g，淡干姜 6g，草果壳 6g，生牡蛎 30g，灵磁石 45g，姜半夏 15g，大腹皮 12g，炒茅术 15g，酒炒当归 9g，藿梗 9g，陈皮 6g，桑寄生 12g。

五诊（1931 年 1 月 2 日）：肌热平，胃纳亦醒，黑苔已化，脉息虚细而缓。证属营卫已调，中阳渐化，正气未复。再与温潜养心脾为主，方用桂枝汤与归脾汤化裁。药用：

川桂枝 9g，酒炒白芍 9g，淡干姜 6g，灵磁石 45g，酒炒当归 9g，云茯神 18g，酸枣仁 24g，炒茅术 12g，姜半夏 18g，大腹皮 12g，桑寄生 15g，生谷芽 15g，西砂壳 9g。

六诊（1 月 4 日）：纳醒，力乏，自汗，苔化，脉虚缓。证属中气未复，气血不足。再与温养心脾，佐以和营之品。方用桂枝汤合归脾汤化裁。药用：

川桂枝 6g，生白芍 15g，淡干姜 6g，黄厚附片 15g，生西芪 9g，云茯神 15g，酸枣仁 24g，炒茅术 15g，火麻仁 15g，大腹皮 12g，巴戟天 15g，炒谷芽 15g，西砂壳 9g。

七诊（1 月 7 日）：胃纳醒，大便行，自汗已差，脉虚缓。证属气虚中寒，心肾不足。再与温养三阴为主，方用归脾汤化裁。药用：

生西芪 12g，炒茅术 15g，酸枣仁 18g，仙灵脾 12g，制首乌 15g，黄厚附片 15g，灵磁石 30g，炒麦芽 15g，淡干姜 6g，陈皮 9g，姜半夏 15g，巴戟天 18g，云茯神 15g。

八诊（1 月 10 日）：眠食俱安，二便亦调，神乏体倦，脉息虚缓。正气未复，中阳不足。再与温养为主，方用归脾汤化裁。药用：

灵磁石 30g，生西芪 15g，巴戟天 12g，云茯神 15g，秦归身 9g，仙灵脾 15g，酸枣仁 18g，甘枸杞 12g，炒茅术 15g，姜半夏 15g，淡干姜 6g，龙眼肉 12g，生谷芽 15g。

【评析】本例是典型的肠伤寒病，当时能在 15 天内治愈本病确是很了不起的事情，这主要得益于祝味菊独特的学术思想。祝味菊认为，针对伤寒一病，中医无特殊有效之药，而只有扶助人体之阳气，强化人体之自然疗能作用，才能战胜疾病而使病愈。但在不同的阶段，其所采用的方法与手段是不一样的。如早期发热无汗，病人放温障碍，故始以麻桂附子汤方为主，因"麻、桂发汗，出于自然。麻黄收缩血管，开放毛窍；桂枝催促血行，宣达肌腠。麻、桂并用，血液趋势向表，经抗力之不断鼓舞，潵然汗出津津，其开表达郁之效……伤寒病灶在肠，毒素在营，其激在脑，其劳在心。桂枝入营，导麻黄开表以透汗，减轻病灶之压迫"。此乃诱导疗法，而给机体自身恢复创造了时间。况且用药之后，肌热可退，而病人尽显心肾脾之阳虚证候。此时的治法始终是以扶助人体正气为主，所用方药尽管每诊都有调整，但其主导思想都是以扶阳助正为主，因"邪正相搏，吾人审察其进退消长之趋势，而予以匡扶之道，此协助自然之疗法也"，"夫疾病之存在，体功有自然疗能。吾人观察证候之表现，即知病变之趋势；审度反应之强弱，即知预后之吉凶"。而扶助人体正气、阳气之方法，"不外顺从自然，调整太过与不及，以助长其抗力而愈病也"。此病的整个治疗过程，突出体现出了祝味菊这种以人为本与本体疗法的学术思想。

（三十一）伤寒（肠伤寒）

刘女士，住蒲柏坊。症状表现：头痛，肌热，恶寒，体酸，无汗，苔腻，脉息浮弦。证属寒湿交阻，营卫不和，三焦失化遏阻，心力亦感不足。治当辛温淡化，方用经验方麻桂附子汤加味。药用：

水炙麻黄4.5g，川桂枝9g，生姜9g，黄附片18g，灵磁石60g，酸枣仁24g，朱茯神18g，生苡仁18g，生茅术15g，姜半夏18g，大腹皮12g，藿梗9g，黄郁金9g。

二诊：头痛稍差，恶寒已罢，胸闷，体酸，汗出不彻，苔腻，脉浮弦。再与温潜辛开之法，方用麻桂附子汤合平胃散化裁。药用：

水炙麻黄4.5g，川桂枝9g，生姜9g，黄附片18g，灵磁石60g，酸枣仁24g，云茯神15g，制川朴6g，生茅术15g，藿梗9g，姜半夏24g，白杏仁12g，黄郁金9g。

三诊：汗出热解，咳呛痰多，苔腻，脉息细缓。证属表和，中湿尚盛。再与温潜淡化，方用三子养亲汤化裁。药用：

黄附片18g，生牡蛎45g，酸枣仁24g，朱茯神18g，白芥子6g，炙苏子9g，白杏仁12g，生姜9g，姜半夏15g，生茅术15g，蒸百部9g，大腹皮12g，远志4.5g。

四诊：咳呛不爽，肢酸胸闷，纳呆，脉沉细。证属邪去正虚，中湿当盛，肺气不肃。再与温中肃肺，方用附子理中汤化裁。药用：

黄附片18g，淡干姜6g，炒茅术18g，生牡蛎30g，酸枣仁

24g，朱茯神 18g，生苡仁 24g，姜半夏 24g，陈薤白 9g，白杏仁 12g，黄郁金 9g，炙苏子 9g，远志 4.5g。

【评析】本例治疗肠伤寒病之特点，与上例也有明显之不同。初期开表之法，祝味菊惯用经验方麻黄桂枝附子汤加潜镇之品，这种方法除具有良好诱导作用之外，最为重要的作用还在于桂附与潜阳之品合用，具有扶助心肾阳气之作用，因为这种病并不是死于中毒，而是亡于心肾阳气之衰竭，这就是为什么祝味菊自始至终最喜用附子之缘由，即防止人体在与病症争斗过程中，由于心肾衰竭而导致不治。重视在疾病过程中心肾阳气的盛衰，是火神派扶阳学术思想之精髓，心肾阳气在这种疾病过程中是能否向愈之关键。因为"及其既病，则当首重阳用。阳衰一分，则病进一分；正旺一分，则邪却一分"，且"气足则机能旺盛，阳和则抗力滋生"。若"得阳用彰明，调节有方，则病有自疗之趋势……医者不过顺其自然之趋势，调整阳用，以缩短其疾病之过程而已"。所以祝味菊治病方方不离附子，遂有"祝附子"雅称。

（三十二）伤寒（肠伤寒）

梁先生，住忆定盘路大新村。症状表现：肌热经旬，汗出疹透，体酸头痛，腹满便溏，脉息略紧。证属寒邪外来，营卫不和，三焦遏阻，阳浮于上。治当温潜辛解，方用经验方麻黄桂枝附子汤加味。药用：

水炙麻黄 4.5g，川桂枝 9g，黄附片 15g，生姜 9g，灵磁石 60g，生龙齿 30g，酸枣仁 24g，朱茯神 18g，粉葛根 6g，仙半夏 15g，炒茅术 15g，黄郁金 9g，大腹皮 12g。

二诊：头痛稍差，肢酸，便溏，肌热起伏，脉息转缓。证属营卫未调，三焦遏阻。再与温潜辛解，方用经验方麻黄桂枝附子汤加味。药用：

水炙麻黄 6g，川桂枝 9g，黄附片 18g，灵磁石 60g，生牡蛎 30g，酸枣仁 24g，云茯神 18g，川羌活 6g，仙半夏 15g，生茅术 15g，大腹皮 12g，桑寄生 15g，藿梗 9g。

三诊：头痛体酸俱差，肌热渐平，苔白，脉缓。证属正盛邪衰，营卫渐调。再与前法损益，方用经验方桂附磁枣汤加味。药用：

川桂枝 9g，黄附片 18g，灵磁石 60g，酸枣仁 24g，云茯神 18g，姜半夏 18g，炒茅术 15g，藿梗 6g，大腹皮 9g，白杏仁 12g，川羌活 9g，大腹皮 12g，陈皮 9g，生姜 9g。

四诊：肌热已平，寐已安，二便俱郁，纳少，苔腻，脉虚缓。邪去正虚，中湿尚盛。再与前法损益，方用桂枝加附子汤化裁。药用：

川桂枝 9g，炒白芍 9g，黄附片 18g，灵磁石 60g，酸枣仁 24g，云茯神 18g，姜半夏 18g，大腹皮 12g，炒茅术 15g，藿梗 9g，西砂壳 9g，淡干姜 6g，炒麦芽 15g。

【评析】此例肠伤寒病的治疗，与前二例病人用药也不尽相同。但有一点始终是一致的，那就是开表用麻黄与桂枝，扶阳强心肾用附子与磁石、枣仁，这两组药基本上是贯穿治疗之始终，同时佐以祛湿化痰、行气健胃之品。未见祝味菊在处方中用一味苦寒之品，体现出他善用辛温扶阳助正之学术思想，因为他认为："吾人既未能直接除去其病原，则当扶持体力，协调其自然疗能。"而人体自然疗能功能之加强，则伤寒一病自然得愈。其不用苦寒之品，是因为"寒凉之药，用以制亢，若非有余，害在伤正，未有伤正之药，转能益人者也"，况且"寒凉之药，诚有抑遏正气之弊，此寒凉太过之咎也"。所以，在祝味菊的处方用药中，对寒凉之品非是阳明证者是绝对禁用的，这就是为什么他能治好别人治不好的伤寒病人，依靠辛温扶阳之品扶助人体之正气、阳气，是他治疗伤寒病之秘诀。

（三十三）伤寒（肠伤寒）

徐夫人，住愚园路。初诊（11月29日）症状表现：肌热二周，无汗而炽，神衰，不得寐，苔白，脉息虚数。证属气阳素虚，心力不足，寒邪外干，营卫不调，虚阳上浮。治当扶阳强心，兼调营卫。方用经验方麻桂附子磁枣汤加味。药用：

水炙麻黄4.5g，川桂枝6g，黄厚附片18g，灵磁石60g，酸枣仁30g，青龙齿30g，朱茯神18g，干姜6g，姜半夏18g，黄郁金9g，生茅术15g，藿梗9g，大腹皮12g。

二诊（11月30）：汗出热减，胸闷泛恶，苔腻，脉息虚而略缓。证属营卫较和，中阳未化。再与强心和营，兼理三焦。方用经验方麻桂附子磁枣汤加味。药用：

水炙麻黄4.5g，川桂枝6g，淡干姜6g，黄厚附片18g，灵磁石60g，酸枣仁30g，青龙齿30g，朱茯神15g，姜半夏24g，川朴花4.5g，生茅术15g，黄郁金9g，白蔻仁6g。

【评析】肠伤寒一病，在当时尚未有效的西药治疗，中医温病学按卫气营血论治，效者少而死者多，其死亡者多因心力衰竭。祝味菊认为："太阳伤寒，辛温解表，表解而不伤正；辛凉解表，表解而正气乃伤。"且"明知阳微过清必死……气不旺者，妄用清凉，则正馁而表气惬矣"，出现躁烦不安、心神不安等症，均是心神衰竭之表现。针对这种情况，祝味菊慧眼独具，从中西医角度着手，强心助阳，"中药枣、附之强心绝少副作用，而药力之持久又为西药所不及，其为强壮性也"。心肾阳气充足，正气旺盛，而人体自然疗能作用强化，"是知疾病之要素，不全在外来病原刺激，而在于人身缺乏应付之能力。须知一切病邪及其既入人体，即为人体抗力所支配"。而抗力之强化，疾病自然得以痊愈，这种学术思想就是祝味菊所说的本体疗法。

（三十四）伤寒（肠伤寒）

翁先生，初诊（1941 年 3 月 9 日）症状表现：肌热一周未解，无汗，寐不安，苔腻，脉浮缓。证属寒邪外束，中湿遏阻，营卫不和，三焦失化。治当温潜辛化，方用经验方麻黄桂枝附子汤加味。药用：

水炙麻黄 6g，川桂枝 6g，黄附片 12g，生姜 9g，灵磁石 30g，紫石英 10g，云茯神 12g，姜半夏 12g，苏梗 6g，大腹皮 9g，生茅术 12g，黄郁金 6g，白杏仁 9g。

二诊（3 月 10 日）：汗犹未彻，泛恶，苔腻，脉浮缓。再与温潜辛化，方用经验方麻黄桂枝附子汤加味。药用：

水炙麻黄 4.5g，川桂枝 6g，生姜 9g，乌附块 12g，灵磁石 45g，云茯神 12g，酸枣仁 15g，大腹皮 9g，黄郁金 6g，姜半夏 18g，生茅术 12g，苏梗 6g，白蔻仁 6g。

三诊（3 月 12 日）：肌热平，作呕，苔腻，脉息沉缓。表和中阳未化，食物阻滞。再予温潜淡化，方用桂枝加附子汤加味。药用：

川桂枝 6g，炒白芍 6g，生姜 9g，乌附块 12g，灵磁石 45g，酸枣仁 15g，云茯神 12g，大腹皮 9g，姜半夏 18g，生茅术 12g，苏梗 6g，焦枳实 9g，淡干姜 6g，炒麦芽 12g。

四诊（3月14日）：热平，纳呆，便秘，苔化，脉息虚缓。病去正虚，心脾不足。再予潜阳益脾，方用姜附磁枣汤加味。药用：

淡干姜4.5g，乌附块15g，灵磁石30g，酸枣仁15g，生牡蛎30g，云茯神12g，炒茅术12g，带皮砂仁6g，姜半夏18g，苏梗6g，大腹皮9g，炒麦芽12g。

【评析】祝味菊治疗西医肠伤寒病惯用温潜之法，其常用组方为桂姜与附子，配伍磁石、龙齿、牡蛎等，即辛热之品与镇潜之品相合以达到温潜之目的。因为他认为，"作用能力，多多益善，潜蓄为贵。若倚势妄作，亦祸患之阶也。阳不患多，其要在秘……《经》云：壮火食气。是亢僭之火也，非秘藏之火也。火气潜密，是谓少火。少火生气，所以生万物也，苟能秘藏，固多多益善也。《经》云：阴阳之要，阳密乃固。言阳密则真阴自固也"。因此，治伤寒病强化扶助人体本体疗法、匡扶人体正气、阳气，非辛温药物不可，姜桂附乃必用之品。但此品多辛温走动不易闭藏，若合用潜镇之品，则扶阳助阳并加强其秘藏之作用，完全是化害为有利，其广泛运用于外感热病中，扶助阳气，必须潜藏，这样才能真正达到扶阳助正之目的的。

治肠伤寒另一法是辛法，开表之药多具辛味，如麻黄、桂枝、生姜、羌活、苍术等，开表多用辛热之品，同样是祝味菊的特色。他认为："夫伤寒之发热，动机在抗邪，合符病理所需要者，宜始终维持之……伤寒宜汗，所以调节放温机能也，潏潏勿令止，溅溅勿令辍，使病机趋势向表，以减轻肠道之壅肿，在有利之炎肿情形下，保持器官之健全，勿令组织坏死，而为菌毒所乘。"同时，"医之工者，知病之所趋，先安未受邪之地，防患未然也"。等正气充足，自然疗能之加强，其伤寒之病可愈也，这就是祝味菊扶阳助正、本体疗法学术思想之精髓。

（三十五）伤寒（肠伤寒）

于少灵，住蒲柏坊。初诊（3月17日）症状表现：肌热一周已过，胸闷，腹胀痛，红疹遍布，小腹掀肿，苔白脉浮。证属寒邪外来，营卫失调。治当温潜辛解，方用经验方麻黄桂枝附子汤加味。药用：

水炙麻黄4.5g，川桂枝6g，生姜6g，黄附片12g，灵磁石30g，粉葛根6g，生茅术12g，藿梗6g，仙半夏24g，黄郁金6g，大腹皮12g，白杏仁9g。

二诊（3月18日）：肌热稍减，腹痛亦差，脉浮缓。再与温潜辛散，方用经验方麻黄桂枝附子汤加味。药用：

水炙麻黄4.5g，川桂枝6g，生姜6g，黄附片4.5g，灵磁石30g，粉葛根6g，生茅术12g，藿梗6g，仙半夏15g，黄郁金9g，大腹皮12g，白杏仁9g，生苡仁15g，生紫菀9g。

三诊（3月20日）：肌热已平，腹痛已差，苔化脉缓。再与潜阳和表，方用桂枝加附子汤加味。药用：

水炙麻黄3g，川桂枝6g，白芍18g，生姜9g，白杏仁9g，黄附片15g，灵磁石30g，粉葛根4.5g，朱茯神12g，炒茅术12g，黄郁金9g，仙半夏15g，酸枣仁15g，大腹皮9g。

四诊（3月21日）：3月20日方去葛根。

【评析】如此重症之肠伤寒病，能在1周之内迅速好转，这主要得益于祝味菊特殊的治疗方法与思想。祝味菊认为："夫伤寒无特效药，伤寒有机之邪，既已植入于肠膜，即无法铲除其病灶。当其病毒蔓延，浸淫而入血液，全身为扑灭此邪毒而努力。"采用辛温解表之法，"则持续出汗，藉以调节其放温，此合理之自然疗法也……伤寒之邪，症结在肠，发炎、发热同为自疗之机转。扶持此自疗之机转，勿令太过不及，此吾所谓一贯之道也……伤寒之机转，以外趋为顺；发热之调节，以出汗为主。吾人目击汗出之匀调，即知抗力之既济"。因此，保持病人出汗而有节，病情得以顺势而化解，这种方法完全是祝味菊本体疗法、以人为本学术思想的体现。

（三十六）伤寒（肠伤寒）

毛先生，住重庆路。初诊（1月12日）症状表现：肌热一周已过，头痛，体酸无汗，咳呛不爽，胸痞，苔白，脉息弦大。证属阳虚中湿，风邪外干，营卫失调，三焦阻遏。治当温阳辛化，方用经验方麻黄桂枝附子汤加味。药用：

水炙麻黄 6g，川桂枝 9g，黄附片 15g，生姜 9g，灵磁石 45g，川羌活 6g，明天麻 9g，仙半夏 15g，生薏仁 18g，白杏仁 9g，生紫菀 12g，黄郁金 9g，制川朴 4.5g。

二诊（1月15日）：肌热稍减，体酸已瘥，咳呛不爽，口腻，脉浮大。证属表气较和，肺失清肃。再与温潜辛化，方用经验方麻黄桂枝附子汤加味。药用：

水炙麻黄 4.5g，川桂枝 9g，黄附片 15g，生姜 9g，灵磁石 60g，生龙齿 30g，白杏仁 12g，黄郁金 9g，生紫菀 12g，生苡仁 18g，仙半夏 15g，白芥子 6g，枳壳 6g。

三诊（1月16日）：肌热渐平，头痛亦差，咳爽，脉息较缓。证属表气渐和，再与前法损益，方用经验方麻黄桂枝附子汤合桂枝汤加味。药用：

蜜炙麻黄 4.5g，川桂枝 9g，黄附片 15g，生白芍 9g，灵磁石 60g，生龙齿 30g，酸枣仁 18g，云茯神 15g，仙半夏 15g，黄郁金 9g，生紫菀 12g，生苡仁 18g，大腹皮 12g。

四诊（1月17日）：肌热平，咳呛渐差，腹泻溲短，脉息缓大。证属表解里犹未和，再与温阳和中，方用经验方桂附磁龙汤化裁。药用：

川桂枝 9g，生姜 9g，黄附片 18g，灵磁石 30g，朱茯神 24g，生茅术 15g，姜半夏 18g，大腹皮 12g，泽泻 9g，炙苏子 9g，生紫菀 12g，煨葛根 6g，带皮砂仁 9g。

五诊（1月24日）：纳呆便闭，寐不安，苔腻，脉沉缓。证属表解肠胃未和，再与潜阳和中，方用桂枝加附子汤加味。药用：

川桂枝 6g，生白芍 12g，生姜 9g，黄附片 15g，灵磁石 60g，生龙齿 30g，朱茯神 18g，姜半夏 24g，生茅术 15g，大腹皮 12g，麦芽 15g，六曲 9g。

【评析】本医案前后共计八诊之多，部分内容缺失。虽少几张处方，但其治疗肠伤寒病的主导思想还是反映得十分清晰。从开始的麻黄桂枝附子汤加味，到后期的桂枝汤加附子方，基本反映了祝味菊治疗伤寒辛开与温潜两大方法，结合化湿理气之法。看到这样的方药似乎感觉治不了如此重病，其实不然，恰恰相反，其治疗肠伤寒病疗效确切。这是为什么呢？前面已分析了温潜与辛开二法，现分析其为什么治疗未用一点苦寒之品，而多用温中行气、化痰健脾之药，因为祝味菊认为："伤寒病者，消化机能无不呆滞，滋补之药耗费胃力甚大，有六分消化力量，而服十分滋补之药，则胃力困矣……一切内服药饵，欲其发生作用于全体者，必先考虑其胃肠之能力。"况且，"寒凉之性，只是医人，不能疗病……寒以疗热，无热而久服寒凉者，其人为慎乎……不当清而妄清之，则急性转为慢性，早期可愈者，转为淹缠之证。"正是因为"气衰体弱之人，抵抗本自不足，又从而抑之，则懦怯更甚矣……医之治病，贵乎明理，识力不到，则宗旨游移……人为温血动物，喜温而恶寒者也"。这就是祝味菊以人为本、本体疗法学术思想之精髓，而慎用寒凉之品，防止其伤正、损及阳气，并积极配合温中行气、化痰健脾之品，使后天功能加强，则有先天之本钱抗力，人的自然疗能就加强，肠伤寒病自然可以治愈也。

（三十七）伤寒（肠伤寒）

洪先生，住鲁班路蒲柏坊。初诊（1月21日）症状表现：病经五日，汗出肌热，起伏不解，咳呛，胸腹引痛，头痛，肢冷，苔腻，脉浮缓。证属寒邪外来，营卫不和，缘于素秉下虚阳浮，病属太阳病。治与温阳辛解，方用经验方麻黄桂枝附子汤合桂枝汤加味。药用：

水炙麻黄4.5g，川桂枝6g，炒白芍9g，生姜9g，黄附片15g，灵磁石60g，朱茯神15g，生紫菀12g，白杏仁12g，仙半夏15g，生茅术15g，大腹皮12g，远志4.5g。

二诊（2月2日）：肌热略浅，咳仍未爽，苔腻，脉缓。再与温潜辛开，方用经验方麻黄桂枝附子汤合桂枝汤加味。药用：

蜜炙麻黄4.5g，川桂枝6g，炒白芍9g，生姜9g，黄附片15g，灵磁石60g，朱茯神18g，紫贝齿30g，酸枣仁24g，白杏仁12g，仙半夏18g，生紫菀12g，蒸百部9g，远志4.5g。

三诊（2月4日）：肌热渐平，咳减而仍不爽，口臭，苔腻，脉缓。证属表气较和，肺气未肃，肺胃不和。再与和中肃肺，方用小青龙加附子汤化裁。药用：

蜜炙麻黄3g，淡干姜4.5g，炙细辛3g，姜半夏15g，北五味 3g，黄附片 15g，灵磁石 60g，紫贝齿 45g，生牡蛎 30g，朱茯神 18g，酸枣仁 30g，白杏仁 9g，生茅术 12g。

四诊（2 月 6 日）：肌热起伏，咳仍不爽，苔腻，脉弦。证属新感寒邪，再与辛开温摄，方用黑锡丹加味。药用：

黑锡丹 12g，蜜炙麻黄 4.5g，生姜 9g，炒茅术 15g，黄附片 15g，灵磁石 60g，生牡蛎 45g，酸枣仁 30g，朱茯神 18g，蒸百部 9g，生紫菀 12g，白杏仁 12g，姜半夏 15g，大腹皮 12g。

五诊（2 月 8 日）：肌热已平，咳较爽，苔化，脉略缓。再与摄肾肃肺，方用黑锡丹加味。药用：

灵磁石 60g，朱茯神 18g，姜半夏 15g，生牡蛎 45g，酸枣仁 30g，炙苏子 9g，黄附片 15g，炒茅术 15g，蒸百部 9g，白杏仁 12g，生紫菀 12g，大腹皮 12g，黑锡丹 12g，生姜 9g。

【评析】本案从时间上看可能也不太完全，但从处方用药规律上，基本可以看出祝味菊治疗肠伤寒病之特点。其处方用药始终都以辛开、温潜、理气、化痰、除湿为治，舌苔基本都是白或腻，脉则缓、沉、浮、弦等，足以证明其为阳虚证无疑，而不管其症状表现多么复杂多变，其治疗主导思想与原则始终不变，即辛温开表、扶阳潜镇贯穿始终。这都得益于其善于阴阳辨证，即火神派之精髓——辨识阴阴。因"一切证候，肇基于体力，解除痛苦，不可治病而忘人，须知证候只是证候，因证候而致左右体力者，未之有也……证候乃局部疾病之表现，体气乃整个人体之能力。证候与体力，虽有密切关系，然终是两事，不可合并而谈也。夫证候为诊断上之参考资料，体力为用药上之进退准绳。熟悉证候，即能知疾病之所在；了解体力，允可收翊赞之功能……疾病表现于证候，体力显露于色脉。观察证候，可知疾病之所在；参透色脉，可知体气之盛衰"。舌脉反映出病人体力之强弱，反映出阳气是否充足，此病人显然处于体力不足、阳气不支之状态，只有扶阳助正一法，才是正道。因"药物为治病之工具，疾病之痊可，乃药物之力与医者用药之当及病体反应之功也"。

（三十八）伤寒（肠伤寒重证）

李先生，四明医院。初诊（2月28日）症状表现：肌热，汗出不解，神昏，目开不得寐，溲秘，唇烂，苔腻，脉息浮大。证属寒邪外干，中湿遏阻，营卫不和，心力已衰，阳浮不潜，三焦失化。治当温潜辛化，方用经验方麻黄桂枝附子汤加潜镇之品。药用：

蜜炙麻黄 4.5g，川桂枝 6g，白杏仁 12g，炒白芍 6g，生姜 9g，黄附片 15g，灵磁石 60g，生龙齿 45g，朱茯神 24g，炒茅术 15g，黄郁金 9g，仙半夏 18g，生紫菀 12g，酒连 1.5g，远志 4.5g。

二诊（2月29日）：肌热已平，神清得寐，溲行，便秘，脉息缓大。证属表和浮阳已敛，腑气未行。再与前法损益，方用经验方桂附龙磁汤加味。药用：

川桂枝 6g，生姜 9g，黄附片 18g，灵磁石 60g，生龙齿 30g，云茯神 24g，炒茅术 15g，炒苡仁 18g，白杏仁 15g，姜半夏 18g，大腹皮 12g，生紫菀 9g，远志 4.5g。

三诊（3月2日）：寐已安，胃纳醒，大便不行，脉息缓。腑气未通，再与前法损益，方用经验方姜附龙磁汤加味。药用：

生姜 9g，黄附片 18g，灵磁石 60g，生牡蛎 30g，朱茯神 18g，炒茅术 15g，大腹皮 12g，炒麦芽 12g，仙半夏 15g，白杏仁 12g，炙苏子 9g，生紫菀 12g，黄郁金 9g。

【评析】本例病人在其他医院住院治疗，进入昏迷状态，病情危急。按照温病学派理论，一定认为其是"热入心包""湿热挟痰蒙闭清窍"等，其治多用清法苦寒之品。而祝味菊则认为"神昏"未必是"热"所导致的，即使是"壮热神昏，谵语无度，舌形龟裂，脉如釜沸，不定热盛也"。因为病人表现出"苔腻、脉息浮大"，证明其为阳虚有湿，虚阳上浮，其神昏乃是心神衰竭之表现，根本就不是温病学派所讲的什么"热证"。祝味菊认为："伤寒病灶在肠，毒素在营，其激在脑，其劳在心。"况且"神经中枢为指挥之首府，神衰者附子以壮之；其为虚性兴奋也，龙、磁以潜之。心脏为血液运输之枢纽，其疲劳而有衰惫之象者，枣、附以强之……江南湿重，脾运多困，茅术、半夏宣发中阳，助麻、桂以收达表之效；形虚气怯，神萎力疲，独任附子振奋细胞、活跃抗力，以奏捍邪之功"。特别是由于病人，"心力有限，长期奋发，势必难支。伤寒极期，正邪交搏，互争存亡危急之之秋也……是以心用衰弱者，预后不良……中药枣、附之强心绝少副作用，而药之持久"。正是这样的思路与方法，能在这么短的时间之内，使患者转危为安。

（三十九）伤寒（肠伤寒坏症）

樊先生，初诊（1939 年 8 月 1 日）症状表现：病经月余，肌热复炽，神衰语乱，筋惕肉𥆧，腹硬满，脉微欲绝。证属伤寒正虚邪恋，心力衰惫已呈虚脱之象。治姑予潜阳强心，方用四逆汤加龙磁。药用：

黄附片 24g，炮姜炭 6g，上安桂 3g，别直参 12g，生龙齿 30g，灵磁石 60g，酸枣仁 45g，朱茯神 18g，甘枸杞 15g，龙眼肉 15g。

二诊（8月2日）：筋惕稍瘥，已得寐，腹部略软，大便畅，脉息虚细而略缓。证属心力稍佳，腑气已行。再予前法损益，方用四逆汤加味。药用：

黄附片 24g，炮姜炭 6g，上安桂 3g，别直参 9g，生龙齿 30g，灵磁石 60g，酸枣仁 45g，朱茯神 18g，甘枸杞 15g，龙眼肉 15g，紫贝齿 45g，仙半夏 15g，鸡子黄 1 枚。

【评析】此案病情已经月余，且已进入恢复期，但因其体质差而正气、阳气不足，导致出现病情反复。这种情况若按照温病学派理论就要从热入营血论治，应用清热凉血之品，患者恐必死无疑。因为病人出现的神昏肢厥看似"热"象，其实乃为假象，从脉上就可以看出病人处于危险之状态，脉微欲绝乃为阳气欲脱之表现。所以，祝味菊这时候采用回阳救逆、潜阳安神之法，方用四逆汤加肉桂、人参，也就是不用甘草的大回阳饮与小回阳饮，即附子与炮姜加肉桂、人参。病人不仅阳虚，阴津也亏，处于阴阳两虚状态，故扶阳益阴、安神息风，服药后效果立显，病人迅速转危为安，进入坦途。

（四十）伤寒（肠伤寒坏症）

王先生，初诊症状表现：自汗气促，鼻煽，舌润无苔，脉息虚缓。证属伤寒已达二候，心肾水虚，真阳泄越。治与摄肾潜阳为主，方用黑锡丹加味。药用：

黑锡丹 15g，炮姜 9g，乌附块 15g，生龙齿 30g，生牡蛎 30g，朱茯神 15g，仙半夏 12g，炒白术 12g，鸡子黄 1 枚。

二诊：自汗气促稍瘥，脉息仍虚缓。真阳已见潜藏之势，气衰。治仍摄阳益肾为主，方用黑锡丹加味。药用：

黑锡丹 15g，炮姜 6g，乌附块 15g，生龙齿 30g，生牡蛎 30g，朱茯神 15g，破故纸 15g，覆盆子 9g，巴戟天 18g，仙半夏 15g。

三诊：吸气亦深，脉象缓而敛。连进益阳补肾，肾之摄纳渐复。再与前意出入，方用经验方姜附龙磁汤加味。药用：

炮姜 9g，乌附块 15g，生龙齿 30g，灵磁石 30g，朱茯神 15g，破故纸 18g，巴戟天 18g，炒白术 12g，仙半夏 15g，制川朴 6g。

四诊：耳聋眠少，脉缓而虚。证属邪去正虚，肾气不固，再与益肾潜阳为治，方用经验方姜附龙磁汤加味。药用：

炮姜 16g，乌附块 15g，生龙齿 30g，灵磁石 30g，朱茯神 15g，大熟地 18g，仙半夏 18g，破故纸 18g，炒於术 16g，生谷芽 15g。

【评析】肠伤寒病中后期，病人一派体虚阳亏，阴阳两伤，虚阳浮动。此时之治疗重在扶助人体的正气，而益肾潜阳之品是祝味菊必用之品，特别是中成药黑锡丹加味，其临床效果显著。这是因为，祝味菊认为："附子兴奋，配以磁石，则鲜僭逆之患……姜、附用以疗寒，所以类其刚烈之性，而济其温壮之功也。附子兴奋，磁石镇静，兴奋伍镇静，失其兴奋镇静，而为强壮。""夫愈伤寒者，伤寒抗体也。抗体之产生，由于整个体力之合作。吾人协调抗病之趋势，使其符合自然疗能，在此优良之环境下，抗体之滋生甚速，故病可速愈。"况且，"抗力之消长，阳气实主持之。阳气者，抗力之枢纽也。气实则实，气虚则虚……病变万端，不外体力之消长。体力之盛衰，因缘药物所造成……治疗方针，不为医病，即是医人，人之与病，犹形影之不相离也。治病不治人，其失必多；知人不知病，弊亦相等。人病兼治，效捷而功全，此上策也。"这就是祝味菊治疗伤寒病，以人为本、人病共治，匡扶正气、扶助阳气之学术思想的灵活运用。

（四十一）伤寒（肠伤寒）

程先生，住卜邻里14号。初诊（2月25日）症状表现：肌热，汗出及颈，肢体酸楚，胸闷，气短，腹膨，溲短而少，苔腻，脉息虚数。证属湿蕴于中，寒风外束，营卫不和，三焦滞壅，肺络损伤。治当与温潜辛化，方用经验方麻黄桂枝附子汤加味。药用：

水炙麻黄4.5g，川枝枝9g，白杏仁12g，黄附片15g，生姜9g，灵磁石60g，朱茯神18g，川羌活9g，仙半夏12g，生苡仁24g，大腹皮12g，炙苏子9g，生紫菀9g，桑枝15g。

二诊（2月26日）：汗出仍未爽，体痛稍瘥，脉息虚而略缓。证属表犹未和，再与前法损益，方用经验方麻黄桂枝附子汤加味。药用：

水炙麻黄4.5g，川桂枝9g，生姜9g，黄附片15g，灵磁石60g，朱茯神18g，炒茅术15g，川羌活9g，姜半夏18g，北茵陈15g，生紫菀12g，蒸百部9g，炙苏子9g，桑枝15g。

三诊（2月27日）：肌热稍减，体痛渐差，便溏溲少，脉转虚缓。证属表气未和，中湿尚盛。再与温潜辛化，方用经验方姜桂附磁枣汤加味。药用：

生姜12g，川桂枝9g，黄附片15g，灵磁石60g，酸枣仁18g，朱茯神15g，川羌活9g，北茵陈15g，生紫菀12g，炒泽泻9g，炒茅术15g，炙苏子9g，大腹皮12g，姜半夏24g，蒸百部9g。

四诊（2月29）：肌热平，咳呛减，溲浊便溏，苔腻，脉息虚缓。证属表和中湿尚盛，三焦遏阻，再与扶阳化湿，方用经验方姜桂附磁枣汤加味。药用：

淡干姜6g，川桂枝9g，黄附片15g，灵磁石60g，酸枣仁24g，生牡蛎45g，朱茯神24g，炒茅术15g，炒泽泻9g，姜半夏18g，炙苏子9g，蒸百部9g。

五诊（3月3日）：咳呛未已，溲少而浊，不思饮，苔腻，脉虚缓。证属心脾肾三阳俱衰，湿邪遏阻，分泌不良。再与温化三焦为主，方用经验方姜桂附磁枣汤加味。药用：

淡干姜9g，上安桂6g，黄附片15g，灵磁石45g，酸枣仁24g，带皮苓24g，炒茅术18g，生牡蛎45g，北茵陈15g，仙灵脾12g，西砂壳9g，大腹皮12g，姜半夏18g，远志4.5g。

【评析】此例之肠伤寒病，可归属于中医温病中的湿温病，即病温夹湿化热。湿温一病，祝味菊擅用附子等热药治疗，这似乎与理不相合，实乃其变法。湿温病湿重于热，并显见阳气虚馁，表现出舌质淡润，脉象软弱，就是应用姜桂附扶阳药之指征。而祝味菊的这种学术思想与方法对于后来的温病学派中湿温病的治疗，形成了很大的影响，并扭转了温病中不宜应用热药，导致病人进入极期而无法挽回的困境。但是，祝味菊并不是一味滥用姜桂附等热药，而是强调姜桂附须寒湿夹热方可以用，其用药处方以辨识阴证为前提，而"苔腻、脉缓"就是阴证之典型表现，所以他才将姜桂附等热药广泛用于热病之中，而且处方用药相当灵活变通。

（四十二）伤寒湿温（肠伤寒）

单先生，初诊（1941年9月13日）症状表现：肌热已近两周，胸闷，肢酸头痛，苔腻，脉息弦细。证属湿蕴于中，凉风干表，中阳不足，营卫失调。治当辛温淡化，方用经验方麻黄桂枝附子汤加味。药用：

水炙麻黄 4.5g，川桂枝 9g，生姜 12g，黄附片 15g，灵磁石 30g，酸枣仁 18g，朱茯神 12g，姜半夏 18g，生茅术 15g，大腹皮 12g，黄郁金 9g。

二诊（9 月 15 日）：汗出肌热已减，项强背痛，脉仍弦细。再与前法损益，方用经验方姜桂附磁枣汤加味。药用：

川桂枝 9g，生姜 12g，黄附片 15g，灵磁石 30g，酸枣仁 18g，朱茯神 12g，姜半夏 18g，生茅术 15g，大腹皮 12g，羌活 9g，独活 9g，白杏仁 12g，炒苡仁 18g。

三诊（9 月 17 日）：肌热项背强痛已瘥，下肢酸麻，舌苔白腻，脉转细缓。证属表和湿邪尚盛，中阳不足。治当温潜淡化，方用姜桂附磁枣汤加味。药用：

川桂枝 9g，生姜 12g，黄附片 18g，灵磁石 45g，酸枣仁 18g，酒炒巴戟天 24g，独活 9g，炒茅术 15g，炒苡仁 18g，姜半夏 15g，桑枝 15g，仙灵脾 12g，宣木瓜 12g。

【评析】肠伤寒病中医湿温病范畴，其治疗难度较大。因伤寒夹湿，湿郁化热，湿邪为中，阳虚为本，郁热为标，预示病情缠绵而难愈。此例病人表现正是如此。若按温病卫气营血论治，此种情况恐是生死未卜。祝味菊治疗此病，经验相当丰富，从辛温开表、潜阳化湿着手，一周之后，病情迅速好转进入坦途。祝味菊认为："江南湿重，脾运多困，茅术、半夏，宣发中阳，助麻、桂以收达表之效；形虚气怯，神萎力疲，独任附子振奋细胞、活跃抗方，以奏捍邪之功。"况且中医治疗之目的，并非针对病因，而在于扶助人体之正气，增强机体抗病能力，由于"虚人而染伤寒，首尾不离少阴，则始终不废温法。夫伤寒为正邪格斗之局，犹国之有抗战也。伤寒不足，需要温壮，长期不足，则长期用温……热性之药，其用兴奋"。兴奋后"正胜则邪退，正虚则邪进。菌邪团体之消长，乃人体强弱决定之。夫愈伤寒者，伤寒抗体也。抗体者，整个体力所产生也。抗体滋长愈速，则其平复亦愈速……抗力旺盛，则邪机衰老"，从而促进病愈。

（四十三）伤寒湿温（肠伤寒）

沈先生，症状表现：肌热未平，咳嗽气逆，苔腻，脉息浮弦。证属湿温已及两候，治当温中达表，方用经验方麻黄桂枝附子汤加味。药用：

蜜炙麻黄 3g，川桂枝 6g，厚附片 15g，活磁石 30g，生姜9g，川羌活 6g，炒茅术 12g，白芥子 9g，仙半夏 12g，大腹皮16g，陈皮 4.5g。

二诊：肌热稍平，咳呛气逆，脉息略缓。再与潜阳和表，方用经验方姜桂附子汤加味。药用：

生姜 9g，川桂枝 6g，厚附片 18g，活磁石 45g，川羌活 6g，白芥子 9g，炒茅术 15g，大腹皮 12g，陈皮 6g，姜半夏 15g，制川朴 4.5g。

三诊：肌热平，脉息虚缓。证属营卫不和，再与前法损益，方用经验方姜桂附子汤加味。药用：

生姜 9g，川桂枝 6g，厚附片 24g，活磁石 30g，酸枣仁18g，姜半夏 15g，朱茯神 15g，炒白术 15g，白芥子 9g，陈枳壳 6g，陈皮 6g。

【评析】治疗如此重症肠伤寒病，祝味菊始终都应用开表化湿、潜阳安神之法，这从温病学派治疗角度，可能觉得很不可思议。分析其能治疗该病的机理，对于我们理解祝味菊学术思想是非常重要的。祝味菊师宗郑钦安阴阳辨证学术思想，认证只分阴阳，从其描述的苔腻、脉弦缓来看，就是典型的阳虚体质。虽然发热，其为机体对抗病邪之自我反映，扶阳不避用阳药，这是其关键。因为外表之热，并非是机体需要治疗的症状，而需要治的是开表扶阳，扶助人体之阳气，以协助体内之自然疗能。因为"一切证候，肇基于体力，解除痛苦，不可治病而忘人。须知证候只是证候，因证候而致左右体力者，未之有也"。况且，"疾病表现于证候，体力显露于色脉。观察证候，可知疾病之所在；参透色脉，可知体气之盛衰"。而体气强盛，自然疗能之加强，其邪自然可退。所以说，"良工治病，不能去邪即当安人，治病若无特效之药，即当维护自然疗能"。正如郑钦安所说："治之但扶真阳，内外两邪皆能绝灭，是不治邪而实以治邪。"（《医法圆通·卷二》）

（四十四）伤寒湿温（肠伤寒）

周某，男童，住新首安里56号。症状表现：肌热起伏，汗出不解，腹满纳逊，将近三周，苔白，脉浮弦。证属湿蕴于中，寒风干表，营卫不和，三焦失化。治当温潜辛解，方用经验方麻黄桂枝附子汤加味。药用：

蜜炙麻黄4.5g，川桂枝6g，黄附片12g，生姜6g，灵磁石30g，酸枣仁18g，云茯神12g，姜半夏12g，鲜藿香6g，粉葛根6g，生茅术12g，黄郁金6g，大腹皮9g，砂仁壳6g。

二诊：肌热起伏，腹满较差，苔白，脉略缓。再予温潜辛化，方用经验方麻黄桂枝附子汤加味。药用：

蜜炙麻黄 4.5g，川桂枝 6g，黄附片 12g，生姜 6g，灵磁石 30g，酸枣仁 18g，云茯神 12g，姜半夏 12g，鲜藿香 6g，粉葛根 6g，黄郁金 6g，大腹皮 9g，生茅术 12g，砂仁壳 6g。

三诊：肌热稍减，寐稍安，苔白腻而剥，脉息转缓。证属中阳渐复，营卫犹未调节。再与辛温淡化，方用经验方姜桂附子汤加味。药用：

生姜 6g，川桂枝 6g，黄附片 15g，灵磁石 45g，酸枣仁 18g，云茯神 12g，藿梗 6g，生茅术 12g，粉葛根 6g，川羌活 4.5g，姜半夏 12g，大腹皮 6g，白蔻仁 6g。

四诊：肌热渐平，微咳，苔腻较化，脉虚缓。再与前法损益，方用经验方麻黄桂枝附子汤加味。药用：

蜜炙麻黄 4.5g，川桂枝 6g，生姜 6g，黄附片 15g，灵磁石 45g，酸枣仁 18g，云茯神 12g，白苏子 6g，藿梗 6g，生茅术 12g，姜半夏 12g，白杏仁 9g，大腹皮 6g。

五诊：肌热平，微咳，溲黄，苔剥，脉虚缓。证属表和，中阳衰惫，心力未复。再与建中法加味，方用小建中汤加味。药用：

川桂枝 6g，炒白芍 6g，生姜 6g，黄附片 15g，灵磁石 30g，酸枣仁 18g，云茯神 12g，炒茅术 12g，仙半夏 12g，大腹皮 9g，炙苏子 6g，蒸百部 6g，陈皮 6g。

六诊：咳呛差，胃纳亦醒，脉息虚缓，参伍不调。证属病去正虚，中阳未复，心气犹衰。再与建中法，方用黄芪建中汤加味。药用：

生西芪 6g，川桂枝 6g，生白芍 9g，生姜 6g，黄附片 15g，灵磁石 30g，酸枣仁 24g，云茯神 15g，炒茅术 15g，姜半夏 12g，大腹皮 9g，龙眼肉 10 枚，生谷芽 12g。

七诊：眠食俱安，胃纳略醒，脉息缓大。证属中阳渐复，心力仍衰，再与温养心脾，方用归脾汤化裁。药用：

生西芪 15g，炒茅术 15g，土炒当归 6g，云茯神 15g，龙眼肉 10 枚，黄附片 15g，灵磁石 30g，酸枣仁 18g，巴戟天 18g，姜半夏 12g，大腹皮 9g，生谷芽 12g，生姜 6g。

八诊：纳醒，寐安，苔白，脉虚缓。再与扶阳益气，兼培心脾，方用归脾汤化裁。药用：

生西芪 15g，云茯神 15g，炒茅术 15g，酸枣仁 18g，黄附片 15g，灵磁石 45g，巴戟天 18g，生鹿角 12g，制首乌 15g，姜半夏 15g，大腹皮 12g，生谷芽 12g，生姜 6g。

【评析】本例肠伤寒病人的病期已达三周，仍然未能缓解。若按照疾病的发展规律来看，病情应该能达到自然痊愈的目标，可实际并非如此。这说明孩童体质与自然恢复能力下降，即正气不足是影响疾病恢复的主要因素。祝味菊正是看到这一关键点，自始至终紧紧抓住心肾这个根本环节，开始就用经验方麻黄桂枝附子汤加味，开表扶阳，化湿健脾；中后期方选建中汤、归脾汤等化裁，始终把扶阳助正作为主要手段。虽属孩童，但药物剂量不是小而是很大，几乎与成人用附子量没有多少区别。因为祝味菊看到，心力衰竭乃是造成病人死亡的主要诱因，所以他十分重视扶助心肾阳气，防止因阳伤而抗病能力下降导致前功尽弃。他创立伤寒五段学说，其目的就是"扶持自然疗能也。简言之，所以疗人也。人为动物，赋有形质，具有机能者也。阴为物质，阳为动力，抗邪作用，阳之本能也。把握阳气即把握抗力，故夫子治伤寒有重阳之议"。所以说，"是知疾病之要素，不全在外来病原之刺激，而在于人身缺乏应付之能力。须知一切病邪，及其既入人体，即为人体抗力所支配，病原仅为刺激之诱因，病变之顺逆、预后之吉凶，体力实左右之"。这就是祝味菊治伤寒病，以人为本——本体疗法学术思想之精髓。

（四十五）黄疸（回归热）

邱先生，住新闸路仁济里。初诊症状表现：头痛发热，继以呕吐，吐止复呃，肤黄，脘痛拒按，不多饮，苔黑而干，脉缓大。证属食湿中阻，寒邪外束，营卫不和，胃肠壅滞，三焦失化，湿邪郁蒸而成黄疸。伤寒太阴太阳合病，治当辛开苦降，方用麻黄桂枝附子汤合旋覆代赭汤化裁。药用：

水炙麻黄 6g，川桂枝 6g，乌附块 15g，灵磁石 60g，旋覆花 9g，代赭石 24g，淡干姜 9g，姜半夏 24g，丁香 2g，柿蒂 7个，带皮槟榔 12g，黄郁金 9g，藿梗 9g。

二诊：呃止，黄退，肌热亦平，心悸，纳呆，脉息虚缓。证属表和湿化，中阳伤而不复，脾失健运，心力亦衰。再与潜阳益脾，方用茵陈术附汤加味，药用：

北茵陈 12g，炒茅术 15g，生姜 9g，乌附块 15g，灵磁石 60g，酸枣仁 24g，朱茯神 18g，仙半夏 12g，大腹皮 12g，藿梗 9g，带皮砂仁 9g，生谷芽 12g。

三诊：忽见厥热，心悸，白㾦叠叠，脉息虚细。证属正虚邪恋，心力衰惫，卫阳不达。再与扶阳强心，兼调营卫。方用麻黄桂枝附子汤加味。药用：

蜜炙麻黄 4.5g，川桂枝 6g，生姜 12g，乌附块 18g，灵磁石 60g，酸枣仁 24g，朱茯神 18g，姜半夏 18g，粉葛根 4.5g，炒茅术 15g，黄郁金 9g，藿梗 9g，大腹皮 12g。

四诊：汗出，肌热渐平，心悸亦差，脉转缓。证属表气渐和，中阳较复。再与扶阳强心，佐以淡化。方用茵陈术附汤加味。药用：

北茵陈 12g，炒苍术 15g，川桂枝 9g，黄附片 18g，灵磁石 60g，酸枣仁 24g，朱茯神 18g，姜半夏 18g，藿梗 9g，大腹皮 12g，西砂壳 9g，北柴胡 4.5g，生姜 12g。

五诊：热平，纳醒，微咳，脉缓。证属表和，中阳渐复，肺气未肃。再与前法损益，方用茵陈术附汤加味。药用：

北茵陈 15g，炒苍术 15g，川桂枝 9g，黄附片 18g，灵磁石 45g，酸枣仁 24g，朱茯神 18g，姜半夏 18g，白杏仁 12g，白苏子 9g，大腹皮 12g，西砂壳 9g，生姜 12g。

六诊：咳呛，腰酸，纳呆，苔白，脉缓。证属中寒，肺气不肃，脾失健运。再与温中肃肺，方用经验方姜附磁枣汤加味。药用：

淡干姜 9g，黄附片 24g，灵磁石 45g，酸枣仁 24g，姜半夏 24g，蜜炙麻黄 4.5g，朱茯神 18g，炒苍术 15g，生紫菀 12g，白杏仁 9g，毛狗脊 15g，白苏子 6g，带皮砂仁 9g，大腹皮 12g。

七诊：咳呛，腰酸稍差，纳醒，苔化，脉虚缓。中阳渐复，再与前法损益，方用经验方姜附磁枣汤加味。药用：

淡干姜 9g，黄附片 24g，灵磁石 45g，酸枣仁 24g，仙灵脾 12g，巴戟天 24g，川杜仲 15g，毛狗脊 15g，姜半夏 18g，炒苍术 15g，带皮砂仁 9g，大腹皮 12g，生谷芽 15g。

【评析】本例患者回归热急性传染病以发热、黄疸（阴黄）为突出临床特征。从治疗用药规律上来看，祝味菊仍然采用他所倡导的本体疗法，即以积极扶助人体正气为宗旨，辛热开表、温中化湿，配合肃肺、健脾、益肾等；以扶助人体正气、阳气为主要手段，顺势开表、健脾化湿、益肾潜阳，其用药规律与治疗肠伤寒病几乎没有什么区别。这是因为，在当时对这种传染病是没有特效药物的，"吾人既未能直接除去其病原，则当扶持体力，协调其自然疗能，此一贯之道，凡病皆然，不独伤寒而已也"。正如其所说："邪机万端，本体唯一，菌类虽多，然接受侵害者，终不能舍此块然肉体而他求也。医者审察其反应之强弱，而予匡救之法，以一本摄万殊，此执简驭繁之道也"。祝味菊所倡导的这种本体疗法学术思想，应是中医的普遍性治疗法则，很值得效法与推广，并予以发扬。

（四十六）黄疸

胡童，初诊（1941年3月6日）症状表现：发热后，纳呆，肤黄，苔腻，脉缓。证属阳虚中寒，三焦失化，湿邪郁蒸而发黄。治当与温化，方用茵陈术附汤与五苓散加味。药用：

北茵陈15g，生茅术15g，乌附块12g，川桂枝9g，炒泽泻12g，带皮苓18g，黄郁金9g，藿梗9g，姜半夏15g，大腹皮12g，北柴胡4.5g，生姜9g。

二诊（3月11日）：纳少肤黄，脉息细而缓。证属中阳不足，心力亦衰。再与温渗，方用茵陈术附汤合五苓散加味。药用：

北茵陈15g，生白术15g，黄附片15g，酸枣仁24g，云茯神15g，安桂4.5g，淡干姜6g，赤茯苓15g，炒泽泻15g，北柴胡4.5g，黄郁金9g，带皮砂仁9g。

【评析】黄疸一病，有阴阳之分。本例患者，苔腻、脉缓，属阴证无疑。寒湿阴证，治当温化，"寒者热之"乃为正治之法。祝味菊重视舌脉，明辨阴阳，治疗阴证，当用阳药，姜桂附乃为必用之品，方以经典方茵陈术附汤与五苓散加味而治。虽是孩童，而用药却如此温阳重剂，疗效显著，令人叹服。

（四十七）失血亡阳（月经过多）

李某，症状表现：月事再至，自汗，形寒，作呕，苔腻，脉虚细。证属阳亡于外，气虚失统，心肾不足。治当温潜淡化，方用经验方姜附磁枣汤加味。药用：

灵磁石 60g，酸枣仁 24g，淡干姜 9g，紫石英 45g，姜半夏 24g，黄附片 24g，朱茯神 18g，炒茅术 15g，仙灵脾 12g，黄郁金 9g。

二诊：自汗止，肢温，咳呛，体痛，苔白，脉息虚缓。证属阳虚中寒，湿邪遏阻，经络壅滞。再与扶阳强心，通络化湿，方用经验方姜桂磁枣汤加味。药用：

淡干姜 9g，川桂枝 12g，灵磁石 60g，酸枣仁 30g，紫石英 45g，朱茯神 18g，仙灵脾 12g，川羌活 9g，川独活 9g，姜半夏 15g，生苡仁 24g，炒茅术 15g，石楠藤 15g。

三诊：体痛较差，咳减，腹痛下利，脉息转缓。证属表和中寒，湿盛，心力不足。再与前法损益，方用经验方姜桂磁枣汤加味。药用：

淡干姜 9g，川桂枝 12g，灵磁石 45g，酸枣仁 30g，仙灵脾 12g，漂苍术 15g，姜半夏 24g，朱茯神 18g，炒苡仁 18g，川羌活 9g，大腹皮 12g，石楠藤 15g，宣木瓜 15g。

四诊：腹痛下利稍差，体酸下肢清冷，脉息沉缓。证属中焦寒湿尚盛，阳失健运。再与辛温淡化，方用姜桂附磁枣汤加味。药用：

淡干姜 9g，川桂枝 9g，乌附块 24g，灵磁石 45g，酸枣仁 30g，仙灵脾 12g，漂苍术 15g，姜半夏 15g，朱茯神 15g，炒苡仁 18g，陈艾叶 9g，大腹皮 12g，广木香 4.5g，石楠藤 12g。

五诊：体倦，耳鸣，头昏，痰多，纳呆，苔腻，脉细缓。病去正虚，中湿尚盛。再与温潜淡化，方用经验方姜桂附磁枣汤加味。药用：

淡干姜 12g，上安桂 3g，乌附块 24g，灵磁石 30g，酸枣仁 18g，云茯神 18g，炒川椒 9g，漂苍术 15g，姜半夏 24g，酒连 1.8g，带皮槟榔 15g，藿梗 9g，带皮砂仁 9g。

六诊：耳鸣，痰多，泛恶，苔白，脉沉细。证属中寒，脾阳未化。再与前法损益，方用经验方姜桂附磁枣汤加味。药用：

灵磁石 60g，姜半夏 24g，酸枣仁 24g，乌附块 24g，淡干姜 9g，芜荑 9g，云茯神 18g，漂苍术 15g，胡黄连 18g，带皮砂仁 9g，官桂 6g。另服使君子 30g。

【评析】本例患者因月经过多，导致失血有亡阳之危险，开始处方时祝味菊以姜桂附合磁枣为基本方，温阳固涩，使病情得以迅速稳定。病情稳定之后，患者中寒脾虚、心肾阳衰突出，阳虚多湿，心肾虚弱多虚阳上僭，扶阳潜阳即成为主要方法，不管其方药变化多么复杂，姜桂附磁枣汤作为基本方一直没有改变，因病人从舌苔、脉象上始终显示出阳虚阴证，扶阳抑阴为治之大法是不可能改变的。中间几诊变换药物，多是结合病人当时情况对症加减变化，特别是最后方中加上黄连与胡黄连，且剂量如此之大，虽然病人从舌脉上并没有发现显著的热象，但病人久病缠绵、中焦积滞、蕴郁化热，可能是造成病情难以迅速改变的根本原因。因阳虚多寒，寒中夹一点积热的情况，往往使病人难以迅速恢复。

（四十八）咳嗽（肺风）

张童，初诊（1941 年 2 月 24 日）症状表现：肌热旬余未解，咳呛不爽，胸胁引痛，苔腻，脉虚缓。证属寒邪外干，肺气壅遏，营卫失其调节。治当温潜辛开，方用麻黄汤合三子养亲汤加附子化裁。药用：

蜜炙麻黄 6g，白杏仁 12g，生姜 9g，白苏子 9g，白芥子 6g，黄附片 15g，灵磁石 45g，酸枣仁 18g，仙半夏 12g，生紫菀 12g，黄郁金 9g，云茯神 15g，制川朴 4.5g。

二诊（2 月 28 日）：肌热渐平，咳呛痰多，气促，苔白腻，脉虚细。证属表和，肺气未肃，中阳不足。再与温中肃肺，方用麻黄汤合三子养亲汤加附子化裁。药用：

蜜炙麻黄 4.5g，白杏仁 12g，淡干姜 6g，白苏子 9g，黄附片 15g，灵磁石 30g，酸枣仁 24g，云茯神 18g，蒸百部 9g，姜半夏 15g，炒茅术 15g，远志 4.5g。

三诊（3 月 3 日）：肌热平，咳呛，气逆，苔白，脉虚细。证属表和，心肾不足，肺气未肃。再与前法损益，方用黑锡丹加味。药用：

黑锡丹 12g，淡干姜 6g，黄附片 18g，灵磁石 30g，酸枣仁 30g，云茯神 15g，炒茅术 15g，炙苏子 9g，炙紫菀 12g，姜半夏 12g，蒸百部 9g，炙远志 4.5g。

【评析】咳嗽一病，与肺宣发肃降失职密切相关，而外感风寒是其重要的诱发因素。本例患者发热不解，外感风寒，内舍归肺，导致肺失清肃而咳嗽不解。祝味菊虽从外解风寒着手，但更注意其体质阴阳之特点，苔腻、脉虚缓显然是阴证阳虚无疑。开表肃肺，麻黄汤乃为首选；化痰，三子养亲汤为辅；潜阳之法，乃祝味菊之独创，特别运用于外感病，把郑钦安"以三阳之方治三阳病，虽失不远"（《医理真传·卷二·阳虚症问答》）之学术思想进一步地丰富完善了。他在治疗三阳病中，采用三阴之方药加潜阳之法，即三阴潜阳之方治三阳病，是对外感病治疗方法的新拓展，本例就是运用这种方法的具体体现。特别是最后用温潜之法，体现出肾为气之根，咳嗽不愈而从肾论治。潜阳镇逆之成药黑锡丹，祝味菊擅长应用有阳虚、虚阳上僭之表现者，服后临床疗效显著。

（四十九）咳嗽（肺痿）

沈先生，住戈登路。症状表现：咳呛不已，潮热痰多，纳呆食少，舌苔厚腻，脉来虚细。证属肺肾两虚，心脾不足，痰饮中聚，肺叶虚痿。治当温养三阴，兼肃肺气。方用二陈汤加味。药用：

橘饼半枚，仙半夏12g，云茯神18g，淡干姜6g，酸枣仁24g，炙苏子6g，蒸百部9g，炙紫菀12g，炒苍术15g，菟丝饼15g，补骨脂15g，生谷芽15g。

二诊：潮热已减，胃纳略醒，舌苔渐化，脉仍虚细。其治仍宗前意，兼调营卫，方用桂枝加附子汤加味。药用：

白芍9g，桂枝3g（与白芍同炒），淡干姜6g，黄附片12g，灵磁石30g，酸枣仁24g，炙苏子6g，蒸百部9g，炙紫菀12g，云茯神18g，姜半夏15g，炒苍术15g，菟丝饼15g。

三诊：肌热已平，仍有咳呛，痰多，苔腻未退，脉息虚缓。证属营卫已调，脾肾仍衰之象。再以前法损益，方用黑锡丹加味。药用：

黑锡丹12g，淡干姜6g，黄附片15g，灵磁石45g，酸枣仁24g，云茯神18g，巴戟天24g，仙灵脾12g，姜半夏15g，炒苍术15g，炙苏子9g，蒸百部9g，炙紫菀12g。

四诊：痰嗽减，胃纳渐增，乏力，脉虚缓。证属中气不足，脾肾尚衰。再与扶阳益脾，兼培心肾。方用经验方姜附磁枣汤加味。药用：

淡干姜 9g，黄附子 21g，灵磁石 45g，酸枣仁 24g，云茯神 18g，川杜仲 15g，仙灵脾 12g，巴戟天 18g，补骨脂 18g，炒茅术 15g，姜半夏 15g，炙苏子 9g，生谷芽 15g，蒸百部 9g。

【评析】虚寒肺痿，为数不多。《金匮要略》认为"此为肺冷，必眩，多涎唾，甘草干姜汤以温之"。但终因本病缘于津液不布而致肺痿，若温热过度则易伤肺津。本例运用温药，采用投石问路、步步推进的方法，首诊未用附子。见效后，二诊先用黄附片 12g，因黄附片药性较缓，待疗效更明显以后，三诊黄附片加至 15g，四诊更用黄附片 21g。足见祝味菊运用温补，虽然号称"心狠手辣"，但绝非孟浪行事，而是有勇有谋，恰到好处。

（五十）咳嗽（肺损兼新感）

叶先生，初诊（1941 年 9 月 12 日）症状表现：咳呛不爽，肌热微有起伏，苔白，脉浮弦。证属风邪外干，卫气不和，肺失清肃。治当潜阳和营，兼降肺气。方用桂枝汤加味。药用：

川桂枝 6g，生白芍 9g，牡蛎 45g，云茯神 15g，炙苏子 9g，生紫菀 12g，蒸百部 9g，仙半夏 15g，生三七 4.5g，黑锡丹 4.5g。

二诊（9 月 14 日）：肌热平，咳呛略减，便秘，苔白，脉转沉细而略数。证属表邪解，肺气未肃，腑气不行。再与潜阳肃肺，兼和大肠。方用黑锡丹加味。药用：

黑锡丹 4.5g，牡蛎 45g，云茯神 15g，炙苏子 9g，生紫菀 12g，蒸百部 9g，仙半夏 15g，生三七 4.5g，杏仁 12g，酸枣仁 24g，麦芽 15g，生白术 15g，橘饼 1 枚，蜜和芝麻油和匀开水冲服。

三诊（9月17日）：咳呛爽，大便已行、流畅，苔白，脉息沉细而略数。再与潜阳肃肺，方用黑锡丹加味。药用：

黑锡丹4.5g，牡蛎45g，云茯神15g，炙苏子9g，生紫菀12g，蒸百部9g，仙半夏15g，生三七4.5g，酸枣仁24g，橘饼1枚，炒茅术15g，炮姜炭6g，沙苑子15g。

四诊（9月20日）：咳减，二便已顺，白苔渐化，脉息细而略缓。再与前法损益，方用黑锡丹加味。药用：

黑锡丹6g，仙灵脾9g，淡干姜4.5g，灵磁石45g，酸枣仁24g，生牡蛎30g，炙苏子9g，炙紫菀12g，蒸百部9g，生白术15g，仙半夏15g，云茯神15g，生三七4.5g。

五诊（9月25日）：眠食俱安，二便亦调，咳减，苔化，脉息沉细略缓。再予潜阳摄肾，兼肃肺气。仍用黑锡丹加味。药用：

黑锡丹6g，淡干姜4.5g，覆盆子12g，灵磁石45g，酸枣仁24g，生牡蛎30g，云茯神15g，炙款冬花6g，炙紫菀12g，蒸百部9g，炒茅术15g，仙半夏15g，炙苏子9g。

【评析】咳嗽，病虽小却很难治，从祝味菊用药思路上我们可以看出，他用温肾潜镇法多有心得。病起风邪外袭，以桂枝汤加味，调和营卫；表邪除，而便秘不解，二诊专职加用温润肠道，通便泄肠；肠通咳嗽虽有缓解，但终未治愈；后期以黑锡丹加味方潜阳温肾，化痰止咳，体现出"肺为气之主，肾为气之根"的治疗理念，肺肾同治，以治肾为主，温肾摄肾、潜阳镇逆，以黑锡丹为主药，所加药物基本也是以黑锡丹中药物为主，以提高疗效。黑锡丹出自《太平惠民和剂局方》，具有温壮下元、镇纳浮阳之功用，擅治真阳不足、肾不纳气、浊阴上泛、上盛下虚之证。这种药物最能符合祝味菊扶阳潜阳之理念，由于单纯中成药剂量太小，故所加基本药物也是以这种组方思路为主，因此临床疗效显著。

（五十一）哮喘

丁小姐，住山海关路，症状表现：咳哮夜甚不得卧，脉虚细。证属暴寒外侵，肺气壅遏，中阳失化。治当与温中肃肺，方用小青龙加附子汤化裁。药用：

川桂枝 6g，生白芍 6g，蜜炙麻黄 4.5g，淡干姜 6g，姜半夏 15g，黄附片 18g，灵磁石 30g，酸枣仁 18g，云茯神 12g，白苏子 9g，白芥子 6g，蒸百部 6g，竹茹 4.5g。

二诊：（缺症状描述）再与前法损益，方用小青龙加附子汤化裁。药用：

川桂枝 6g，生白芍 6g，淡干姜 6g，姜半夏 12g，黄附片 18g，灵磁石 30g，酸枣仁 24g，云茯神 12g，白苏子 6g，白芥子 6g，蒸百部 6g，炒茅术 12g，陈枳壳 3g。

三诊：肌热无汗，呕恶，脉息虚细。证属气虚中寒，复为寒侵，营卫不和，中阳失化。新感，治当与辛温淡化，方用经验方麻黄桂枝附子汤加味。药用：

水炙麻黄 4.5g，川桂枝 6g，黄附片 18g，淡干姜 6g，灵磁石 30g，酸枣仁 24g，云茯神 15g，姜半夏 24g，生茅术 15g，藿梗 6g，白蔻仁 6g，丁香 4.5g，大腹皮 9g。

四诊：肌热稍减，呕恶如故，脘痛拒按，苔白，脉虚细。证属营卫较和，中焦遏阻，胃气不降。再与辛开温降，方用经验方桂姜附子汤加味。药用：

川桂枝 6g，淡干姜 6g，黄附片 18g，灵磁石 30g，酸枣仁

18g，云茯神 15g，带皮槟榔 12g，炒茅术 12g，姜半夏 30g，川连 1.2g，代赭石 24g，藿梗 6g，炒川椒 1.8g。

五诊：呕恶、肌热渐平，咳呛，苔白，脉虚细。证属表和，胃气已降，气虚脉虚，中阳失化。再与温中肃肺，方用经验方桂姜附子汤加味。药用：

灵磁石 30g，川桂枝 6g，白苏子 6g，黄附片 18g，炒茅术 15g，淡干姜 6g，酸枣仁 18g，姜半夏 18g，白芥子 4.5g，蒸百部 6g，藿梗 6g，大腹皮 9g，炒麦芽 12g。

【评析】哮喘一病，祝味菊其治采用小青龙汤加附子与潜阳之品治疗，临床疗效显著。为什么会有这么好的临床疗效？仔细分析其治疗规律不难发现，其用小青龙汤化裁，多师其法而未用其全方。这是因为，祝味菊认为疾病在不同阶段会有很多的兼夹因素，早期应用小青龙汤效果较好，但中后期由于正虚阳亏，肾不纳气，这时潜阳镇逆之品的应用就非常必要。因此，他所用的基本方药是麻桂姜附合磁枣，以及化痰健脾之品，同时结合病人当时的情况，随证加减，因而疗效显著。针对应用小青龙汤后疗效不显著者，近代名医张锡纯曾设计一方叫从龙汤，方中所用也是以龙牡等镇潜收敛为主，可见他们的思路都是一样的，而祝味菊所用的镇潜收敛之品，特别是加附子，其疗效更胜一筹。

（五十二）痰饮

庄先生，中年，住大沽路。症状表现：肌热起伏，咳呛，痰多不爽，胸胁痞满，苔绛，脉弦细。证属气阳素虚，痰饮方聚，近为风邪外干，肺气不肃，营卫失调，病属阳虚痰饮兼新感。治当与扶阳肃肺，理脾涤痰。方用三拗汤合三子养亲汤加附子化裁。药用：

蜜炙麻黄 3g，白杏仁 9g，白苏子 9g，白芥子 6g，黄附片 15g，生牡蛎 30g，酸枣仁 24g，云茯神 15g，仙半夏 15g，蒸百部 9g，远志 4.5g，生姜 9g。

二诊：肌热减，咳呛略爽，胸胁引痛，脉息略缓。证属中阳略化，肺卫犹未调节。再与温养心脾，兼肺卫。方用三子养亲汤加附子化裁。药用：

白苏子 9g，白芥子 6g，白杏仁 9g，黄附片 18g，生牡蛎 45g，酸枣仁 24g，云茯神 15g，炒茅术 15g，仙半夏 15g，生紫菀 12g，远志 4.5g，黄郁金 9g，生姜 9g。

三诊：肌热复有起伏，咳犹未爽，左边胸膺尚觉引痛，脉息微弦。证属风邪未清，中阳失化。再与温潜辛化，方用经验方麻姜附子汤合三子养亲汤化裁。药用：

蜜炙麻黄 3g，生姜 9g，黄附片 18g，生牡蛎 45g，酸枣仁 18g，云茯神 18g，炙苏子 6g，白芥子 6g，仙半夏 15g，炒茅术 15g，冬瓜子 12g，黄郁金 9g，远志 4.5g。

四诊：肌热仍有起伏，痰浊中满，足冷，纳呆，苔腻，脉息弦细。证属心脾两虚，肺气不肃。再与温养心脾，兼肃肺气。方用经验方姜附磁枣汤合三子养亲汤化裁。药用：

淡干姜 4.5g，黄附片 18g，灵磁石 45g，酸枣仁 24g，生牡蛎 30g，炙苏子 9g，白芥子 4.5g，白杏仁 12g，云茯神 15g，姜半夏 15g，炒茅术 15g，蒸百部 6g，制川朴 4.5g，生紫菀 12g。

五诊：肌热尚有起伏，浊痰未尽，自汗，寐不安，脉虚细。证属浮阳未敛，肺卫不和。再与前法出入，方用桂枝加附子汤加味。药用：

川桂枝 4.5g，生白芍 6g，淡干姜 6g，黄附片 18g，灵磁石

187

45g，酸枣仁 24g，生牡蛎 30g，云茯神 18g，姜半夏 18g，炒茅术 15g，炙苏子 9g，黄郁金 9g，蒸百部 9g，生紫菀 12g。

六诊：肌热渐平，浊痰未净，自汗而寐不安，脉息虚细而略缓。再与前法出入，方用桂枝加附子汤合三子养亲汤加味。药用：

川桂枝 4.5g，生白芍 9g，淡干姜 6g，黄附片 18g，灵磁石 45g，酸枣仁 24g，生牡蛎 30g，炙苏子 9g，白芥子 4.5g，莱菔子 4.5g，姜半夏 18g，云茯神 18g，炒茅术 15g，蒸百部 9g。

七诊：肌热渐平，浊痰亦化，寐安力乏，脉息虚缓。再与潜阳理脾，和营肃肺。方用桂枝加附子汤合三子养亲汤加味。药用：

川桂枝 4.5g，生白芍 9g，淡干姜 6g，黄附片 18g，灵磁石 45g，云茯神 18g，生龙齿 30g，酸枣仁 24g，生牡蛎 30g，炙苏子 9g，白芥子 4.5g，莱菔子 4.5g，姜半夏 18g，炒茅术 15g。

八诊：肌热平，痰爽，寐安，食后泛饱，脉息虚缓。证属营卫和，心脾俱衰，肺犹未肃，再与温养心脾，兼肃肺气，方用苓桂术干汤加附子等。药用：

云茯神 18g，川桂枝 6g，炒茅术 15g，淡干姜 6g，黄附片 18g，灵磁石 45g，生龙齿 30g，酸枣仁 24g，生牡蛎 30g，姜半夏 18g，大腹皮 9g，带皮砂仁 9g，炙苏子 9g，蒸百部 9g。

九诊：泛饱已差，痰咳不爽，右边肩臂引痛，脉息虚缓。证属暴寒外侵，经络壅滞，中阳失其运化。再与辛温淡化，方用桂枝加附子汤加味。药用：

川桂枝 6g，酒炒白芍 9g，淡干姜 6g，黄附片 18g，灵磁石 30g，酸枣仁 24g，，生牡蛎 30g，云茯神 18g，炙苏子 9g，白芥子 6g，白杏仁 12g，川羌活 9g，炒茅术 15g，姜半夏 15g。

十诊：痰爽，肢酸，肌热微有起伏，脉息虚缓。证属正虚邪留。再与扶阳和络，兼肃肺气。方用经验方姜桂附子磁枣汤加味。药用：

川桂枝 4.5g，淡干姜 6g，黄附片 18g，灵磁石 30g，酸枣仁 24g，生牡蛎 30g，仙灵脾 12g，巴戟天 18g，川羌活 4.5g，云茯神 18g，炒苍术 12g，姜半夏 15g，炙苏子 9g，白芥子 6g。

十一诊：痰薄不爽，胸膺微觉引痛，神倦，脉息虚缓。证属中气不足，心脾俱衰。再与黄芪建中汤加味。药用：

灵磁石 60g，酸枣仁 24g，炒白术 9g，生牡蛎 45g，生芪皮 9g，炒苍术 15g，云茯神 18g，川桂枝 6g，姜半夏 18g，淡干姜 6g，仙灵脾 12g，白苏子 9g，黄附片 18g，白芥子 4.5g，蒸百部 9g。

十二诊：胸膺痛楚已差，纳呆，肌热微有起伏，脉息虚缓。再与补中益气法加减。药用：

生西芪 9g，北柴胡 4.5g，淡干姜 6g，黄附片 18g，灵磁石 30g，酸枣仁 24g，生牡蛎 45g，云茯神 18g，姜半夏 18g，炒苍术 15g，制川朴 4.5g，白苏子 8g，蒸百部 9g，白杏仁 9g。

【评析】本例患者痰饮一病，用常人眼光看并不是十分复杂，可祝味菊治疗过程却是十分复杂多变，颇费心思，仔细分析，耐人寻味。痰饮一病，《金匮要略》中指出："病痰饮者，当以温药和之。"为我们制定了治疗大法，痰饮为阴邪，非阳不化，祝味菊治疗始终都在扶阳、温阳、潜阳上用药，主要就是针对阴邪。与此同时，在治疗期间患者往往内外合病，外寒引动内饮，造成病情反复，故祝味菊曾反复应用桂枝加附子汤合三子养亲汤加味而治，同时辅以化痰利湿之品，因"江南湿重，脾运多困，苍术、半夏宣发中阳"乃为常用之品。总之，祝味菊治痰饮阴邪，扶阳运脾、通阳化湿、祛痰肃肺，始终应用好热药姜桂附，才是治好本病之关键。

（五十三）咳嗽（痰饮）

郑先生，初诊（1941年2月12日）症状表现：咳呛上气，痰多，苔腻，脉息芤而微数。证属痰饮中聚，肺气不肃，肾失摄纳，心力亦感不足。治当强心摄肾，兼肃肺气。方用小青龙汤合附子磁枣汤化裁。药用：

蜜炙麻黄3g，淡干姜4.5g，姜半夏15g，炙细辛3g，北五味2.4g，黄附片15g，灵磁石60g，酸枣仁24g，仙灵脾12g，云茯神18g，紫苏子9g，白芥子4.5g，炒茅术15g，黑锡丹18g。

二诊（2月16日）：咳呛上气较瘥，脉息转缓而软。再与前法损益，方用经验方附子磁枣汤加味。药用：

蜜炙麻黄3g，淡干姜4.5g，姜半夏15g，黄附片24g，酸枣仁30g，仙灵脾12g，巴戟天24g，云茯神18g，紫苏子9g，白芥子4.5g，炒茅术15g，黑锡丹18g。

【评析】痰饮咳嗽，多是外寒引动内饮，小青龙汤专为此证而设。但祝味菊多师其法而活用其方，原因是该方虽能开表化饮，但扶阳助正之力不足；同时痰饮咳嗽后期，多有肾不纳气，而纳气归肾才是治疗该病之关键。表邪易祛，正气难扶，后期用扶阳益肾、潜阳镇纳之品必不能少，这才能最终使该病得以治愈。

（五十四）胸痞

章先生，壮年，住麦赛尔蒂路。症状表现：胸痞气逆，头昏，寐不安，便溏，苔腻，脉息虚缓。证属肝肾下虚，气湿交阻，中阳失化。治当温潜淡化，方用二陈汤加附子。药用：

青橘叶 6g，生姜 9g，姜半夏 15g，云茯神 15g，黄附片 15g，生牡蛎 45g，炒青皮 4.5g，北柴胡 4.5g，陈薤白 9g，黄郁金 9g，炒茅术 15g，藿梗 9g，川朴花 4.5g。

二诊：前恙稍瘥，脉仍虚细。再与前法损益，方用瓜蒌薤白半夏汤加附子。药用：

瓜蒌壳 12g，陈薤白 9g，姜半夏 18g，黄附片 15g，生牡蛎 30g，酸枣仁 18g，灵磁石 45g，炒青皮 6g，川朴花 6g，生姜 12g，黄郁金 9g，云茯神 15g，炒茅术 15g，藿梗 9g。

三诊：胸痞稍宽，苔腻，脉缓。再与前法损益，方用瓜蒌薤白半夏汤加附子。药用：

瓜蒌壳 12g，陈薤白 9g，姜半夏 24g，淡干姜 9g，乌附块 18g，生牡蛎 30g，藿梗 9g，黄郁金 9g，炒茅术 15g，云茯神 15g，炒荜茇 6g，大腹皮 12g，炒青皮 6g。

四诊：诸恙较瘥，苔腻，脉缓。再与温法，方用干姜苓术汤加附子。药用：

淡干姜 9g，带皮苓 18g，炒茅术 15g，乌附块 18g，生牡蛎 30g，大腹皮 12g，姜半夏 24g，西砂壳 9g，陈薤白 9g，藿梗 9g，黄郁金 9g，黑锡丹 4.5g。

【评析】本例胸痞与胸痹相类似，张仲景认为本病"责其极虚也，今阳虚知在上焦，所以胸痹心痛者，以其阴弦故也"（《金匮要略》），说明其本质乃为阳虚阴盛。祝味菊则从其苔腻、脉缓，判断出阳虚阴盛，其治当温，方药应用始终都是宽胸理气、温阳化饮、扶阳潜阳。初诊方用二陈汤加味，后来用胸痹专方瓜蒌薤白半夏汤加温阳潜阳、化痰理气之品，临床疗效显著；后期用黑锡丹加味扶阳潜阳，以强化本病治疗之远期效果。

（五十五）胃脘痛（水饮）

严女士，老年，住北江西路安庆里4号。症状表现：脘痛，二便不调，食后胀饱，色萎神衰，寐不安，苔白，脉虚迟。证属气虚血少，消化不良，饮邪中聚，阳失潜藏。治当温养心脾，兼培气血。方用归脾汤化裁。药用：

生西芪15g，当归身6g，云茯神18g，酸枣仁24g，黄附片18g，灵磁石45g，生牡蛎30g，姜半夏24g，炒茅术15g，大腹皮12g，良姜炭9g，陈皮9g，生谷芽15g。

二诊：腹满，二便不调，白苔化，脉虚缓。再与前法损益，方用归脾汤化裁。药用：

生西芪15g，云茯神18g，酸枣仁24g，黄附片18g，灵磁石45g，仙灵脾12g，巴戟天18g，上安桂4.5g，炒茅术15g，姜半夏24g，大腹皮12g，西砂壳9g，良姜炭9g。

三诊：胃纳略醒，腹痛亦差，二便已调，苔化，脉虚细而缓。证属心脾之阳稍复，气血仍衰。再与温养心脾为主，方用经验方姜桂附子磁枣汤加味。药用：

川桂枝6g，淡干姜9g，黄附片24g，灵磁石45g，酸枣仁24g，巴戟天18g，仙灵脾12g，胡芦巴12g，生西芪18g，炒茅术15g，云茯神15g，大腹皮12g，西砂壳9g。

四诊：纳醒，食后胀饱，二便调，苔化，脉息虚缓。证属气血两虚，脾运不良。再与扶阳益气，兼培心脾。方用经验方桂附磁枣汤加味。药用：

川桂枝6g，黄附片24g，灵磁石45g，酸枣仁24g，甘枸杞15g，仙灵脾12g，胡芦巴15g，巴戟天18g，生西芪18g，炒茅术 15g，大腹皮 12g，带皮苓 18g，带皮砂仁 9g。

五诊：纳谷渐增，腹满较差，二便调，睡眠不熟，脉虚缓。再与温培心脾为主，方用归脾汤化裁。药用：

当归身 6g，炒白术 15g，生西芪 18g，云茯神 18g，酸枣仁 24g，淡干姜 6g，黄附片 24g，灵磁石 45g，制首乌 15g，巴戟天 24g，仙灵脾 12g，胡芦巴 12g，带皮砂仁 9g，香谷芽 15g。

六诊：腹满已瘥，纳增，睡眠较安，脉虚缓。证属气血仍衰，脾运尚薄。再与温培气血，方用归脾汤化裁。药用：

龙眼肉 15g，云茯神 18g，炒白术 15g，酸枣仁 24g，生西芪 24g，淡干姜 9g，黄附片 24g，灵磁石 45g，巴戟天 24g，生鹿角 15g，制首乌 18g，破故纸 15g，川杜仲 15g，带皮砂仁 9g。

【评析】本例胃脘痛始终都是以归脾汤法来论治，体现了祝味菊虽讲扶阳潜阳，但并不弃阴的学术观点。为什么针对这样的病人，选方用药自始至终都从归脾汤法着手？特别是祝味菊诊断该病人为水饮，更是令人不解？如果我们分析一下归脾汤的作用特点，就能得出一个明显的结论。归脾汤出自《正体类要》，具有益气补血、健脾养心之功用，擅治脾失运化、气血两虚证，既然祝味菊辨识为气血两虚、阳虚肾亏，归脾法可健脾化湿、运脾健胃，可去胃中痰饮水湿，湿痰去而脾胃升降自可恢复。但气血亏虚必然阳虚不足，扶阳益肾才是治愈该病之根本大法。这就是为什么祝味菊始终应用扶阳益肾、化痰健脾之法，并要随症加减，以适应病情之变化，这才能取得良好的临床疗效。

（五十六）肝肿大

沈先生，初诊（1940 年 1 月 27 日）症状表现：右胁痞硬，嗳气，肢浮肿，脉息虚而微数。证属气虚湿盛，肝脏肿大，血行障碍。治当温化为主，方用经验方柴胡姜附汤加味。药用：

北柴胡 9g，酒炒当归 9g，生姜 9g，黄附片 12g，生牡蛎 30g，陈枳壳 9g，黄郁金 9g，炒茅术 15g，赤苓皮 15g，大腹皮 12g，水炙南星 12g。

二诊（1 月 31 日）：再与疏肝理脾法，方用经验方柴牡归术汤加味。药用：

北柴胡 6g，生牡蛎 45g，酒炒当归 12g，炒茅术 15g，炒青皮 6g，大腹皮 12g，水炙南星 12g，仙半夏 18g，藿梗 9g，青木香 4.5g，生姜 9g。

【评析】本案例只有二诊，显然不能完全反映病情发展经过。但通过分析祝味菊的处方用药，还是可以看出他的用药基本思路与特点。柴胡与牡蛎，具有理气机、调升降之功用，是祝味菊针对肝病胁痛喜用之药对，同时辅以除湿、理气、化痰、健脾之品，特别是方中用南星，对于顽痰湿浊之阴邪，具有很好的作用。从总体分析来看，其思路有二：一疏肝气、理升降，二是扶阳气、化湿浊。但这种疾病非短期能够取得良效，必须循序渐进。

（五十七）腹胀

施女士，初诊（1939 年 5 月 25 日）症状表现：病已经年，初起全身肿胀，近年四肢尽消，单腹肿胀，口干，纳呆，泛恶，溲少，脉沉微。证属心脾两虚，水津失布，已成鼓胀。治当强心益脾，方用苓桂术甘汤合附枣加味。药用：

黄附片 18g，酸枣仁 30g，上安桂 4.5g，生白术 15g，带皮苓 18g，仙灵脾 12g，川椒目 18g，大腹皮 12g，砂蔻壳各 9g，生谷芽 15g。

二诊（5月30日）：前方服后，腰部稍宽，略能进食，脉仍微细。脾运稍动，但正气未复。再与强心理脾，方用苓桂术甘汤合附枣加味。药用：

黄附块 24g，酸枣仁 30g，上安桂 4.5g，带皮苓 24g，生白术 15g，仙灵脾 12g，川椒目 9g，桑寄生 15g，大腹皮 12g，西砂壳 9g，生姜 9g。

【评析】本例鼓胀患者，虽只有二诊，但也可以看出祝味菊治疗如此重症，非常重视强心药的应用，这与其注重匡扶人体正气、本体疗法学术思想密切相关。因为一切危急重症，都会累及心脏功能，而心脏之功能强弱，是决定疾病转归的关键。祝味菊认为："吾人有生以来，心肌运动未尝有片刻偷闲，任重道远，为诸脏之冠……然心力有限，长期奋发，势必难支……是以心用衰弱者，预后不良……中药枣、附之强心，绝少副作用，而药力之持久，又为西药所不及，其为强壮性也。"其重视心肾阳气的盛衰，乃火神派之精髓，只有心肾阳气充足，人体才能有充分的抗病能力，自然疗能得以加强，疾病才有被治愈之可能。

（五十八）脾病

吴奶奶，住哈同路333号。初诊（2月9日）症状表现：腺肿，纳呆，中满，便溏，苔腻，脉紧。证属少阳三焦失化，脾运不良，水谷不化。治当温化三焦，方用经验药对柴胡桂枝干姜汤加减化裁。药用：

北柴胡 4.5g，生牡蛎 45g，淡干姜 6g，竹节白附 9g，姜半夏 24g，黄郁金 9g，水炙南星 12g，藿梗 9g，云茯神 18g，大腹皮 12g，炒茅术 12g，青皮 4.5g，西砂壳 9g。

二诊（2 月 11 日）：胃纳稍醒，口腻溲少，脉略缓。再与前法损益，方用柴胡桂枝干姜汤加减化裁。药用：

北柴胡 4.5g，生牡蛎 45g，川桂枝 4.5g，淡干姜 9g，灵磁石 60g，炒茅术 15g，水炙南星 12g，云茯神 15g，竹节白附 9g，姜皮 24g，刺蒺藜 15g，大腹皮 12g，西砂壳 9g。

【评析】本例之脾病，案中说道"腺肿"，似乎是现代医学所称的淋巴结肿大。祝味菊认为其属于少阳病，治疗倡用和解法，"和者，和协其正气；解者，解除其障碍（柴胡宣畅气血，散结调经，为少阳去障、和解之专药"。而用药善用柴胡与牡蛎之对药，其得力弟子陈苏生对此对药研究更为深刻："一升一降，一散一收，自有调节之妙……两药同用有疏通淋巴、推陈致新之功。故凡是淋巴系统病变，无论病在内外上下，均可引以为主药，贵在可以久服，无不良副作用。"同时加上温阳散结、理气宽中之品，久服必定有良效。

（五十九）呃逆

连先生，中年，住山东路。症状表现：呃逆不止，纳呆，溲赤，便溏，苔腻，脉息虚细。证属表虽解而中阳大伤，三焦失化，胃气上逆，肾不摄纳。治当扶阳强心，降逆摄肾。方用经验方附枣黑锡丹合丁香柿蒂汤加味。药用：

黄附片 24g，酸枣仁 24g，云茯神 18g，上安桂 4.5g，淡干姜 9g，丁香 2.1g，柿蒂 9 枚，姜半夏 18g，炒茅术 15g，大腹皮 12g，仙灵脾 12g，黑锡丹 15g。

二诊：呃逆稍减，腻苔略化，再与温中降逆，方用经验方附枣黑锡丹合丁香柿蒂汤加味。药用：

黄附片30g，酸枣仁24g，灵磁石30g，淡干姜9g，上安桂4.5g，仙灵脾12g，丁香2.1g，柿蒂7枚，姜半夏18g，云茯神18g，炒茅术12g，黑锡丹15g，制川朴4.5g。

三诊：呃逆止，苔白腻，脉虚缓。证属中阳未复，湿邪尚盛。再与扶阳和中，方用经验方姜桂附磁枣汤加味。药用：

淡干姜9g，川桂枝6g，黄附片30g，灵磁石60g，酸枣仁24g，云茯神18g，姜半夏18g，炒茅术15g，仙灵脾12g，黑锡丹15g，大腹皮12g。

四诊：呃止，已得寐，苔仍腻，脉虚缓。证属中阳渐复，寒湿尚盛。再与前法损益，方用经验方姜附磁枣汤加味。药用：

淡干姜6g，黄附片30g，灵磁石30g，酸枣仁24g，云茯神18g，胡芦巴12g，仙灵脾12g，巴戟天18g，炒茅术15g，炙苏子9g，姜半夏18g，大腹皮12g，西砂壳6g。

五诊：溲长，纳醒，头昏，黑苔已化，脉缓。再与潜降理脾，兼扶阳气。方用经验方姜附磁枣汤加味。药用：

淡干姜9g，黄附片30g，灵磁石30g，酸枣仁24g，云茯神18g，胡芦巴12g，仙灵脾12g，巴戟天18g，明天麻6g，姜半夏15g，大腹皮12g，炙苏子9g，炒茅术15g。

【评析】本案例中，祝味菊除了对症应用降逆止呃药之外，始终都在应用温潜益肾、化湿理气之品。为什么始终要用温法？这还要从他注重阴阳辨识来分析。祝味菊从舌脉观察认为"舌苔腻、脉虚细缓"都是阳虚之表现，而阳虚不足，"处治之法，始终宜温……不足在表，温以卫之；不足在里，温以壮之；不足在心，温而运之；不足在脾，温而和之；下虚而上盛，温以潜之；少气而有障，温以行之；形不足者，温之以气；精不足者，温之以味。温药含有强壮之意，非温不足以振衰惫，非温不足以彰气化……凡是不足，皆当用温。"这才是他的用药之道。

（六十）泄泻

施先生，中年，住忆定盘路。症状表现：痢后泄泻不化，完谷不化，自汗，腹鸣，溲少，苔腻，脉息虚大。证属脾肾两虚，消化不良，肾关失固。治当扶阳益气，兼固脾肾。方用补中益气汤合四神丸化裁。药用：

生西芪 15g，漂苍术 12g，炒白术 15g，川桂枝 6g，黄附片12g，破故纸 18g，肉豆蔻 9g，诃子肉 9g，煨益智 12g，仙灵脾12g，云茯神 18g，炒泽泻 9g，姜半夏 15g。

二诊：食物已化，泄泻未已，自汗，溲少，脉仍虚大。证属心力稍佳，脾肾阳仍未复。再与前法损益，方用四神丸加减化裁。药用：

生西芪 15g，川桂枝 9g，黄附片 24g，灵磁石 45g，云茯神24g，破故纸 18g，炮姜炭 9g，肉豆蔻 9g，煨益智 12g，赤石脂24g，菟丝饼 18g，仙灵脾 12g，漂苍术 18g，姜半夏 15g。

三诊：泄泻止，腻苔已化，脉息虚缓。证属脾运渐复，肾气能纳。再与温培三阴，兼以潜阳之品。方用经验方姜附磁枣汤加味。药用：

炮姜 9g，黄附片 24g，灵磁石 60g，酸枣仁 24g，生龙齿45g，仙灵脾 12g，菟丝饼 18g，破故纸 18g，巴戟天 24g，朱茯神 24g，生西芪 12g，生茅术 18g，带皮砂仁 9g。

四诊：泄泻止而复作，纳谷尚少，腻苔已化，脉息迟大。证属下焦阳化，脾不约而肾不纳。再与扶阳固肾益脾为主，方用经验方姜桂附磁枣汤加味。药用：

川桂枝 6g，炮姜 9g，黄附片 24g，灵磁石 60g，酸枣仁 24g，生龙齿 30g，菟丝饼 18g，益智仁 12g，破故纸 24g，仙灵脾 12g，生於术 18g，肉豆蔻 12g，朱茯神 24g，炒泽泻 9g。

五诊：泄泻止，纳醒，得寐，腻苔略化，脉息虚缓，右关略大。证属肾气渐固，虚阳亦潜。再与扶阳强心，兼固脾肾。方用经验方姜附磁枣汤加味。药用：

炮姜 9g，黄附片 24g，灵磁石 60g，酸枣仁 24g，生龙齿 75g，朱茯神 24g，破故纸 24g，仙灵脾 12g，巴戟天 24g，胡芦巴 12g，肉豆蔻 12g，生於术 18g，炒泽泻 9g。

六诊：纳醒，寐安，便溏，腹满痛，脉息缓大。证属下元不固，脾运未复。再与前法损益，方用经验方姜桂附磁枣汤加味。药用：

炮姜 9g，川桂枝 9g，黄附片 24g，灵磁石 60g，酸枣仁 30g，青龙齿 30g，朱茯神 24g，淡吴萸 9g，肉豆蔻 9g，仙灵脾 12g，破故纸 24g，广木香 4.5g，炒苍术 18g。

七诊：纳醒，便结，腹痛亦瘥，气少力乏，脉息沉迟。再与扶阳益气，兼固脾肾。方用经验方姜附磁枣汤加味。药用：

炮姜 9g，黄附片 24g，灵磁石 60g，酸枣仁 24g，青龙齿 45g，破故纸 24g，巴戟天 18g，菟丝饼 18g，仙灵脾 12g，川杜仲 15g，炒苍术 15g，云茯神 24g，大腹皮 12g。

八诊：诸恙渐瘥，泄少，力乏，脉息迟大。证属气血两虚，心肾不足。再与温养心脾，兼益肾气。方用经验方姜附磁枣汤加味。药用：

炮姜 9g，黄附片 24g，灵磁石 60g，酸枣仁 24g，青龙齿 45g，仙灵脾 12g，破故纸 18g，菟丝饼 18g，云茯神 24g，生西芪 15g，炒苍术 15g，姜半夏 15g，西砂壳 9g。

【评析】泄泻一病，暴泻为实，久泻为虚。此案病例由痢疾后导致泄泻不已、完谷不化、自汗等，临床证候均显示出为中焦虚寒、脾肾阳亏之象。祝味菊紧紧抓住阳虚这一关键，采用扶阳益气、温固脾肾法进行论治。期间证候虽有反复，但万变不离其宗，他以附片配磁石、龙齿扶助阳气，温阳潜镇，调护体力，一贯而终，佐以众药辅助，正旺一分，则邪却一分，如此步步为营，病终向愈。

（六十一）滞下（痢疾）

李女士，初诊（1939年8月2日）症状表现：发热，体酸，腹痛，滞下，苔腻，脉弦细。证属湿浊内蕴，风寒外束，营卫不和，三焦失化。治当辛开温导，方用经验方乌黄汤合平胃散化裁。药用：

制草乌6g，酒军4.5g，生姜9g，漂苍术15g，大腹皮12g，川羌活6g，广香薷3g，白杏仁12g，姜半夏15g，广木香4.5g，山楂炭9g，莱菔子9g。

二诊（8月3日）：肌热汗出较平，滞下略爽，腹痛，苔腻，脉息转缓。证属表气较和，内邪未清。再与辛开，方用经验方乌军汤加味。药用：

制草乌6g，酒军4.5g，漂苍术15g，大腹皮12g，川羌活6g，白杏仁12g，姜半夏15g，广木香4.5g，山楂炭9g，鲜藿香9g，淡干姜6g，陈薤白9g，桔梗9g，姜汁炒酒川连1.5g。

三诊（8月4日）：肌热已平，腹痛滞下未瘥，胸痞，苔腻，脉息虚缓。证属表已和，正虚内邪未除。再与扶正导滞，方用经验方姜附磁枣汤加味。药用：

炮姜炭9g，黄附块15g，灵磁石45g，酸枣仁30g，朱茯神

18g，姜半夏 24g，黄郁金 6g，淡苁蓉 12g，莱菔子 15g，山楂炭 9g，广木香 4.5g，陈薤白 15g，炒茅术 15g。

四诊（8 月 6 日）：滞下渐瘥，中满，寐不安，苔浊，脉沉缓。证属胃气不和，饮邪格拒。再与潜阳和中，方用经验方姜附磁龙牡汤加味。药用：

炮姜炭 9g，黄附片 18g，灵磁石 60g，生龙齿 45g，生牡蛎 45g，破故纸 15g，覆盆子 12g，姜半夏 15g，云茯神 18g，炒茅术 15g，炒莱菔子 9g，大腹皮 12g，山楂炭 9g。

五诊（8 月 8 日）：滞下已瘥，寐稍安，苔化，脉沉缓。再与前法损益，方用经验方姜附磁龙汤加味。药用：

生姜 12g，黄附片 24g，灵磁石 60g，生龙齿 45g，巴戟天 18g，仙灵脾 12g，胡芦巴 12g，姜半夏 24g，云茯神 18g，炒茅术 15g，大腹皮 12g，藿梗 9g，制川朴 6g。

六诊（8 月 10）：胃纳见苏，溲少，脉沉缓。再与温潜淡化，方用经验方姜附磁枣汤加味。药用：

生姜 12g，黄附片 24g，灵磁石 60g，酸枣仁 24g，生龙齿 45g，巴戟天 18g，仙灵脾 12g，姜半夏 15g，云茯神 18g，炒於术 15g，大腹皮 12g，藿梗 9g，炒麦芽 15g。

七诊（8 月 12 日）：再与前法损益，方用姜附磁枣汤加味。药用：

淡干姜 6g，生姜 12g，黄附片 24g，灵磁石 60g，酸枣仁 24g，生龙齿 45g，紫石英 30g，巴戟天 18g，仙灵脾 12g，姜半夏 15g，云茯神 18g，炒於术 15g，大腹皮 12g，藿梗 9g，生首乌 15g，炒麦芽 15g。

【评析】本例之滞下，类似现代的胃肠炎。8 月正是夏季炎热之时，外感风寒，内伤饮冷，外感在内伤之基础上导致疾病之发作。外感开表,内伤温里,但是邪滞于内,气机不行,则出现一系列症状表现。祝味菊治疗本病,虽见病人滞下并非收敛,而遵从"腑以通为用"之理,采用"通因通用"之治法与方药,开始通用酒大黄,中间采用柔润之肉苁蓉温通益肾,后期则用生首乌以达通下润肠之作用,始终不离"通"。最后以潜镇扶阳、健脾化湿收功,达益肾扶阳之目的。

(六十二)休息痢(痢疾)

顾先生,初诊(1940年1月23日)症状表现:腹泻经年不已,时见赤白,苔白腻,脉沉细。证属中寒湿盛,痢后湿邪未清,治当温中化湿,方用真人养脏汤加附子化裁。药用:

黄附块15g,炮姜9g,上安桂4.5g,油当归9g,煨诃子肉9g,破故纸15g,肉豆蔻9g,赤石脂24g,淡苁蓉9g,漂苍术15g,大腹皮12g,姜半夏15g,苦参子3粒(桂圆肉包吞)。

二诊(1月26日):调整处方。药用:

黄附块15g,炮姜9g,上安桂4.5g,煨诃子肉9g,破故纸15g,肉豆蔻9g,赤石脂24g,漂苍术15g,大腹皮12g,姜半夏15g,苦参子3粒(桂圆肉包吞),西砂仁9g,淡吴萸9g。

三诊(1月29日):前症稍瘥,脉仍虚细。再与前法损益。药用:

黄附块15g,炮姜9g,上安桂4.5g,煨诃子肉9g,赤石脂24g,漂苍术15g,大腹皮12g,姜半夏15g,苦参子3粒(桂圆肉包吞),西砂仁9g,玉桔梗9g,益智仁9g,陈薤白9g。

四诊(2月1日):调整处方。药用:

黄附块15g,炮姜9g,上安桂4.5g,赤石脂24g,漂苍术15g,大腹皮12g,姜半夏15g,玉桔梗9g,陈薤白9g,广木香

4.5g，油当归 12g。

【评析】痢疾时作时止，经年延绵，是谓休息痢也。总因脾胃亏损，食入难化，渐成积滞，壅遏肠间，与湿胶柱，下迫肠道而致虚实夹杂之证。参照患者苔白腻、脉沉细等中焦虚寒之象，当予温中祛其寒，兼扶脾土化其滞，黄附块、上安桂、炮姜补脾助阳；淡苁蓉、破故纸补肾助阳，先后天共补，提携正气；配以漂白术、大腹皮、姜半夏健脾利湿；当归活血散寒止痛；再用煨诃子、肉豆蔻温中收涩耗散之气；苦参子燥湿杀虫解毒，为防止苦寒伤胃，祝味菊以龙眼肉包之服用，效果尤佳。其后病案虽未再出症状，但从其方药加减观察，裁去诃子肉、苦参子、砂仁、肉豆蔻，想必是痢疾已除，再添玉桔梗、广木香、陈薤白等升阳理气，巩固脾胃。

（六十三）滞下（痢疾）

姚女士,40 岁,住白尔路太和里。症状表现:滞下经年不已，成漏症，目花力乏，脉息沉缓。证属久痢脾肾俱伤，消化不良，脏器俱失营养。治当温固脾肾为主，方用四神丸化裁。药用：

破故纸 18g，赤石脂 24g，肉豆蔻 9g，诃子肉 12g，炮姜炭9g，云茯神 18g，菟丝饼 18g，酸枣仁 24g，巴戟天 18g，炒白术 15g，姜半夏 12g。

二诊：前症较差，脉息虚缓。再与前法损益，方用四神丸化裁。药用：

破故纸 18g，肉豆蔻 9g，诃子肉 12g，煨益智 12g，赤石脂24g，云茯神 18g，灵磁石 45g，酸枣仁 24g，菟丝饼 18g，仙灵脾 12g，炒白术 15g，姜半夏 12g，带皮砂仁 9g。

三诊：便血止，腹膨，纳呆，寒热日作，汗出即罢，脉息虚数。证属寒邪外袭，营卫不和。再与标本兼理，方用柴胡桂枝干姜汤化裁。药用：

北柴胡9g，川桂枝9g，淡干姜9g，生牡蛎30g，云茯神18g，炒苍术15g，酸枣仁24g，赤石脂24g，姜半夏18g，益智仁12g，破故纸18g，肉豆蔻9g，大腹皮9g。

四诊：寒热已无，泄泻，腹胀稍差，脉息转缓。表邪已解，再与益气理脾，兼培心肾。方用归脾汤化裁。药用：

生西芪15g，云茯神18g，生白术15g，酸枣仁24g，灵磁石30g，破故纸18g，肉豆蔻12g，姜半夏15g，益智仁12g，赤石脂24g，炮姜9g，带皮砂仁9g，北柴胡4.5g。

【评析】本例病情比较复杂，按照其所描述，患者既有腹泻，又可能兼有痔漏，虽属中年，但久病体质较差，加之腹泻日久，处于极度虚寒之中。虽然病人极度阳虚阴盛，但号称"祝附子"的祝味菊却出人意料地并未用附子，而且是自始至终都未用附子。病人在三诊之时突然出现少阳寒热证，出现此种情况有两种可能：一种合并外感风寒，另外一种情况就是"热药反应"。笔者觉得第二种的可能性较大，因极度虚寒阳衰之人，最易产生热药反应，虽然未用附子，一旦热药下腹，会很快激发体内功能之反应，特别是病人所表现出少阳证，也就说明病人开始发病就是因为少阳不解，久病入里，而热药通过匡扶人体正气、阳气，把来邪从原路引出。病人能在这么短的时间内，病情得以迅速好转与向愈，与此密切相关。

（六十四）遗精

方先生，壮年。症状表现：宿有咯血，近期遗精，失眠，苔白，脉弦而芤。证属精关不固，治当温养，方用桂枝加龙牡汤加味。药用：

川桂枝 9g，生白芍 8g，生姜 9g，生龙骨 30g，生牡蛎 30g，灵磁石 45g，酸枣仁 18g，云茯神 15g，白莲须 12g，大芡实 15g，沙苑子 12g，生白术 15g，姜半夏 15g。

二诊：遗精已少，夜已得寐，舌苔渐化，脉转沉细。再与前法损益，桂枝加龙牡汤加附磁枣汤。药用：

川桂枝 9g，生白芍 9g，生龙骨 24g，生牡蛎 30g，黄附片 12g，灵磁石 45g，酸枣仁 18g，云茯神 15g，沙苑子 18g，覆盆子 12g，生白术 15g，姜半夏 15g，炒茅术 12g。

【评析】祝味菊遵仲景《金匮要略·血痹虚劳》中的治法，以桂枝加龙牡汤施治，燮理阴阳，交通心肾，固精止遗。方中桂枝温阳，芍药敛阴，两药相合，养阴涵阳，阴阳共济；龙骨潜阳入阴，牡蛎益阴敛阳，与桂芍相配，更奏阳固阴守之效；酌加白莲须、大芡实涩精固脱；茯神、枣仁安神养心；沙苑子补肾养肝固精。故二诊时，遗精已少，夜已得寐，舌苔渐化，说明方药切中病机。祝味菊再添黄附片，是为增强固肾扶阳之力而专设，以取阳固阴秘之效。

（六十五）虚劳

吴先生，初诊（1941 年 2 月 20 日）症状表现：耳鸣，目眩，心悸，肢麻，脉息弦芤。证属心肾阳气不足，神衰脾弱，消化不良。治当温养为主，方用经验方姜附磁枣汤加味。药用：

淡干姜 9g，黄附片 45g，灵磁石 45g，酸枣仁 24g，紫石英 45g，生鹿角 18g，巴戟天 30g，仙灵脾 12g，川杜仲 15g，朱茯神 18g，炒茅术 15g，姜半夏 18g，棉子霜 15g。

二诊（2 月 25 日）：诸恙渐瘥，脉仍弦。再与温养，方仍用经验方姜桂附磁枣汤加味。药用：

淡干姜 9g，川桂枝 9g，黄附片 45g，灵磁石 60g，酸枣仁 24g，生鹿角 18g，巴戟天 30g，仙灵脾 12g，川杜仲 15g，炒牛膝 9g，炒茅术 15g，姜半夏 18g，棉子霜 15g。

三诊（3月11日）：头胀瘥，腰酸，脉息仍缓。再以扶阳益肾，方用经验方姜附磁石汤加味。药用：

生鹿角 18g，灵磁石 60g，仙灵脾 12g，狗脊 15g，炒茅术 15g，黄附片 45g，巴戟天 30g，千年健 15g，川杜仲 15g，姜半夏 18g，淡干姜 18g，小茴香 18g，棉子霜 15g。

【评析】祝味菊治病擅长扶助人体阳气，他认为人体患病之后，能否迅速痊愈，不在于病邪所造成的诱发因素，而关键是人体对疾病所产生的自我修复能力，即他所说的本体疗法、自然疗能等。本例虚劳一病，更是因为人体的阳气活动功能下降，导致一系列症状发生。其治着眼于扶阳潜阳、益肾固本，自始至终都用温养益肾之药，体现出他的温补学术思想。值得一提的是，祝味菊善用附子，雅号"祝附子"，其实附子用量几乎都不算太大，而本例则例外，附子量达到 45g，可谓是本书中应用附子最大剂量的医案。原书中都注明附子先煎，但未标明其煎煮时间，按《伤寒质难》中所说："服用各类附子，必须先以热水煎煮至半小时以上，再纳其他药同煎，则附子之麻味消失，虽温而勿僭矣。"笔者经验，附子用量在 30g 以下时方可这样，若在 45g 以上，煎煮时间最好超过 1 小时，以防止意外发生。

（六十六）月经不调

徐小姐，19岁，住鲁班路。初诊（2月14日）症状表现：月事过期，腹痛，肢酸，头晕，心悸，脉虚细。证属心阳不足，

心力衰惫，冲任失调，治当温养，方用《内经》四乌鲗骨一蘆
茹丸加味。药用：

乌贼骨 15g，茜草根 4.5g，炮姜 9g，黄附片 15g，灵磁石
45g，酸枣仁 30g，朱茯神 15g，破故纸 15g，炒杜仲 15g，仙灵
脾 12g，桑寄生 15g，炒白术 15g，全当归 15g。

二诊（2月17日）：腹痛瘥，心悸，肢乏，脉息虚细。再与
前法损益，方用四乌鲗骨一蘆茹丸加味。药用：

乌贼骨 12g，茜草根 4.5g，炮姜 9g，黄附片 15g，灵磁石
45g，酸枣仁 30g，朱茯神 18g，巴戟天 18g，仙灵脾 12g，破故
纸 15g，生鹿角 15g，毛狗脊 15g，炒白术 15g。

【评析】本例病人月经不调，从症状描述来看乃是一派虚
寒之证。"寒者温之"，祝味菊最为推崇，方用《内经》中最经
典方药四乌鲗骨一蘆茹丸加味。该方是治疗血虚精枯病之专药，
但仍然缺乏温阳益肾之品，所以方药中加上大量益肾温阳之品，
虽只二诊却疗效显著。

（六十七）骨痨

陆儿，初诊（1941年3月1日）症状表现：背叠胸高，足
痿不能行，疼痛不得寐，肌热起伏，脉息虚数。证属痨瘵伤及
督脉，治当甘温为主，方用经验方乌头磁枣汤加味。药用：

制草乌 6g，灵磁石 60g，酸枣仁 18g，生鹿角 12g，巴戟天
18g，仙灵脾 9g，毛狗脊 12g，川杜仲 12g，云茯神 12g，炒白
术 12g，川羌活 4.5g。

二诊（3月4日）：肌热渐平，寐稍安，脉仍如故。再与前
法甘温，方用经验方乌头磁枣汤加味。药用：

制草乌 6g，灵磁石 60g，酸枣仁 18g，生鹿角 12g，巴戟天

24g，仙灵脾 12g，毛狗脊 12g，骨碎补 9g，川杜仲 12g，水炙南星 12g，炒白术 12g，川羌活 4.5g，生谷芽 12g。

【评析】本例患儿年幼病重，痨瘵并鸡胸，加之骨痨，可谓是病情深重。祝味菊治疗如此重症，甘温大补，药用重剂，加之血肉有情之品。虽然只有两诊，但我们可从中看出祝味菊擅长温补一法治疗多种疑难杂症，能取得好的效果，但需要循序渐进，长期调治，非朝夕所能收功。

（六十八）脚肿

安先生，初诊（1939 年 12 月 15 日）症状表现：脚肿，苔腻，脉息缓大。证属阳虚，心脾不足，湿邪下注。治当与温化淡渗为主，方用桂附四妙散化裁。药用：

生茅术 15g，黄附片 18g，川桂枝 9g，生苡仁 24g，木防己 12g，灵磁石 45g，川独活 6g，宣木瓜 15g，大腹皮 12g，姜半夏 15g。

二诊（12 月 26 日）：脚肿渐消，脉仍缓大。再与通阳化湿，以丸剂缓调，仍用桂附四妙散化裁。药用：

黄附块 90g，生苡仁 120g，灵磁石 120g，川牛膝 45g，木防己 90g，仙灵脾 60g，宣木瓜 120g，老松节 60g，巴戟天 90g，川桂枝 60g，川独活 60g，桑寄生 120g，生三七 30g，棉子霜 90g。

用法：上药如法炮制，炼蜜为丸，如绿豆大，每服 15 粒，日三服，饭前白汤送下。

【评析】本例患者脚肿、苔腻、脉息缓大。下肢浮肿，阳气不能升腾所致；加之苔腻、脉息缓大，更是一派阴盛阳衰，湿浊弥漫之状态。治当扶阳抑阴，化湿消浊。桂附必用，但化湿消浊之品也不可少。本病非一日所起，治也非朝夕之功，故二诊之后加益肾之品，制成丸剂使用。丸者，缓也，缓慢之图也，持久服用方可建功。祝味菊一贯擅长扶正固本，予以匡扶之道，正气足而邪自去，体现出协助人体自然疗能之法也。

（六十九）水肿

朱先生，初诊（1941年1月12日）症状表现：气促痰多，溲少，腹膨，下肢肿胀，脉沉细而虚。证属心肾两虚，脾湿复盛，肝气郁而不达，三焦俱失疏化。治当与扶阳强心益肾，兼理三焦。方用附子五苓散化裁。药用：

黄附片18g，生牡蛎45g，安桂4.5g，带皮苓24g，大腹皮12g，炒茅术15g，生姜皮9g，川椒目12g，炒青皮4.5g，西砂壳9g，刺蒺藜12g，姜半夏18g，仙灵脾12g。

二诊（1月14日）：逆气稍瘥，痰爽，囊肿渐消，大便行，溲亦增，脉仍虚缓。证属中阳稍化，心脾仍虚。再与前法损益，仍用附子五苓散化裁。药用：

黄附片24g，生牡蛎45g，带皮苓24g，灵磁石45g，酸枣仁24g，大腹皮12g，炒白术15g，安桂4.5g，川椒目12g，生姜皮9g，西砂壳9g，胡芦巴9g，仙灵脾12g。

三诊（1月16日）：全身浮肿渐消，忽增咳呛，脉仍虚缓。证属心力稍佳，中阳未化，新感外邪，肺气不肃。再与扶阳强心，兼肃肺气。方用附子麻黄汤加味。药用：

黄附块30g，灵磁石60g，酸枣仁24g，蜜炙麻黄4.5g，川桂枝9g，白杏仁12g，生姜12g，带皮苓24g，白苏子9g，仙灵脾12g，生白术15g，大腹皮12g，川椒目12g。

【评析】水肿乃为阴邪水湿过盛，阴盛者阳必衰，治水肿必扶阳抑阴、利水消肿。祝味菊擅长应用扶阳药物，治水肿温阳益肾、开表化湿，附子与益肾药合用则阳生有源，利湿消肿而不伤正气；麻黄汤、五苓散、五皮饮开表利湿消肿，加附子与益肾之品，才能助扶阳之根本，服药之后效果显著。

（七十）白虎历节（关节炎）

朱女士，初诊（2月20日）症状表现：四肢肿痛，寒热间作近增，胸痞气逆，咳呛纳呆，脉缓大。证属风湿交阻，营卫不和，经络壅滞，中气不足。治与强心和营，佐以通阳和络。方用桂枝加附子汤加味。药用：

川桂枝12g，生白芍12g，黄附片18g，酸枣仁30g，灵磁石60g，宣木瓜15g，川羌活6g，朱茯神18g，桑寄生15g，远志4.5g，黄郁金6g，柏子霜12g，炒苡仁18g。

二诊（2月21日）:胸痞气逆稍瘥，寒减热仍炽，眠食稍安，脉缓大。再与强心和表，方用麻黄汤加附子化裁。药用：

水炙麻黄4.5g，川桂枝12g，黄附片21g，灵磁石60g，酸枣仁30g，朱茯神18g，仙灵脾12g，川羌活9g，生苡仁24g，柏子霜12g，桑寄生15g，黄郁金6g，大腹皮12g。

【评析】白虎历节实乃痹证寒热夹杂之证，从病人的表现来看，寒热往来、四肢肿痛显示出阳虚而营卫不和。祝味菊擅长扶阳益肾固本，强化人体心肾之阳气，同时开表化湿、消肿安神，用治此病症会有较好的疗效。但白虎历节之病非一日之功，二诊病情稍有改变，真正的治愈还有待时间。

（七十一）中风（类中）

张先生，初诊（1月14日）症状表现：耳鸣目花，肢麻言謇，口歪气逆，溲频短，苔白腻，脉沉弦。证属上盛下虚，血压过高，气血并上，中湿复盛，经络壅滞，心肾亦衰，病机关键是阳虚感寒。治当潜阳化湿，兼益心肾。方用黑锡丹加味。药用：

黑锡丹 9g，黄附片 15g，灵磁石 60g，酸枣仁 24g，生牡蛎 15g，炒茅术 15g，朱茯神 18g，姜半夏 24g，杭菊花 6g，明天麻 9g，桑枝 15g，大腹皮 12g，生姜汁半茶匙。

二诊（1 月 16 日）：再与潜阳、淡化，方用附磁枣牡汤加味。药用：

灵磁石 60g，炒茅术 18g，生牡蛎 45g，朱茯神 18g，破故纸 15g，黄附片 18g，胡芦巴 15g，酸枣仁 24g，姜汁炒川连 2.4g，仙灵脾 12g，明天麻 9g，大腹皮 12g。

三诊：诸恙如前，脉仍弦细。再与前法损益，方用黑锡丹加味。药用：

黑锡丹 12g，黄附片 18g，灵磁石 60g，生牡蛎 45g，炒茅术 18g，酒川连 1.8g，云茯神 18g，姜半夏 30g，上安桂 4.5g，明天麻 6g，大腹皮 12g，生姜 9g。

【评析】本病例乃典型的中风病。祝味菊治疗如此之重症病人，紧紧抓住病人生命之根本，强化心肾之功能以稳定人之根本，潜阳化湿以治病之标象。开始选用黑锡丹加减，黑锡丹方前面病案中我们做过分析，该方具有益肾潜阳之功效，但成药力小效微，只有加配该方中药物扶阳益肾、镇潜阳浮，才能达到治疗目的。二诊虽有调整，但三诊又调整过来，仍用一诊之思路，表明该病近期变化不大，病情仍处在危重时期。前后三诊处方只能看出祝味菊的治疗思路，病情恢复仍然需要时间。其间病人似夹有热象，故他用了一味川连，但剂量很小，因祝味菊充分认识到，寒凉之药可降低正气之功能，小量暂用治其标，中病即止，防止过用寒凉之品是他的一贯学术思想。

（七十二）失眠

胡夫人，住新闸路同安坊22号。初诊（1月20日）症状表现：头昏耳鸣，夜不成寐，便秘，肌热，微有起伏，苔白腻，脉息弦兀。证属下虚上盛，中湿隔拒，阳上浮，潜藏失，下虚上盛，隔阳于上。治当温潜为主，方用经验方附磁龙牡枣仁汤加味。药用：

灵磁石60g，生龙齿15g，生牡蛎45g，酸枣仁24g，麦芽15g，黄附片15g，明天麻6g，大腹皮12g，朱茯神18g，姜半夏24g，炒茅术15g，酒连4.5g。

二诊：诸恙如前，脉转沉细，再与潜阳益脾，方用半硫丸加味。药用：

半硫丸15g，仙灵脾16g，灵磁石60g，生龙齿45g，酸枣仁24g，明天麻6g，仙半夏24g，苦丁茶2.4g，朱茯神18g，炒茅术15g，白杏仁12g，麦芽15g，大腹皮12g。

三诊（1月24日）：寐尚未安，大便行而不畅，苔腻，脉沉缓。浮阳未敛，心肾不交，再与前法损益，方用经验方附磁龙枣汤加味。药用：

黄附片15g，灵磁石60g，生龙齿45g，酸枣仁24g，朱茯神24g，炒茅术15g，柏子霜9g，明天麻9g，姜半夏24g，白杏仁12g，远志4.5g，仙灵脾12g，大腹皮12g，半硫丸18g。

【评析】祝味菊擅长应用温潜法，该法对于失眠病人具有特殊的效果，后世对此多有发挥，其弟子们也继承了祝氏这一方法，并取得了良好的效果。祝味菊认为："虚人而躁甚者，气怯于内，阳浮于上，其为兴奋乃虚性兴奋也。甘凉之剂，可令小安，缓和之效也，因其小效，而频服之，则气愈怯则阳愈浮矣。此非亢阳之有余，乃阳衰不能自秘也。大凡神经衰弱者，易于疲劳，又易于兴奋，滋阴清火之法虽有缓解兴奋之效，然其滋柔阴腻之性足戕贼元阳，非至善之道也。"阳虚之人，多阳虚上浮，上浮之虚阳表现为热，此热为假象，是阳衰不能自秘造成的。气虚阳弱是本，治当温补；阳浮是标，治当潜降。正如祝味菊所言："气虚而兴奋特甚者，宜与温潜之药，温以壮其怯，潜以平其逆，引火归原，导龙入海，此皆古之良法，不可因其外形之兴奋，而滥与清滋之药也。"祝味菊以附子为主，配伍磁石、龙齿、牡蛎、酸枣仁为辅所组成的附磁龙牡枣仁汤为其经验方，随症加味，治疗失眠多有良效，后世重复应用也多收效佳。

注：以上（二十一）至（七十二）案均摘自招萼华《祝味菊医案经验集》（上海科技出版社，2007）

五、弟子回忆祝味菊医案

　　上海市普陀区中医医院的王云峰老中医，是上海中国医学院第七届毕业生，曾跟祝味菊学习与临床实践，目睹并记录了多则祝味菊医案，该回忆医案原文分 7 期刊载于《辽宁中医杂志》，首期刊于 1985 年第 7 期，末期刊于 1990 年第 3 期。同时在《四川中医》1986 第 7 期及《山西中医》1990 第 5 期也刊登回忆医案。其在自述中说道："余忝列门墙，从游多年，每于疑难杂症在侧侍诊，所知较详。老师久已作古矣，爰将四十年前医案，仅就记忆所及，约略介绍如下。"该回忆医案录又收录在《三家医案·赵守真、祝味菊、范中林》中，现转载如下：

（一）用方重，医奇疾

　　蒋姓妇人，年 48 岁。每天早晨醒来必手足抽动，甚或大跳，床几为之倒塌，如此者 2～3 小时，则抽搐自然停止，能勉强进行家务劳动。神志始终清楚，每逢寒暖交替节气，如立春、立秋、冬至等，发作更甚。全家为妇病而担忧，其夫闻有能治此病者，必踵门求医，而所服之方，不外羚羊角、天麻、石决明等药。由于多服凉药，中焦受伤，又并发了胃病，早上呕吐之后，胃痛始减，一病未已，又增一病。后闻祝师善治疑难杂症，即上门求诊。经过诊查，断为虚阳上浮，非肝风也，而胃气受戕，中寒久留。处方：生龙齿（先煎）30g，活磁石（先煎）45g以潜阳；附子（先煎）12g以益阳气；代赭石（先煎）18g以镇逆；旋覆花（包煎）9g，淡干姜9g，温中祛寒理气；全蝎（去毒）6g，大蜈蚣6g以定惊。另佐姜半夏12g，陈皮9g，炒白术12g以理中焦。服3帖后，抽搐跳动及胃痛呕吐均已大减，虽冬至节降临，疾病亦未大发。药既对症，再用前法。生龙齿（先煎）30g，活磁石45g，黄附片（先煎）12g，淡干姜9g，姜半夏12g，陈皮9g，石菖蒲9g，嫩钩藤12g，全蝎9g，蜈蚣9g，旋复梗12g，制香附12g。连服4帖，抽搐大定，胃仅隐痛，呕恶全止，心情愉快，胃纳增加，再续服上方4帖以巩固疗效。以后纵然发作，即以原药方照服3帖，病即霍然。

（二）温通治痢，独其匠心

徐姓，男，50岁。常居于潮湿之地，因饮食不节，突患痢疾，日夜泻数十次，腹部胀满，里急后重，红白相间，高热不退，迁延十余天之久，形瘦色晦，四肢疲乏，几不能行走矣。到处求医，皆云暑湿内伏，湿热弥漫，湿为黏腻之邪，非易速痊。又换一医诊治曰："汝之病痢，除赤白之外，还有青黄之色，实为五色痢，而饮食入口即吐，又属禁口痢之类，脾胃已败，将无能为力矣。"勉处一方，嘱另请高明。徐君为人拘谨，闻此言语，病更加重，呻吟床褥，苦不堪言。经其戚友介绍至祝师处求治。患者呻吟叙述病况。祝师曰："汝病本不重，因循贻误，致有今日，尚无恐也。"患者闻言，愁容为之略展。师又曰："汝病由于中寒与食滞交阻，郁而成痢，应予温通，中寒得温则化，

食滞得通即能下行。"处方：附子 12g，熟大黄 9g，槟榔 9g，广
木香 9g，肉桂 3g，甘草 6g，桔梗 12g，芍药 12g。连服 3 帖，
所下赤白之痢甚多，里急后重大减，精神增加，呕吐亦止，渐
能饮食。师对诸生指示曰："导气汤为治痢圣药，再加附子如锦
上添花矣，今用之果然。"再为处方，以桂圆肉包 7 粒鸦胆子吞
服。赤白痢不见，大便转为黄色。患者徐君颇为欣喜，赋有谢
师五言诗："若非祝师明，安得起沉疴，摆脱危险境，谢君应若
何。"

（三）慢脾惊，一语定

唐儿，年方四岁，身体瘦弱，面目清癯，见之者皆曰"此
儿将无长寿也"。一日气候突变，受寒伤食，发热泄泻，日夜共
达十余次之多。医以消食和中之剂不应，转请儿科名医诊治，
泄泻发热，依然不减，四肢清冷，两眼露睛，夜来自汗不止，
头额下垂，形神萎顿。该医告其家属曰："此儿根基不固，阳气
衰惫，况泄泻经旬，无以维持其正气，正气竭，命亦随之，此
病极难医也。"勉为拟方：附子 6g，炮姜 6g，炒白术 6g，黄连
3g，肉豆蔻 6g，五味子 6g，炙鸡金 9g。连服 2 帖，病未少减。
其戚睹其状，介绍祝师为其诊治。祝师诊之曰："阳气衰微，中
寒内阻，泄泻不已，两眼露睛，四肢清冷，略有抽搐，系属慢
脾惊之重症，病势虽危，当竭力图之。"处方：附子 12g，人参
9g，炮姜 9g，炒白术 12g，肉豆蔻 9g，五味子 6g，煨木香 6g，
姜半夏 12g。连服 2 帖，泄泻止，头额不下垂，睡不露睛，精神
好转。再服 2 帖，疾病逐渐向愈。该患唐君现已 50 岁，身体健
康，尝曰："余之二次生命，为祝医生之所赐也。"

（四）辨症阴阳，明若观火

潘君，年 74 岁，性情急燥，喜食酒肉，体格尚称强健，唯左腿忽然肿胀疼痛。疡医谓为膏粱之变，足生大疔，况酒肉皆能化热，热聚毒壅成病。处方：金银花 12g，连翘 12g，白芷 9g，蒲公英 15g，防风 9g，野菊花 9g，当归 9g，赤芍 9g，丹皮 9g，生甘草 6g。共服 3 帖，不见起色，患处平塌硬肿，日夜呻吟，莫可名状。乃辗转至祝门求医，告其情况。祝师曰："病虽重，可愈也。"诊其脉沉缓，视其患处，肤色灰暗，平塌硬肿，肿处有一白头，摸之则痛。师曰："此病实为阴疽，而非痈也。属穿骨流注，缩脚阴疼一类之疾，为阴寒凝聚而成。"治以阳和汤温散之法：熟地黄 12g，麻黄 6g，白芥子 6g，炮姜 6g，炙甘草 6g，附子 12g，鹿角胶 9g，党参 9g，茯苓 9g。炒白术 12g，炙甲片 6g。此方仅服 2 帖，患处转为红肿，疼痛更增。病人信仰动摇，师嘱照前方续服 2 帖，患处化脓，脓赤白黏稠，肿痛立止，病人甚喜。祝师再度诊视之曰："脓血已出，体更虚，宜从补字着眼。"处方：人参 12g，附子 12g，当归 12g，熟地 12g，丹参 9g，鹿角胶 9g，桔梗 9g，炒白术 12g，云苓 12g，肉苁蓉 12g，陈皮 6g，巴戟肉 9g，红枣 6g。连服 5 帖而愈。

（五）用经方愈痼疾，外国人心悦诚服

杜达是伊朗国人，身体虽魁梧，而有哮喘病史，心甚苦之。一次因气候突变，老病复发，连续咳嗽，气急痰喘，以致不能平卧。平时由其医药顾问治疗，注射、服药即可缓解。但此次却毫无效果，痛苦不堪，乃电召其老友——美国医药博士梅卓生医生，请其设法治疗。梅医生见其状，询问病情后，向杜建

议曰："余有至友祝味菊医生，学贯中西，善用中国古来经方疗奇疾，远近闻名，可一试之。"杜低首不答，梅问何故？杜曰："余虽不是中国人，却是一个老上海，从来没有听说西医介绍病人给中医医治的，何况余又是一个外国人，适宜于中国古法医治否？"梅医生一再推荐，才勉强答应。由梅医生介绍病情，祝师按脉察舌，诊断为肺有痰饮，肾阳不足。梅译告其意，杜同意服药。乃以张仲景小青龙汤法加参、附为方：桂枝9g，麻黄6g，白芍9g，炙细辛3g，姜半夏9g，淡干姜6g，五味子6g（捣），附片12g（先煎），人参9g（先煎），活磁石30g（先煎），白芥子9g，炙紫菀、炙苏子各9g。服药2帖，杜感觉舒服。汗多，咳嗽大爽，气急渐平。隔日即能平卧，便主动约梅至祝师诊所继续求治。杜达向祝师道谢，并赞扬中医是了不起的医学。祝师在原方中将麻黄改为3g，另加黑锡丹9g（分吞），破故纸12g。嘱服5帖而愈。

（六）辨症辨人，论治准确

刘老，74岁，禀赋素强，身体健康。一日突患伤寒发热，医投辛温之药，病不少减，而反增重。壮热烦渴，六脉洪实，谵妄无度，不可终日。举家惊慌，于是再请一医生为其诊治。医曰："此为温病，虑其病入心包，有痉厥之变。"处方则银翘散之类，自夸轻可去实。服药2帖，毫无效果。病者不安，更为狂妄，于是又换一医诊治曰："病者年高病重，慎防暴脱之变。"予潜阳之品，亦无效果。闻祝师之名，请其出诊。祝师诊之曰："病者禀赋素强，服桂枝汤而转入阳明，可用白虎汤法，如体质虚弱者，可加人参，即人参白虎汤。今迁延日久，所幸正气未虚，可以大剂速抑病邪。"处方：生地30g，石膏30g，知母

12g，麦冬 12g，犀角粉 2g，羚羊角粉 2g。家属睹其方，颇以为异。认为祝医生以用温药而传远近，今此病用此大凉之药，患者年老，是否有碍？祝师曰："余之常用温药者，因近人阳虚者多，刘君禀赋强，热度高，宜及时清热抑邪，可放心服之。"果然一剂热减，二剂热退神清，三剂能下床行走矣。

（七）肺结核何足忧

赵君，年届五十岁，体质素弱，患肺结核后，体重大为减轻，低热不退，形削骨立，不思饮食，四肢无力。当时无抗结核特效药，经西医诊治，不见起色。后改请中医诊治，某医诊之，按脉虚细而数，舌光红无苔，颧骨高而发红，两眼目光锐利。即对赵曰："肺虚损之病，肾阴亏竭，肾为生命之源，值此春阳生长，将以何物以助其升发哉，清明一到，甚虞，甚虞！"勉处一方：南北沙参 9g，玄参 9g，太子参 12g，百部 9g，甜杏仁 9g，生地黄 9g，石斛 9g，阿胶 9g，紫菀 9g，枇杷叶 9g，生谷芽 12g，青蒿 9g，嫩白薇 9g，地骨皮 9g。连服 5 剂不见效果。驯致精神更加萎顿，纳食更少。医曰："肺结核为顽固之疾，能平安渡过，已非易事，所虑者冬至耳。冬至一阳生，于你疾病大为不利，现勉力图维，实无把握。"赵自思生命仅有数月，悲观失望。亲友来望病，赵以实告。亲友曰，余之同事亦患肺病，经祝医生医好，可往诊之。遂前往求诊。祝师按脉问症，细为检查。对赵说，保汝冬至不死，不要听信不负责任的无稽之谈，相信对路药物可以起死回生。处方以大剂温补为主：附片 12g，大熟地 18g，桂枝 9g，炒白芍 12g，当归 9g，黄芪 18g，党参 18g，炒白术 12g，仙灵脾 9g，紫河车粉 3g，炒麦芽 15g，怀山药 12g，炙紫菀 9g，炙百部 9g，光杏仁 9g。连服

6帖，精神稍振，思食。续服6帖，病情逐渐好转。再加鹿角12g，菟丝饼12g，以巩固疗效。连续服20余帖，咳少热退，体重得增，冬至到时，赵君不仅健在，而且已能做日常工作。嗣后每年冬季服紫河车粉100g。十余年健康如常人。

（八）治病求本，益阳培阴

蒋氏妇，年30余岁，结婚十载，从未生育。月经或数月不转，或一月2次，面黄肌瘦，四肢疲乏。到处求医诊治，某医生诊为经血不足，冲任不调，始则治以汤剂，继而丸散，一过半年，毫无寸效。乃更医调治，医生认为干血痨，与养阴补血之药，30剂后体力更亏，下午潮热，月经不潮，形瘦骨立，不思饮食，心悸汗多，动则气急，遂停药。后经亲友介绍至祝诊所求诊。按其脉虚细而弱，观其舌质淡红，走动困难，形容渗淡。祝师曰："气血两亏，阳气尤弱，阴精亦伤。夫阳气者，若天与日，失其所则折寿而不彰，阴精所奉其人寿，阴阳两亏，非大补不可，方能鼓舞正气，使阴平阳秘，恢复健康，或可生育。"处方：附片12g（先煎），大熟地18g，鹿角胶9g，黄芪12g，党参12g，当归12g，炒白芍12g，枸杞子9g，白蒺藜9g，活磁石30g（先煎），菟丝饼9g，炒麦芽12g，陈皮9g，鸡内金9g，炒白术12g。服5帖，胃纳好转，月经得转。后照原方服20余帖，另加龟龄集同服，面色红润，气急已平，月经按期而至，不久已怀孕矣。

（九）限期愈疾，刮目相看

一医学博士叶君，以研究中药著称于时，1937年期间，两度罹患伤寒，第1次治疗1个多月，始恢复常温。但体力不支，精神萎顿，不能进行工作，岂料于恢复期又重患伤寒。白细胞减少超过其他病人，请西医诊治，确诊伤寒。叶氏年过五十岁，二度患此重症，心甚忧之，虑其不能持久。适有大华医院缪护士与叶君经常共同工作，颇为熟悉，一日探望叶病，看见其状，介绍曰："君何不请中医祝味菊治疗，余深知其治绩之佳，故竭诚推荐。"叶曰："深蒙关心，余以西医为业，而又属研究人员，何必中医诊洽呢！"遂又邀同道多人，注射、服药，仍无寸效。缪护士闻其后未曾好转，遂又探望，其时叶君体力难支，答言甚少。缪曰："疾病倘旷日持久，恐变生不测，悔之晚矣。"叶君有所感，勉强坐起曰："愿候明教。"遂请祝味菊先生诊治，诊后即曰："所患确系伤寒。症状虽不重，唯体虚可虑耳，倘服吾药，无人从中掣肘，则指日可愈。"叶问之曰："敢请几旬可治愈。"祝师曰："十日可愈也。"叶虽不言，但表现怀疑之态，顾虑祝医生是否言过其实。缪在旁为之证明祝言可信，始同意服中药。祝师处方：黄厚附片（先煎）12g，人参（先煎）9g。黄芪 15g，川桂枝 9g，炒白芍 9g，活磁石（先煎）30g，生龙齿（先煎）30g，朱茯神 9g，酸枣仁 12g，姜半夏 9g，陈皮 9g，怀山药 12g，炒麦芽 12g。服药 2 剂，体力稍强；再服 3 剂，更为好转；及至第 6 天，叶氏体力增强，下床步履并不吃力。饮食亦香，精神愉快，喜曰："中国医药疗法，颇有研究价值。"遂再请祝师出诊，并欢迎于室外曰："今日邀君至舍间，一为向师请教，二为请君再度诊治，以善其后。自服君药以来，日渐其好，效如桴鼓，而君能限期愈疾，佩服！佩服！何其效果之佳也！"祝师曰："然则西医用血清治病者，屡有特效。亦何故耶？"叶曰："此无他，为增进人体之抵抗力而已。"祝师欣然曰："中医疗病之原由，亦应作如斯观。增强人体抗力，缩短疗程耳。"叶曰:"中西医实殊途同归。"二人志同道合,遂成为医友。

(十) 长于温补

祝味菊老师治虚弱之病善用温补法,其因清阳下陷致虚者,用补中益气汤加减;肾气不足,阴阳两虚者,用金匮肾气丸或景岳右归饮法;阳虚上浮者,以桂枝龙骨牡蛎法,温而潜阳。此其治虚之大略也,唯不用清补之法。弟子问其故曰:"清补并用者,寒凉以抑其无形之气,滋补以灌输其有形之资,凡虚体而兴奋太过者,似可用清补之法,削有余以补不足,不亦可乎? 何以老师排除清补之深也? "祝师曰:"济平之道,以善为主。所谓削有余以补不足,非至善之道。夫阴质不足,补之可耳,阳气有余,乃属佳象。《内经》说:'阳气者,若天与日,失其所,则折寿而不彰。'岂可伤及阳气,而令其虚乎? 余行医多年,以经验所得,清补非但无益,而身体反受损也。"

祝师治虚损病人,运用《内经》之方法,损者益之,劳者温之。于处方中,阴阳并用,气血双补,冬令则用膏方。曾治一男性患者,16 岁。气血两亏,面色㿠白,不思纳谷,精神萎顿,行路则气急,舌质淡红,脉虚细。乃进膏方:黄厚附片(先煎)、黄芪、党参、朱茯神各 90g,酸枣仁 60g,炙远志 40g,活磁石(先煎)、制首乌各 120g,破故纸 60g,仙灵脾 40g,枸杞子、菟丝饼各 60g,桑寄生 90g,牛膝 120g,炒白芍、益智仁各50g,鹿角胶、羊肉胶各 120g,再加红枣冰糖收膏。病人家长取方后,心有不择,难道 16 岁之少年,可服此大剂温补乎! 乃取方询问某医生,一见此方即曰:"小儿为纯阳之体,以少年而论,亦属纯阳之列。而气血并补,并参与血肉之品,少年服之,害多益少,吾恐服此方将内热弥漫,疮疖丛生,以不服此补药为是。"家属心动，不敢煎膏。其叔亦知医，曰："祝医生之膏方，气血双补，为此儿虚弱之要药。"于是遂勉服一料，少年面色大有好转；再服两料，身体健康。

祝师膏方之外，常用一些药物，颇有功效。如紫河车，有温补气血精血之功，他最赏用此药，许多虚弱病人，甚至劳瘵者，用温补药再配合紫河车而获效；龟龄集原出于山西太原，已有多年，补肾阴阳，效果甚佳，现市上仍有出售；鹿制品如鹿茸、鹿角胶、鹿肉、鹿筋等补力较大，对于肾阳虚病人，祝师常用之。

（十一）辨证施治胆囊结石

治疗胆囊结石，一般均用排石剂，如金钱草、海金沙、鸡内金，甚则大黄、栀子、玄明粉等。一下之后，可以排出结石。事实上，并非用此皆能获效，亦有不少病人因此而增重者。祝师治此病极多。有一张姓患者，面容憔悴而带黑色，四肢无力，肝区隐隐作痛，有时牵引后背痛，数月以来，无一日之停。遍求名医诊治，冀能减少苦痛。某医生曰："君患胆囊结石，已属确诊，痛则不通，不通则痛，应以排石为主。"用金钱草、鸡内金之属，毫无寸效。于是又换一医，曰："前医处方虽是，唯手段太小耳。"于前方中再加大黄、玄明粉、瓜蒌仁之类，日泻数次，甚觉萎顿，但结石未被排出。又至西医院外科，请求手术治疗。医师因患者身体虚弱，暂时不能手术，应俟体力恢复，再行手术为宜。病人辗转思维，毫无他法。后经友人介绍至祝师处医治，祝师了解其全部发病经过后曰："治病须辨证论治，要有整体观念，如仅执成方以治病，非良策也。君身体虚弱，又患有结石，余用先顾正气，佐以疏肝胆之品，可一试之。"处方：黄厚附片 12g（先煎），柴胡、川续断、枸杞子、枳壳、延胡索、制香附各 9g，鸡血藤 12g，炙草 6g。先服 4 剂，精神较振，肝区隐痛及肩部反射疼痛均止；再服 4 剂，诸症悉除。

（十二）治病必求其本

顾姓老人，年 60 余岁，农民。勤于耕种，酷暑暴雨，经常感受，为时既久，寒热往来不清，头昏呕吐，胸中闷满，四肢无力，不思纳谷。请医生诊治，认为暑湿相搏蕴于内，应用芳香化浊，如青蒿、白薇、佩兰之属，服后毫无效果。另请医诊察，适热多寒少，热度较高，口渴欲饮，面红溲赤，时欲恶心。诊为瘅疟，用石膏、知母、甘草，再加清暑之品。2 剂后，热不退，腹部左侧膨胀不软，胸中更闷，不欲食，善呕恶，日夜不安。于是又请医求治。改弦易辙，予以温中之品，药服 2 剂，腹中较舒，寒热往来如故。遂遍访名医多人，治皆不效。闻祝医之名，请其医治。祝师诊曰："贵恙风寒之邪进入少阳，一剂小柴胡汤即可愈者，何惜而不用欤。只见高热而用白虎，以致腹部胀满，左侧硬而不软，即气血积聚，此即疟母。乃脾脏肿大，疟疾形成疟母，如不刈其根，则疟疾不愈。"乃用柴胡桂枝干姜汤、达原饮、人参鳖甲煎丸法复方图治，直入少阳以祛风寒湿邪，再益正软坚以刈疟母。处方：柴胡、桂枝、炒白芍各 9g，淡干姜 6g，制川朴、草果各 9g。姜半夏、附片（先煎）各 12g，生牡蛎 30g，制南星 6g，人参鳖甲煎丸（包煎）9g，陈皮 9g。服 3 剂，寒热时间已经缩短，左胁坚硬已经转软，腹胀渐松，再照前方加人参 9g。又服 3 剂，诸症已消，已能食，精神增加，面现红色。继续调治一月以后，康复正常。

（十三）习惯性便秘与半硫丸

治疗便秘或用泻剂，如大黄、番泻叶之属；或为润剂，如麻仁丸、润肠丸之类。唯老年阳虚便秘用此则不能取效。宋代《和剂局方》中之半硫丸有除积冷、温肾逐寒、通阳泄浊之功，治风秘、冷秘与老年习惯性便秘应手辄效，但用者甚少。陈某，年已 70 余，饮食起居正常，唯大便经常结燥不通，三五日 1 次，或一周 1 次，通泻润便之药，初尚有效，以后毫无效用，终日为便秘所苦恼。经友人介绍请祝师诊治，按其脉沉缓，察舌苔淡白，诊为冷秘之疾。如用攻泻滋润之品以治之，实南辕而北辙，诛伐无过。处方：半硫丸 50g，每日 9g。服 3 天，大便通畅。以后便秘时即日服 9g，从此宿疾得愈。祝师治老年习惯性便秘极多，大都用此法而获愈。

（十四）不孕症

有钱妇者，年 30 许，结缡四载，膝下犹虚。钱妇经期不正，或前或后，量或多或少，色泽或紫或红或淡红，平日常见赤白带下，少腹疼痛胀满，口干，舌红脉虚略数。经某医调治，先后服 30 余帖养阴平肝之药，精神反觉萎顿，月经仍然不调，少腹天天作痛。遂请西医检查，确诊为子宫发育不良，子宫内膜功能异常，输卵管肿胀，排卵欠佳，经治疗亦未见效。后至祝师处诊治。刻诊：面色㿠白，并诊其夫，明确有遗精、阳痿之症，尺脉虚弱，显属肾阳不足。祝师曰："尔等不育（妊）症，均属正气不足，阴阳两虚，命火无权。为今之计，均以补益阴阳，而旺正气。而妇女应增活血化瘀之品以消输卵管肿胀。"治妇女方：黄厚附片 15g（先煎），鹿角胶 12g，大熟地 15g，肉苁蓉、山萸肉、枸杞子、酸枣仁、川杜仲各 12g，肉桂、小茴香各 6g，当归 12g，穿山甲 9g，泽兰 12g，活磁石 30g（先煎），炒白芍、炒麦芽各 15g。服药 3 帖，患者全身有热感，对祝师曰："余属阴虚火旺之体，前医一再告诫不能服热药，壮火食气，阴亏再加气虚，即气阴两亏，何能生男育女。"祝师曰："各医观点不同，殊难相责，汝再试服 10 帖，以决定取舍如何？"介绍人再三劝告，病人再以前方服下，自觉有性欲感，月经来时少腹疼痛减轻，色泽正常，赤白带亦减除大半。再诊时，祝师曰："阳气来复也。命门有火，则不孕之因素已渐消除。"于是去肉苁蓉、熟地、枸杞、山萸肉等药，加活血之丹参、红花，其目的为消卵巢之肿胀，服药 10 帖后，经查卵巢肿胀已消失，排卵正常。尔后再为其夫处方：黄厚附片 16g（先煎），大熟地 18g，鹿角胶 12g，肉桂 6g，活磁石 30g（先煎），生龙齿 14g（先煎），肉苁蓉、黄精、补骨脂、仙茅、巴戟天、锁阳各 12g，制首乌 16g，菟丝子、五味子各 12g。共服十余剂。遗精、阳痿之症大减，尔后改服金匮肾气丸、紫河车粉等药而病愈，前后半载，妇人已怀孕矣。

（十五）产后顽热不退，温阳调和营卫

程妇，年 20 余岁，体质素差。妊娠足月施剖宫产后，出血过多，头昏目眩，四肢无力，少腹隐隐作痛，发热至 38℃以上，以后早轻暮甚，日渐加剧。西医按术后感染治疗不效，于是请中医诊治。刻诊：病人热度不退，时而恶风恶寒。此乃恶露不净，瘀血内阻，复感外邪而起。治以散表活血化瘀之法。方用当归、赤芍、丹参、蒲黄、荆芥、防风之属，药后病人少腹隐痛，发热不退，胃肠不舒，泛泛作恶，夜不能寐，呻吟不止。

遂邀请祝师诊治。祝师诊后曰："患者正气不足，又是剖腹产，失血较多，合脉论证，病属气血双亏，营卫不和，吾所虑者非病也，乃正虚耳。首应培益正气，调和营卫而退热，佐以活血化瘀。待正气来复，营卫调和，血行流畅，则热退腹痛止，体力逐步恢复矣。"处方：黄厚附片12g（先煎），柴胡、川桂枝、炒白芍各9g，活磁石（先煎）、生牡蛎（先煎）各30g，防风、藿梗、姜半夏各9g，炒麦芽12g，生蒲黄、五灵脂、延胡索各9g。家属见药方首列附子，心中怀疑曰："曾闻人云，胎前宜温，产后宜凉。吾妻产后出血过多，气阴不足，热度不退，是否可服温药乎？"祝师曰："正虚宜及时补救，否则有虚脱之危险。"家属仍有顾虑，将药分4次服下，不仅无任何反应，热度却退至38℃以下；继续服之，热度退至平常，头昏呕吐均止，体力仍虚弱。即于原方中加人参12g，酸枣仁16g，再服5帖，精神振作，胃纳转馨而愈。

（十六）重证崩漏，补摄得痊

侯妇，年30余岁，月经无定期，或提前，或错后，或一月二行，头昏心烦。一次在持重劳动后，忽然面色鲜红，头昏心悸不能支持，自汗不止。随后月经成块而来，色紫量多，头昏心悸更甚，面色转为㿠白。遂请祝师诊治，祝师曰："经崩脉虚，体质素差，有虚脱之危险，应予急救。于是以参附补益强心，龙牡潜阳，阿胶、棕炭、贯众以止血；再以培益补血之品。别直参12g（先煎），黄厚附片16g（先煎），生龙骨24g（先煎），生牡蛎30g（先煎），酸枣仁、黄芪各18g，阿胶（烊化）、陈皮炭、贯众炭、生白术各12g，大熟地18g，龙眼肉、怀山药各12g，炒麦芽15g。服药1帖后，经崩减轻，血块亦稀，心烦渐减，脉稍有力。以前方加山楂肉 9g，当归身 12g。再服 2 帖，血块已稀，心亦不悸不烦。以后月经淋沥不断，此脾虚不能摄血，改以归脾丸，日服 12g 而瘥。

（十七）白带增多，子宫下坠

李妇，年 50 余岁，白带较多，身体衰弱，四肢无力，时自觉腹中不舒，1 月后，下腹部如有物重坠，自检阴中有物外挺。腰部酸痛，小溲频数，不能行路。请中医诊治，医曰："此病属于子宫下坠，老年妇女患此为多。"用补中益气法，如参、芪、升、柴等药，原属对症，但病深药浅，虽服 20 余帖，并无效果。遂请祝师诊治。祝师曰："治病方药均可，唯药力不足，即于方中加附子等药。处方：黄芪、党参各 18g，炒白术 16g，陈皮 9g，升麻 6g。柴胡 9g，黄厚附片 18g（先煎），活磁石 30g（先煎），桑螵蛸 12g，怀山药 9g，炙草 6g，当归、金樱子、菟丝饼各 12g。服药 10 帖后，少腹坠胀已轻。后在原方中加人参12g，再服 10 帖。少腹不胀，子宫已不下坠。

（十八）疳鼓

疳病，小儿患此者较多，良由乳食不节，饮食失常，蕴蒸生虫，疳病发生，久而不愈，则生疳鼓。祝师视疾病情况，先用温运杀虫破坚，以治其标；继以温中益阳佐以杀虫祛疳，以治其本，常获效。

黄幼，年方 2 岁，体质尚可，由于家长偏护，任其杂食，以致不能消化，积聚腹中生虫，久成疳鼓。身体日渐消瘦，家人以其虚也，为其乱投补品，驯致不吃正食，反爱偏食，甚至墙粉、烟头、烟灰之属莫不爱好。腹部胀满，按之膨膨然而坚硬，低热连绵，形瘦色㿠，家人甚忧之。某医曰："此小儿疳病也，因不早日延医服药，故救治为难。现病情非常棘手，欲去低热而用甘寒养阴，有碍疳积，若攻坚，不独伤气破血，更伤阴分。"勉用青蒿、鳖甲、胡黄连、鸡内金之类以塞责。药后热度不退，便觉胃腹隐痛，泛泛作恶。乃易他医，曰："汝儿所患之病诚为疳积重症，颜面瘦削，乍白乍黄，低热不退，腹坚硬不软，肚大青筋，头发如穗，病邪已深，荣血枯搞，此即所谓败症，甚难医治。"以七味白术散法，曾服多剂，亦无丝毫效果。家人甚恐，似此顽疾久延不愈，必有性命之忧，于是请祝师为其诊治。祝师一诊即曰："此为疳鼓也，肝脾皆已肿矣。疳积之病，虽怕低热，而用养阴之剂，更使其坚硬难消，复伤脾阳。此医之处方，尚属中肯，奈手段太小耳。"祝师又曰："能服余药，不中途易辙，当尽力为小儿救治。若听信他言，朝三暮四，当敬谢不敏也。"处方：带皮槟榔12g，芜荑、炙全蝎各6g，胡黄连2.4g，使君子9g，炙甘草5g，黄厚附片（先煎）9g，活磁石（先煎）30g，炒茅术9g，带皮苓18g，川桂木、淡干姜各5g。患儿家长认为剂量太大，将原方分5次服下，2小时服1次。服后肠中雷鸣，隐痛逐减，烦躁亦止。继服3帖，病情大减，脉象转缓，腹围减小不硬，低热得退，胃纳转馨，面色红润，渐如常人。再服2帖，减去槟榔，全蝎改为3g而痊愈。弟子问祝师曰："如此疳鼓重症，肝脾肿大，发形如穗，确属败症，吾师单刀直入，克奏肤功，请有以教之。"祝师曰："病儿初服养阴清热软坚之品，当属无效；另医从健肝杀虫入手，未可厚非，七味白术散法，虽有白术、党参之健肝，鸡内金、胡黄连、使君子之杀虫，而无槟榔、全蝎之功，此积之不易消除，其尤甚者，用党参而不用附子，缩手缩脚，病不能减。余用扶阳之附子走而不守，尚能面面俱到，此瘄鼓之能愈也。"

（十九）麻疹

祝师曰："医麻疹也要辨证，不能以疹为热毒成见，横于胸中，大汗壮热不退，方须用凉药，如竹叶、石膏之类，其他如颜面及鼻上均未见疹，俗称白面痧子，即为中寒，温药可用，附子、肉桂一温即出。痧子初起，未见热象，宜忌辛凉，桂枝、葛根为主药；卫气闭时，可用麻黄。"

曾幼，年4岁。发热头昏不退，已经三日。鼻塞，喷嚏，眼羞明流泪，声音嘶哑，咳嗽不爽，倦怠思睡，颜面略有疹点，胸闷烦躁不安，小溲短黄，舌苔薄腻，脉象浮数。专家以小儿内蕴胎毒，外受风热，用辛凉之剂2帖，不仅无效，反而发热增高，咳嗽气急，痰不易出，烦躁无汗。祝师诊治曰："无恐也。"用辛温之剂，予以外透。川桂枝、葛根各6g，生麻黄3g，光杏仁9g，活磁石（先煎）30g，黄郁金9g，陈皮6g，陈枳壳、生苡仁、姜半夏、苏叶各9g。病人家长略知医，因其药辛温而畏惧。祝师曰："君何惧之有，麻疹郁闷不出，肺气闭塞，如再不外透，则病变百出。用辛温透达，汗一外出，则汗出疹显而病退矣。"于是先服1帖，汗出溱溱，痧子外出，颜面上身及四肢点点外显，咳嗽即爽，气急亦平，小儿喃喃作语，思欲饮食，举家欢欣。再服2帖，热退、咳减、痰祛而愈。

何幼，年4岁，体质素弱，近日染麻疹，热度不高，大便溏薄，医用葛根黄芩黄连汤，全身疹点已隐，颜面鼻部始终未见痧子（中医名为白鼻痧子）。此时小儿四肢无力，手足不温，大便溏薄，咳嗽气急，痰不易出。再请医为其诊治，此时痧子不出，咳嗽气急，大便溏薄，确属险症，用辛凉加辛温与和中之品以塞责，药后毫无效果，病儿精神更加不振，不能坐起。转请祝师诊治。一诊即曰："痧子未透而回，而身体日渐衰弱，病势颇重，其重在于虚弱易脱也。如今之计，救虚脱为主，佐以和中化痰疏透之品，尚可挽回。甚惧旁言掣肘，不能成其功也。"处方：黄厚附片（先煎）9g，人参（先煎）6g，活磁石（先煎）30g，葛根、川桂枝各6g，姜半夏、橘皮、黄郁金、莱菔子（包煎）各9g，广木香6g，炒枳壳9g，生苡仁12g。家属考虑热药对病情不利，将此方分4次服之。2帖后，手足温和，泄泻减少，痧子再现，大便不溏，患儿能坐起思食；再服3帖，胸闷舒、气急平而愈。

弟子问师曰："生等阅读儿科医书不少，皆以小儿为纯阳之体，麻疹为内蕴胎毒，外受风湿而成，未见有用附桂、人参之属，以挽痧子危亡病例者。"祝师曰："不能人云亦云。吾亦非独创，不过善于掌握辨证论治耳。"此案一出，时为30年代，其时沪上儿科名医徐君，亦心悦诚服地与祝师交流经验数次。该医为之倾倒曰："听君一席话，胜读十年书。"由于徐君之吸收经验，常用附子治虚弱麻疹，同行学习者不少，而"祝附子"之名亦传闻遐迩也。

（二十）重证咳喘

钱女，年方4岁，骤患咳嗽痰多，气急不得卧。请专科诊治曰：肺为痰浊所阻，气机抑塞，实非轻症也。用葶苈子、沉香、莱菔子等泻肺理气化痰之品，病情未减，而反增重。另医诊治，呼吸48次／分，脉搏132次／分，热度反低，体温36℃。于原方加麻黄、党参，未见效果，束手无策。邀请祝师诊治。祝师曰："药尚对症，唯剂量较轻，不能达到病所，吾当尽力为儿挽回生命。"处方：黄厚附片（先煎）9g，蜜炙麻黄、葶苈子各3g，川桂枝4g，白芍6g，活磁石（先煎）30g，顶沉香（后下）2g，白芥子4g，莱菔子（包煎）、川贝母各6g，白杏仁9g，炙苏子（包煎）6g，姜半夏9g。1剂后病女咳嗽较爽，痰能吐出，气急渐平，能卧。再服1剂，手足俱温，呼吸亦平。以后去葶苈、沉香，再服3剂而康。

（二十一）附子温阳，消散阴霾

张君，年30余岁，体质一般，住于低洼之地，经常受着水湿浸，为日既久，左足胯部生硬块一个。始则有蚕豆大小，逐渐发展有鸡卵大，边缘不清，不红不肿，左下肢呈痉挛状，不能屈伸，手触患处，痛不可忍，行路维艰。面容晦暗枯萎，不思饮食，每日下午低热37℃~38.5℃之间，已一月有余。经医治未见小效，心中繁乱，日坐愁城，不能起立，动则疼痛更剧，硬块如铁板一块，自思此系一极恶之病，恐不起矣，思虑越多，病乃愈重。其友介绍一疡医为其诊治，诊毕即曰："此病为寒湿交阻，瘀血内结，经络失和，故身不能动作耳，用活血化瘀，祛湿通络之品，如当归、赤芍、桃红、红花、丹参、丝瓜络、防己之属。"临行时告病人曰："服此药数贴后，当可好转。"病人信其言，即服药4帖，但毫无效果，心中更急，正在一愁莫展之时，其友邀请祝师诊治。病人详述病之经过，并递前医之方，祝师阅后即曰："诊断尚属中肯，似用药太轻而不能中的，故病情无进步也。依余之见，首宜温阳化湿，活血化瘀次之，附子为阴疽必用之药，以温热鼓舞气血之流行，帮助正气之恢复，然后再活血化瘀、通利经络，则疗效指日可待也。"病人大喜曰："诚如君言，能使吾脱离病魔之苦，诚为幸事，不过吾系阴亏之体，服前医之药已觉头昏口干，附子为大热之品，其可服乎？"祝师曰："对症用药何所惧也，不听吾言，当敬谢不敏了。"病人曰："由君决之，吾当照方服之。"处方：黄厚附片（先煎）、大熟地各 18g，川桂枝、生白芍、麻黄各 9g，活磁石（先煎）30g，白芥子、炮姜各 9g，党参 18g，当归、炒白术、茯苓、炙甲片各 9g，黄芪 20g。服药 2 帖，自觉患处有热感，硬块略松；又 2 帖后，疼痛减轻一半，硬块已软，胃纳转馨，精神渐振；再照原方服 6 帖而病愈。

（二十二）既温又托，疡症无忧

李君，年 45 岁，左腿阴冷牵引疼痛，5 天之后，恶寒发热，迁延不退，左腿痛楚又增，肿起包块一个，按之硬中有软，逐渐增大，红肿焮热，上午热度 37.5℃，下午 39.5℃ 以上，有针刺感，重症面容，食欲不振，四肢软弱无力，不能行路。邀请疡医诊治，一诊即曰："此病为热炽血瘀，病毒不轻，属于疔类，有走黄之危。"用清热败毒之药，如野菊花、金银花、蒲公英、赤芍、天花粉、紫花地丁、黄芩之属，服药 3 帖，毫无效果，反致患处边缘不清，红肿而转硬，行动更难，口淡无味，饮食少进，形神萎弱，医曰热毒已清，可毋惧有疔疮走黄之危，前方既效，不须更改，仅于原方中略改一二，但病人心中颇为不解，即对疡医曰："吾全身颇为不舒，饮食日少，倘再迁延，将不起矣。何况红肿虽减，而反僵硬，不能动作，疼痛不止，将为之何？"疡医只得安慰，并嘱其服 2 帖后再设法等语。适李之友人前来探视，见其病情严重，建议应请有见识之医生力挽危局，否则后果不堪设想。于是邀请祝师前来诊视：脉息沉细而弱，面色㿠白，语言音微，阳气耗伤，阴霾弥漫，患处红肿，淡而坚硬，低热上下，均非佳兆。病人甚恐曰："吾日夜均惧疔疮走黄，多服凉药误事，请祝医生竭力救治，当终身不忘。"祝师曰："汝病虽重，尚可设法，希听信吾言，勿轻易改变宗旨为要。"处方：黄厚附片（先煎）12g，黄芪、党参各20g，当归、炒白术、桔梗、川芎各9g，活磁石（先煎）30g，怀山药9g，西砂仁（后下）6g，茯苓9g，炙甲片6g，川桂枝、炒白芍各9g。病人一见方颇有难色曰："服如此重药，是否疔疮走黄乎？吾甚胆怯。"祝师曰："汝服多剂凉药，毫未胆怯，致使病入膏肓，如惧药不服，岂能转危为安？"再经亲友相劝，服药3帖，即有卓效，患处僵硬转软，转动稍便，精神振作，饮食能进，自揣可得重生。于是再邀祝师诊治，病情大有起色，一派悲伤之状为之一扫。笑曰："幸逢名医如祝君者，真使吾起死回生也。"祝师为之再处方如下：黄厚附片（先煎）12g，黄芪20g，别直参10g，当归、白芍、川芎、白芥子各9g，大熟地12g，活磁石（先煎）30g，炙甲片6g，皂角刺9g，桔梗12g，怀山药9g，炒白术12g。此药连服3帖，精神大振，胃口奇香，晦暗之色渐清，言语甚为有力，患处疮口出脓，色黄白黏腻，局部消毒，脓出已清，逐渐收口，以后用温补之药调理而愈。

（二十三）温导化湿，便通疹隐

湿疹皮肤疾患，祝师亦用温药，鼓舞正气，流畅血行，通腑化湿，屡建奇效。有钱君者，年30余岁，平素嗜酒与膏粱之品，大便经常秘结，为日既久，湿浊内蕴，血行不畅，胸腹部皮肤出现疙瘩，颜色鲜红，瘙痒甚剧，只得用手搔破，皮破出血，始能缓解，以后蔓延全身，辗转反侧，不能入眠，心甚苦之。疡医诊为湿热蕴久化热，入于血分，发为湿疹，用清热化湿凉血之药，如生地、赤芍、龙胆草之属，服药2帖，湿疹较淡，瘙痒未减，疙瘩硬结，精神萎顿，不思纳谷，心中烦闷，自思湿疹系属小恙，为何不见效果？经西医用针药亦乏效，后由友人介绍祝师诊治，但心有不释：祝君以用温药治内科取胜，外科皮肤病非其所长。另请疡医善治皮肤病者，亦用凉血清热之剂，仍不见起色，不得已，始决心请祝师医治。处方：黄厚附片（先煎）9g，活磁石（先煎）30g，漂苍术、酒军各9g，海风藤15g，白鲜皮、地肤子各12g，生姜皮9g，生苡仁、苦参各12g，荆芥9g，陈枳壳12g，谷芽9g。服药2帖，湿疹未化，疙瘩硬鼓，瘙痒不减，自信力丧失，彷徨无计，思之再三，仍请祝师诊治。曰："温药能治湿疹乎？而用大热之附子，我大惑不解。"祝师曰："汝寒凉多服，阳气受戕，气血凝聚，故用温法耳，大便一畅，湿化则病去，阳气来复，病即可愈。"病人照方服之，4帖后，大便通畅，湿疹隐退而愈。

弟子问师曰："湿疹大多用清化之法，夫子用温导燥湿何也？又以附子为主，服后湿疹未滋蔓难图，而反消失隐没，其故何在？请有以教我。"祝师曰："湿疹之为病，肠胃湿浊引起者居多，病人服凉药太过，阳气受折，病发不愈，用附子以鼓舞阳气，帮助气血流通，苦参、海风藤为治湿疹要药，大黄以导便，使病毒下行，其他药达其相辅相成之效，故是病愈矣。"

（二十四）生姜擅散血寒

沈姓妇女，年20余岁，身体虚弱，面色㿠白少血色，产后1周，少腹疼痛，或轻或重，忽隐忽显，四肢无力，不能起床，与床褥为伴，极为消沉而痛苦。邀某医诊曰：产后恶露未尽，故有此症，倘有活血之品当可痊愈，用药如四物汤加桃仁、红花、党参、枳壳、木香之属，腹痛而胀，全身乏力，仍亲床褥，口淡无味。亲朋来探视，或曰：此为痨病初起，倘旷日持久，将变生不测，各举医生诊疗，其中一亲介绍祝师诊治。祝师诊曰："病人阳虚，复受寒凉，阴血凝聚，腹痛连绵，此为蓐劳，病人闻蓐劳二字，心中戚戚然，忧形于面，询祝师可有早愈之法。祝师曰："病已较久，未成坏症，无恐也。能与余配合，定可速愈。"病人甚喜，祝师与温阳理气活血之法。处方：黄厚附片（先煎）12g，煨姜、广木香各9g，活磁石（先煎）20g，川楝子、延胡索、陈枳壳各9g，姜半夏12g，桃仁9g，当归、炒白芍各12g。2帖后，病情有好转，体力虽虚弱，面容少华。祝师乃改用当归生姜羊肉汤之法：当归、生姜各15g，羊肉30g，共同煎汤，待肉熟后去滓饮汤。病人曰："速愈之法即此汤耶，甚感腥味难以下咽。"祝师曰："请勿小视，生姜辛能散寒，当归温能活血，二味均有益阳气之功，更有羊肉为血肉有情之品，大补阴血有卓效，历代对此病用之颇多，誉称为张仲景羊肉汤，希耐心服之，指日脱离病魔纠缠，非难事也。"病人如法服之，5帖后，腹痛逐减，呕吐渐除，胃口反大增，面容华色，起床行走，精神为之一振。始信此方佳妙。

应君，50余岁，哮喘有十余年之久，医药杂投。有谓冬令夏治，贴膏药散宿寒；又于冬令调理，服补药等等均鲜有效。此类病人赴祝师诊所求治者不少，应君亦趋前求治。祝师据其病史，断为阳气不足，痰浊内阻，用温化之法病渐缓和，遇天寒又发，如此发作不息。祝师认为："哮喘为阴阳俱虚，痰浊为祟，肺分泌痰涎愈虚，则阴愈虚，阳虚用温，阴虚不能用甘寒，始克有济。"即效张仲景当归生姜羊肉汤之法，补阴用血肉有情之品，处方如下：生姜30g，绵羊肉一具（洗净在水中浸2小时），再加黄厚附片 50g，生麻黄 15g，鹅管石 30g。共同煎煮，俟肉烂后去滓，分 3 天食完，间歇 3 天，再服如上法。病人觉胸腹有热感，痰易出，哮喘大为轻减，精神得振，发后再服，逐渐向愈。

（二十五）细辛最善止痛

此药味极辛，而梗枝又细，故取名细辛。无论头项、胸肺、腹部皆可用来止痛。有人谓细辛药性猛烈，不宜多用，辛不过五之说。祝师认为应随症而定多少，不能胸有成竹也。哮喘初起，咳嗽寒痰，气喘不得卧，泛泛作恶，不欲饮水，祝师用仲圣小青龙汤法；其阳气虚者，加附子、磁石。

陈君，患哮喘有年，秋风一起，病即发矣，用小青龙汤中之麻黄、细辛、姜半夏、川桂枝、生白芍、白芥子、远志、炙甘草、黄厚附片、活磁石、干姜、五味子。哮喘缓和，痰易出，胃纳馨，气平能卧，病人甚喜。

另有马君。因受寒湿较重，上及肩胛，下达肘部，手臂既不能上举，又不可下垂，动作维艰，痛苦万状。祝师诊曰："寒湿入于经络，非重用辛温之剂不可。"于是以细辛配合附子为方：炙细辛 6g，黄厚附片（先煎）18g，川羌活 15g，川桂枝 12g，川独活、当归、生白芍、油松节各 15g，丝瓜络、制南星各 12g，鸡血藤 20g，威灵仙 12g。连服 8 帖，疼痛减；再服 5 帖，手臂能活动如常人。

细辛与全蝎、竹节白附配合，治剧烈之头痛。孙妇，年 40 余岁，患头痛多年，经临即发，多医罔效。遇一时医曰："余常以川芎茶调散治头痛，药到病除，月经期患此病，加当归、芍药之品，当无往而不效。"其处方为：川芎、荆芥、防风、薄荷、生甘草、羌活、白芷、当归、白芍。因诊为头痛风热上冲，惧细辛之辛热而不用，结果适得其反，服药4帖，毫无效果。请祝师诊治。祝师曰："阳虚上凉，经期较甚，每于此期头痛发作。余意为风寒之邪阻气血之流行，适值经临互为因果耳。"处方：细辛、竹节白附、全蝎、活磁石、川芎、香白芷、蔓荆子、乌药、川桂枝、防风、炙僵蚕。病人见方，面有难色曰："如此辛热活血祛痰之品，前医皆谓余阴虚风热，服此热药其何以堪？颇虑头痛未已，又生他病，是否可用万全之方？"祝师曰："有斯病，则用斯药，何惧之有。古人云，药不瞑眩，则厥疾勿瘳也，倘用无足轻重之方，病不能愈矣。"病人不得已，将全剂分半煎汤而服，觉无不良反应，始将全剂服下，稍觉头痛减轻。次日再服1剂，痛为之逐减，以后每日啜原方1剂。8日后，头痛不作，心情颇为喜悦。笑曰："余之宿疾可从此痊愈矣。"

（二十六）薤白头，通阳散结理气机

薤白头，本草中列为菜类，对治病有很大效果，医圣张仲景颇为重视，配合瓜蒌实与白酒，名瓜蒌薤白白酒汤；去白酒加厚朴、枳实、桂枝，名枳实薤白桂枝汤。前者治胸中痹，后者治肺气闭，均有显效。祝师治以此类病人甚多，均用此方化裁，重用薤白头。倘阳虚者，加附子、党参，或增附子、磁石等。

小男儿，年4岁。贪凉喜冷饮，复感风寒，挟痰阻于胸中，上中阻隔，胸闷气急，发热怕冷，胁肋疼痛不已，精力萎顿嗜卧，欲走路行动，毫无气力，家属心焦，延医诊治，医用小陷胸汤。胸闷似减，疼痛未轻，寒热下午较甚，疑为疟疾，辗转请祝师。祝师诊曰："此为受寒食冷所致，稍迁延不愈，虑成肋膜炎。现正气已虚，而邪气稽留不退，应双管齐下，治疗要速，庶不致合病也。"药用：薤白头、瓜蒌实、石菖蒲、川桂枝、生白芍、柴胡、槐仁、黄厚附片。2帖后，汗出溱溱，病情渐已，热退未尽，与前方加活磁石、枳实，2帖而愈。

用治胸胁经络疼痛案。一病人躬耕南阳，日晒雨淋，由颈背疼痛起因，发展而为胸痛，夜卧不能翻身，翻身则痛更剧，呻吟床褥，请医用疏解活络之品，效果不理想。由祝师用大剂温通经络之药，始获效机。处方：薤白头、制川乌、黄厚附片、活磁石、川羌活、当归、生白芍、黄玉参、陈枳实、桃仁、茯苓。服后病大减，疼痛减轻，续服2帖而愈。

（二十七）桔梗化痰擅排脓

桔梗，原为宣肺化痰之剂，但祝师多用于排脓，效如桴鼓。一个患阿米巴痢疾的病人，日夜泻下20余次，发热恶寒，腹痛甚剧，呕恶频频，不思纳谷，泻下之物，便少而脓血多。诊为痢疾，属湿浊内阻，肠中腐血，蕴酿而成脓。祝师皆用导下合排脓之品，脓一排出，则肠中腐血清澈，病症自然减轻。处方：桔梗、酒制大黄、生白芍、肉桂、槟榔、当归、广木香、陈枳实、黄连。服后，排便较为通畅，次数大减，腹不膨胀，疼痛亦轻。以原方倍桔梗，脓血排出，症状亦随之消失，不久即愈。

又一病人，腋部红肿疼痛，医生用清热消肿之剂，如金银花、丹皮、赤药、当归、蒲公英之属。服药4帖后，腋部红渐淡，肿转硬，举动困难，换一疡医诊曰："阳证变阴矣，不能再用清凉之药矣。"处方：生黄芪、当归、生熟地、川芎、党参、白术、茯苓、甘草、炒白芍、大贝母、陈皮。服药5帖后，寒热早退暮作，腋部肿胀较甚，高高突起，心情烦躁。曰："余病有增无减，此药不对症也。"请祝师诊曰："疡医处方大致不谬，希勿责怪，但手段太小耳。"刻诊：腋部肿胀高起，按之软凹，而寒热早退暮作，医学上称为弛张热，为化脓之征象。疡医用温托之药，量轻似不够全面，吾于其方酌量修改，当可转愈矣。处方：黄芪、当归、大熟地、人参、炒白术、炒白芍、黄厚附片、活磁石、柴胡、穿山甲、皂角刺、桔梗。病人见曰："余请祝师诊视，实虑疡医之药太温，岂料君之药胜其数倍，余将何以服下？"祝师曰："腋部已经化脓，要点在使脓外出，汝体力不足以排脓，故用如此大剂，汝何恐之有？如有他变，当力负责也。"病人曰："如是余即服之。"3帖脓出肿消，胃纳增，寒热退。继续服用前方，于桔梗一味加倍，腋部疮口脓白而稠，逐渐出清，肌肉渐增，手部操作如常，精神大增，后改用十全大补丸而愈。病人笑对祝师曰："人谓医生有割股之心，今遇高明如祝君者，益信此言之不证也。"

（二十八）擅于温补，温潜为主

有王君者，年30许，患咯血甚剧，形瘦体弱，咳则咯血。某医生谓："肝阳上亢，肝阴亏虚而络脉损破，所谓木叩金鸣，恐入痨瘵之途，慎之慎之。"是故患者精神负担加重，转请祝师诊治。祝师察色按脉，先别阴阳。曰："此虚阳上浮也，病属小疾，何惧之有！能服吾药，不听闲言，则指日可瘥。"今忆其处方为：活磁石（先煎）45g，生龙齿（先煎）30g，黄厚附片（先煎）12g，炮姜炭9g，茜根炭9g，三七粉（分吞）4g，仙鹤草12g，酸枣仁（打）9g，朱茯神9g，炒麦芽12g，陈棕炭9g，党参12g。服药3帖后，颜面浮红顿减，咯血已少一半，精神为之一振，再去复诊。祝师曰："虚阳将平矣，再服4帖，咯血可止，毋庸服药。"

有刘君者，年约40岁，经常失眠，心悸怔忡，健忘多疑，耳鸣目眩，形容枯槁，四肢乏力。祝师诊治曰："病情多端，其根则一，并非实火上扰，乃心肾不足，虚阳上浮。"祝师用潜阳法与补肾药并用：活磁石（先煎）30g，生龙齿（先煎）30g，生牡蛎（先煎）30g，黄厚附片（先煎）18g，酸枣仁（打）12g，朱茯神9g，鹿角胶12g，大熟地18g，巴戟天9g，仙灵脾9g，杜仲9g，菟丝子9g，丹参12g，仙半夏9g，炒麦芽12g。此方连服6帖，睡眠得安，心悸怔忡均减，上方略有进出，再服十余帖，其病若失。

有蒋姓病人，年40余岁，因病后正虚，阳气下陷，子宫下垂，用补中益气法升提。处方：炒党参18g，黄芪20g，炒白术15g，柴胡9g，升麻3g，桑寄生15g，当归身15g，陈皮9g，黄厚附片（先煎）18g，槐角炭9g。此药连服6帖，子宫下垂逐渐向愈。祝师认为："夫虚阳上浮，治以温潜；阳气下陷，治以升提。有是病则用是药，切勿胶柱鼓瑟也。昔李东垣医生用补中益气法，实一伟大发明，余用之颇获效机，倘加附子，其效更捷。"

有赵姓者，年50余岁，以酒为浆，以妄为常，醉以入房，务快其心，逆于生乐，起居不节，故半百而衰，形容憔悴，行路则气急。祝师用补阳益阴之品，不刚不燥，服药多剂，身体逐渐恢复。处方：黄厚附片（先煎）18g，肉桂3g，山萸肉12g，杜仲12g，大熟地18g，怀山药12g，枸杞子12g，炙甘草6g，鹿角胶12g，活磁石（先煎）30g，仙茅9g，仙灵脾9g，补骨脂9g，仙半夏12g，陈皮6g。此方附片与柔药同用，可免除辛燥之弊，而有阳生阴长之妙用。

有丁氏者，头昏目眩，心悸怔忡，面色㿠白，咳嗽气急，四肢无力，夜不能寐，纳少神疲，月经不调，舌苔淡红，脉象缓弱。处方：黄厚附片（先煎）18g，大熟地18g，黄芪15g，当归12g，炒白芍12g，炒白术15g，仙茅12g，仙灵脾12g，鹿角胶12g，枸杞子12g，怀山药9g，阿胶（烊化冲）12g，仙半夏12g，陈皮9g，炙紫菀9g，炙百部9g。脾肾双补之法为祝师最为常用之法，虚损者几无不用之。尝曰："不足之人，最易兴奋，辛味药易煽动病灶，燥药劫阴伤液，诚不可用也。不足用温，乃是必然，虽未直接祛邪，正足则邪祛，清凉安静之药纵有镇静之效，宁知不暗蚀正气乎！"

（二十九）温散宣解，治悬饮重症

黄某，男，年30余岁，体格不健，因气候剧变，初患感冒，咳嗽不爽，连续不断，痰多气急，恶寒发热，胸胁疼痛，倘动作则更甚，病情来势不轻。前医诊为风温痰热，留恋肺络，清肃之令不行，所幸神志尚清，以化痰清热宣肺之品，如淡豆豉、杏仁、橘皮、竹茹、黄芩之类，连服三日，毫无寸效，遂改请祝师诊治。祝师见病人咳嗽连声不断，并呼胁肋处痛楚，气急痰声，发热不退。又观察病人胸部状态，胸高膨胀，按之疼痛倍增，舌苔黄白，脉象浮滑而数。曰："病在皮里膜外，发炎肿胀，即西医所谓胸膜炎，触诊患处有水声，可诊为浆液性胸膜炎。病症已明，用宣畅气血，宣解化痰，助阳扶正之品，即柴胡、麻黄、桂枝、附子合三子养亲汤法。"处方：柴胡9g，麻黄6g，川桂枝9g，炒白芍9g，黄厚附片（先煎）14g，活磁石（先煎）30g，白芥子9g，莱菔子9g，炙苏子9g，制南星9g，川贝9g，姜半夏12g，橘皮络各9g。病家颇有难色，曰：

"胸胁疼痛，是否属于内热，倘再用如此温药，甚虑血随痰出。"
祝师笑曰："可毋恐也，病为浆液性胸膜炎，上方用温散化痰佐
以强壮之品，有消炎化痰、吸收浆液之功效，而促使疾病痊愈，
绝无咳血之危险。"服药 1 帖后，热稍减，痰中无血。2 帖后，
咳嗽爽，次数少，痰出较便，胸胁之痛大减，患处肿胀已消失
大半。再连服 3 帖，即霍然而愈，后以温阳培阴之剂多帖，康
健胜于昔时。

（三十）黑疸劳疾，宜健脾温肾

陈君，男，30 余岁，体质尚称健康，勤于工作，日以继夜。
在一次强力劳动之后，全身衰弱无力，初以为系暂时疲劳，怎
奈小憩之后，疲劳不减，继而关节及肌肉作湿痹样疼痛，头昏
耳鸣、失眠心悸等症随之而来。不久肠胃症状出现，胃痛呃逆，
呕吐泛恶，食欲不振，便秘腹泻交替发作，身体日渐羸瘦，体
重减轻不少。叠请名医诊治，有谓系风湿性关节炎所引起，用
祛风通络之药。有曰头昏耳鸣，乃肾阴不足之微，养阴平肝，
亦不见效。以后颜面、颈背、腋下皮肤逐渐变色，状如紫铜，
询问医生，所答复之病由皆不能使患者满意，经友介绍请祝师
诊治。祝师即按照四诊为之诊断曰："君所患之病，系少见之疾
患，名为甲状腺减少病，简称甲减，即西医所称阿狄森病，中
医谓为黑疸劳疾。前期之疲劳，关节湿痹作痛，头昏、呕吐、
胃痛等，实即甲减前躯症状，中医历来谓黑色乃肾水之色，肾
脏之色外见，肾藏阴阳不足，乃显而易见。病因已明，何难设
法，应循序按先后治疗，先健脾阴以和胃脏。"处方：黄厚附
片（先煎）14g，炒党参 16g，炒白术 12g，淡干姜 6g，姜半夏
12g，陈皮 6g，活磁石（先煎）30g，川芎 9g，丹参 14g，白蔻

壳 9g，大腹皮 12g，陈枳壳 9g，炒六曲 12g。服药 3 帖，胃肠症状大减，纳谷渐馨，病人转忧为喜曰："吾之恙似有好转。"祝师曰："能听我言，当可痊瘳。今脾胃之症逐渐消失，而色素沉着依然未动，为今之计，应大补阴阳，以治病之本。"处方：黄厚附片（先煎）16g，大熟地 16g，肉桂 4g，炒党参 14g，补骨脂 12g，山萸肉 12g，巴戟天 12g，仙灵脾 12g，仙茅 12g，怀山药 12g，活磁石 30g（先煎），当归 12g，炒白术 12g，枸杞子 12g，大枣 10g。先后共服药 10 帖，精神大振，颜面、颈部、脊背、腋下等处之黑色逐渐消失。形不足者，补之以气；精不足者，补之以味。乃于原方加鹿角胶 12g，连服 6 帖，色素沉着已退大半，眠食俱佳。后用全鹿丸（全鹿、牛膝、党参、肉苁蓉、杜仲、沉香、当归、地黄、黄芪、锁阳、枸杞子等），每日 12g，分 2 次服。一月后，黑色全消，健康如常人。

（三十一）巧用阳和，顽痹得瘳

张君，男，年 60 余岁，腰部及两下肢酸痛，转动维艰，经用活血通络之品，效果不显。后由推拿及针灸治疗，开始时腰部及下肢酸痛似转轻松，仅有半月，痹病又发。另请一医生治疗，细询病情，即曰："此为风湿相搏，一身尽疼痛，仲景桂枝芍药知母汤、桂枝附子汤均可用之。"服药稍有效果，但起立转动仍然不便，辗转请祝师诊治，病人对祝师曰："素闻君善用经方大名，吾亦服附子不少，所患非疑难之病而不见效者，此何故焉？"祝师曰："前方为温阳活络之通剂，汝所患者为寒入于阴，阴阳俱亏，所以其效不彰也。阳和汤为祛阴霾回阳之品，古人所谓益火之源，以消阴霾，则气血得和，经脉可通。"处方：黄厚附片（先煎）16g，大熟地 16g，麻黄 6g，川桂枝 9g，炮姜 9g，党参 16g，活磁石（先煎）30g，白芥子 9g，姜半夏 12g，炒白术 12g，鸡血藤 16g，怀山药 14g，炒麦芽 16g，威灵仙 12g，鹿角胶 9g。服药 3 帖，举动轻便，不更前方，继服 6 帖，其病若失。

（三十二）通导排脓，治慢性痢疾

冯君，年方弱冠，生活毫无节制，于夏天饱食瓜果之后，复贪杯中物，多食肥甘佳肴，以致腹痛腹泻，转为痢疾，赤白相间，里急后重，发热恶寒，连绵不愈，病延半月，形瘦色㿠，四肢无力，精神疲惫，不思饮食。一医诊为暑湿相搏，遏于肠道，复伤于饮食，蕴酿成痢。用清暑消食之药，不见成效。另一医曰："此为痢疾无疑，可遵经旨通因通用之法。"开手清凉攻下，如大黄、黄芩、黄连、当归、赤芍、青蒿之类，痢下虽增，病不少减，而疲惫更甚。以后又转为慢性，痢下赤白，迁延不断，动则乏力，延请祝师诊治。祝师曰："君所患实为滞下，按其病情，乃为阿米巴痢疾，亦非暑湿为因，耳及瓜果伤中，高粱厚味消化受阻，郁于肠中而成。痢疾生于肠黏膜，犹皮肤所生疮疖，白者为脓，红者为血，余亦用通因通用之法，不过通导排脓而已。"处方：酒制大黄 9，生白芍 15g，当归 12g，黄连 6g（后下），花槟榔 9g，枳实 9g，广木香 9g，肉桂 6g，生甘草 6g，桔梗 15g，大贝母 12g。服药 3 帖，痢疾赤白排出较多，腹中胀满渐舒。祝师曰："可乘胜前进。"于前方中增鸦胆子 4 粒，桂圆肉包满，用开水吞下。门弟子询问其故。祝师曰："余之处方，即古芍药汤法，桔梗为排脓必用之品，对痢疾有卓效。鸦胆子有清热解毒之作用，为不使鸦胆子有胃内起毒化作用，故用桂圆包好，经过消化，鸦胆子入肠，消炎解毒，以除病根，

245

祝附子—祝味菊

余用多次，效果甚佳。"

（三十三）治结核数良法，健补加紫河车

有樊君者，年30岁左右，生活不守常规，迟睡晏起，烟酒不断，为日既久，由失眠开始，继先咳嗽，午后低热面赤，不以为意。不久咳嗽增剧，痰中带血，失眠更甚，终日头昏目眩，四肢无力，延医诊治。西医诊查为肺结核病，局部继续浸润，按时服雷米封，未见起色，病人忧恐，改延中医诊治。连服平肝润肺、清热止血之剂，形体日瘦，体重减轻，精神萎顿，饮食少进，改请祝师医治。祝师诊后即曰："病虽重笃，非不治之症，中医治肺结核病，用健脾益肾之品，以提高抵抗力，病常可转危为安。"处方：黄厚附片18g（先煎），党参15g，炒白术12g，姜半夏12g，陈皮9g，白豆蔻9g，炒麦芽12g，茯苓12g，活磁石30g，当归12g，炒白芍12g，川桂枝9g。服药3帖，始则胃纳渐馨，食物有味，但低热未退，有时见红，病人面有懼色。祝师曰："不能改弦易辙，病属阴阳俱虚，应用甘温除大热之法，则低热咳血自瘳。"处方：黄厚附片18g（先煎），人参12g，大熟地18g，川桂枝9g，炒白芍15g，青蒿9g，炮姜炭9g，茜草根9g，活磁石30g（先煎），生龙齿24g（先煎），怀山药12g，山萸肉9g，枸杞子9g。连服6帖，低热减，咳血止，照原方加仙灵脾12g，仙茅12g。再服多剂，眠安，低热退清，面色转正，改服紫河车粉6g，每日2次。服药一月后，体重增，健康恢复。祝师曰："紫河车亦治肺结核之妙药，病虽大愈，但毋忘常服紫河车。"

六、研习体会

（一）读书与认识

系统整理与研究祝味菊学术思想，对于我来说也是一次学习上的机遇与挑战。原因是，对于祝味菊学术思想，几年前就已经初步有所认识，但由于开始是以学习火神派郑钦安学术思想为主，并没有致力于研究与学习祝味菊学术思想，虽说《伤寒质难》已阅读过数遍，但除了对祝味菊扶阳理念有所兴趣之外，其他内容几乎是看了一头雾水。事隔数年，再次拿起《伤寒质难》，一次又一次地反复阅读与思考，终于对祝味菊的学术思想有了一定的理解与认识。这种理解与认识，在最初列成编写计划与大纲之时，还只是在心中开启了一点亮光，随着书稿内容编写的深入，才渐渐地清晰起来。

祝味菊的学术思想主要反映在《伤寒质难》一书中。该书以师徒讨论形式，主要针对中医伤寒外感病，联系西医的肠伤寒病，以中医《伤寒论》的六经框架进行中医理法方药说理。以中医为主，西医为辅（本质是西为体，中为用，体用结合彰显出阴阳之理）详尽地论述了他的学术理念、观点、方法及方药规律。该书由其高徒陈苏生执笔，在与祝味菊先生讨论求学过程中，探讨学问、反复辨难、深入思考，并笔录当日之问答，积三年功夫并整理而成。全书仿《内经》问答形式，辞语优美、朗朗上口、深入浅出，在研究《伤寒论》的类书中，可谓是上乘之佳作。半个世纪过去了，可研究《伤寒质难》的人并不是太多，特别是在火神派兴起之前更是如此。近些年来，人们为了追求临床疗效的提高，丰富火神派扶阳理念，又重新发现了祝味菊，发现了《伤寒质难》，他仍然给我们带来了很多的启发与智慧。正如祝味菊的女儿祝厚初老师所说，如果单纯从表面看待祝味菊雅号"祝附子"，这是对他的极其不了解。是的，一个一代宗师的成长与成才经历，是他把自己融汇在中国传统文化深厚的土壤之中，借助西方医学之观点，在有机碰撞之后所产生巨大的智慧火光，把他的学术思想推到了巅顶，而祝味菊之雅号"祝附子"，只是巅顶上发出的一个闪亮的火花。

　　《伤寒质难》出版半个多世纪过去了，之前一直传播不广，直到近几年，才得以大量出版发行。为什么会出现半个世纪的断层呢？这是一个很值得思考的问题。就作者本人来讲，也是在历经多次反复阅读、反复考证、反复深思，并动手去系统整理之后，心中才有了一丝的亮光。因为，研究祝味菊的学术思想，首先要研究他个人的成长规律、学习经过及一生之作为，这在一年半载之短时间内是很难做到。

　　在张存悌老师大力支持与鼓励之下，我才迟迟动手去细读、去思考、去撰写，在几个月之内几乎把《伤寒质难》一书熟读了十数遍，终于对祝味菊的学术思想产生了浓厚的兴趣。我发现自己多年针对中医而产生的诸多疑问，都在这里找到了答案，特别是之前在研究火神派创始人郑钦安学术思想之时，被很多的内容与问题困扰了好多年，通过学习《伤寒质难》及祝味菊其他著述后，才有顿开茅塞之感觉。火神派学术思想体系，肇始于张仲景的《伤寒论》，完善于郑钦安的医学三书（《医理真传》《医法圆通》《伤寒恒论》），发扬于祝味菊的《伤寒质难》。人民军医出版社出版的《火神派师门问答录·伤寒质难》一书中认为，《伤寒质难》一书就是火神派扶阳理念临床应用之佳作，笔者对此非常认同。

《伤寒质难》就是火神派扶阳临床之大作，正如祝味菊自己所说的那样，"是以治川人之法，稍稍变通以问世"。并悟出，"恍然知东西异治者，非但水土之不同，实亦体质之有殊"（《伤寒质难·极期篇第六》）。由此可见，正是火神派扶阳理念在川蜀地区被大量广泛地临床应用，祝味菊才有了将这种扶阳方法应用于中医外感热病中并进行研究与对比，从中发现其治疗规律与方法。同时，他的这种学术理念与方法，不仅具有很强的针对性，而且更具有广泛的应用性与推广性。正如《伤寒质难·极期篇第六》中所说："苟能融会中西，探索真理，不通则已，通则豁然开朗，如登泰山之顶而望日出，气象万千，彼金元诸家，直足底浮云耳。"

（二）阴阳与至理

翻开中国传统文化的内涵，阴阳乃是其主干。《周易》认为"一阴一阳之谓道"，提示了阴阳文化之本质。《黄帝内经》则把中国阴阳文化融汇于中医药理论之中，成就了中国传统中医学之精髓。而一部《伤寒论》主题是"扶阳气、存津液"，则把阴阳用于临床辨病脉证并治学中，为我们制定了理法方药之准绳。祝味菊精研中国传统阴阳文化，在接受川人喜用温法治病特点的同时，无形中受郑钦安阴阳辨证与阴阳至理的影响，这在《伤寒质难》一书中可以找到多处烙印。从《伤寒质难》中处处透射出的阴阳理念来看，祝味菊对中国传统阴阳文化的认同、活用与发扬，是在继承前人成果的基础之上而取得的。

祝味菊在《伤寒质难》中从多种角度来述说阴阳理念，特别是应用西方医学观点与名词来阐述阴阳之概念或范畴，这对于我们理解阴阳理念与体系具有重要的价值与意义。《伤寒质难·退行期及恢复期篇第七》下专门附有"阴阳辨"，以此强调阴阳辨识是非常重要的内容，从而引起重视。因为，"一切机能皆属阳气，损在形质，始曰阴虚"。治病救人，"但得阳用彰明，调节有方，则病有自疗之趋势"。而医者治病之手段再多，无非"顺其自然之趋势，调整阳用，以缩短其疾病之过程而已"。祝味菊认为，只有明白阴阳之间有阳主阴从之理，才能把握阴阳至理。

在《伤寒质难》中，祝味菊推崇阴阳至理，并把阴阳二字以多种形式表述出来，使我们充分认识与了解阴阳概念与内涵。如"体功"，形体与功能；"形气"，形体与阳气；"有太过，有不及；太过为热，不及为寒"。不管疾病有多么复杂，"非机能之不调，即物质之变性；非脏器之损坏，即作用之不彰。则阴阳二字，固执其纲要矣……凡事皆有正反两面，病之性质，可以阴阳分也"（《伤寒质难·退行期及恢复期篇第七》）。而阴阳之间，是有差别的，并非半斤八两，平起平坐，阳为主，阴为从，体现出阳主阴从之阴阳和谐状态。因为，"阳动虽无形质可凭，然脏器之活动，物质之能变化，此皆阳之力也。气有往复，用有迟速……肇基于细胞，而细胞之所以能活跃为用者，赖有阳气。使细胞而失其生气，立即形成死肌……夫阴为物质，阳为势力。一切生机，攸赖在阳；一切生物，无阳即死……阳机固然不能离去物质而自存，然物质能行动变化而为生者，阳之用也"。所以，他提出"阴常有余，阳常不足"之观点。

在《病理发挥》一书中，祝味菊把阴阳理念与现代医学进行有机的结合，并推求阴阳至理与内涵。他认为："人体之构造，虽复杂至于不可名状，要不外乎由物质所构成之躯体耳。其生活现象，虽穷极秘奥，质言之，亦不外乎阳生阴，即势力之发现于物质性躯体耳……人体既为细胞之合块，生活现象既为细胞势力之总合机转，则吾人之躯体及生活，亦可归纳于物质与势力之大原理矣。盖溯其来源，毕竟不外乎阴阳动静之变化云尔。夫物质与势力，本有密切关系而不能相离，此科学上之原则也，可知吾人之躯体与生活亦不能相离。故欲研究人类生活之本性，须先明生活根源之人体的构造。"

在探索疾病发生机理时，祝味菊在《病理发挥》中从阴阳至理方面进行了分析。如他认为："苟躯体之物质与势力一朝变异，则其生活机能不得不从而变化，此自然之理也。吾人称此生活之异常曰疾病，其身体上物质与势力之变化曰病变。疾病与病变之不能相离，一若生活之与躯体、势力与物质。故研究疾病当溯其来源，探求躯体之阴阳变化，以明生活以变异之理，而后疾病之本相可得而知矣……所谓疾病邪变者，在中国医学上之解释，非阴阳不和，即血气失调。吾人已知阴阳之定义，则阴阳不和者，即对于躯体器官有物质与势力之变化，其生活机转发生障碍，其人呈不快感觉之状而言也……何谓调节机能？即躯体正气之机转应外界变化以维持其健康生活者也。然调节机能之力量有一定限度，倘外界之变化过剧或自身正气薄弱时，调节机能不足应付，生活状态因而异常，是即疾病。"

而疾病发生的内在实质，"细胞实为躯体之原素。若遇外界原因即刺激来袭之时，细胞则以生物自然之性起而抗之……于是细胞与形质发生变化，其机能或减退、或亢盛……此即异常之生活现象。故疾病之本性，实乃细胞变化，而对于原因之反应机转也。由是可知健康与疾病在性质上无所异，所异者不外乎细胞机能之表现。在健康时为正规，在疾病时或减退或亢进而已。故病理之变化虽微妙错综"，实不出阴阳至理而言。

祝味菊从微观学说方面给我们解释阴阳至理的概念、价值与意义，对于我们充分了解其学术思想，以及认识火神派扶阳理念与阴阳至理，都有很好的促进与充实作用。

（三）疾病与人体

在上节内容中，我们已经初步认识到祝味菊把阴阳至理落实到了细胞与机能，并分析了疾病之发生缘由，但这还远远不够。因为疾病的发生，患者所感受到的自觉症状与医者所感触到的阴阳属性，是有本质区别的。多年来有些关于辨证论治的问题一直困扰着我：临床诊治为什么有时有效，有时一点效果也没有，这究竟是什么原因造成的？病人自我感觉与医者"察色按脉"所得出的结论，是否能够完全统一？祝味菊《伤寒质难》中对疾病与人体在发病学上的论述让我找到了答案。

疾病是什么？疾病是怎样产生的？这还要从疾病发生的本质上来认识。因为"证候为疾病之表现，初非疾病之本身"（《伤寒质难·退行期及恢复期第七》）。祝味菊认为："夫疾病者，健康生活之违和也。一种物体能刺激正气（人体）而发为病者，所谓病原体是也。病原体不能直接发为疾病，必待体功（人体功能反应）之激荡，而后症状乃显。何以故？病源乃发病之源，症状乃疾病之苗。疾病之发生，不能离开人体而独立；症状之显露，乃体功反应之表现。是故疾病非一种物体，乃物体与身体之共同产物也……邪机万端，本体唯一，菌类虽多，然接受侵害者，终不能舍此块然肉体而他求也……夫人体乃完整之构造，为联合之组织，一受刺激，即生感应，病理之变化，影响生活之平衡，所谓牵一发而动全身者是也。"（《伤寒质难·退行期及恢复期第七》）即疾病乃是人体针对病原所产生的反应，并非是病原本身所造成的，我们所看到的症状与证候，并非是疾病之本身，乃是人体正气驱邪与邪气争斗过程中的表现而已。

　　人体针对外来的病原刺激，有着天然的自然疗能，并且"人体之反应本能，则始终保持其固有的水准……是知疾病之要素，不全在外来病原之刺激，而在于人身缺乏应付之能力。须知一切病邪，及其既入人体，即为人体抗力所支配，病原仅为刺激之诱因，病变之顺逆、预后之吉凶，体力实左右之"（《伤寒质难·退行期及恢复期第七》）。这就给出了一个前提，即疾病能否顺利之恢复，人体之体力是关键。当人体体力功能降低时，无法产生足够的能力借助外来药物等驱逐病邪。体力是什么呢？体力是形体（阴）与能力（阳气）总和的体现，"疾病之进退，视乎抗力之盛衰。抗力之消长，气阳实左右之……气足则机能旺盛，阳和则抗力滋生……吾人观察种种他觉、自觉之症状，体认人体反应趋势，扶持抗力，以应付病邪，是万殊归于一本也"（《伤寒质难·退行期及恢复期第七》）。也就是说，我们只有重视人体针对病因所产生的反应状态，积极扶助人体正气与力量，这才是中医治病求本。那么，我们怎样认识人体在诱因刺激下，机体所产生的反应状态呢？《内经》指出："善诊者，察色按脉，先别阴阳。"（《素问·阴阳应象大论》）察色与按脉，是医者通过色、舌、脉所反映出来的人体阴阳属性，来判断其阳虚与阴损状态的，而并非是依据病人所表述的感受。

祝味菊认为，由于人体经常处于"阳常不足，阴常有余"（《伤寒质难·退行期及恢复期第七》）之状态，既病之后其阳气亏损更甚，一旦人体获得阳气支持，人体功能与体力得到加强，疾病之恢复有望，况且"人为热血动物，喜温而恶寒者也"（《伤寒质难·少阳上篇第十一》）。而"药物为治病之工具，疾病之痊可，乃药物之力与医者用药之当及病体反应之功也"（《伤寒质难·进行期篇第五》）。人体具有天然的喜暖恶凉之本性，这是人体为了保持自身稳定的恒温状态，以完成正常的功能与新陈代谢活动。同时，人体具有天然的自然疗能，很多时候，"病之可以自愈者，十常六七"（《伤寒质难·极期篇第六》）。面对诸多的疾病，医者所要做的，就是"上工治未病，察病邪之趋势，而支持其抗力，见机在先，无使内馁，所以缩短其过程，保持其真元也"（《伤寒质难·极期篇第六》）。只要"医者能维持其合度之抵抗，则病程可以缩短，十治可十愈也"（《伤寒质难·太阳篇第九》）。这就告诉我们，扶助人体阳气之目的，在于协助人体针对驱邪而产生的抵抗能力。为什么要协助人体适度的抵抗能力？因为，"吾人治病，但当注视体功对于诱因所引起之反应，其不足者扶之，其太过者抑之，其反应不济者彰之"。怎样判断出人体合适之抵抗程度？"吾人审察反常之证候，何者为太过？何者为不及？何者为合度？"（《伤寒质难·太阳篇第九》）。祝味菊为我们指出了方向与方法："观察体力，宜合色脉。夫色者，气血之华也；脉者，脏腑之本也。疾病表现于证候，体力显露于色脉。观察证候，可知疾病之所在；参透色脉，可知体气之盛衰。"而"参透色脉者，可决死生之大数"(《伤寒质难·阳明上篇第十三》)。

当我们面对诸多疾病而缺乏针对性治疗措施时,"吾人既未能直接除去其病原,则当扶持体力协调其自然疗能"(《伤寒质难·少阳下篇第十二》)。自然疗能就是人体之正气、阳气,当我们去积极扶助人体阳气时,看上去似乎并非针对病人所表现的症状,但疾病却在一天一天地好转,渐渐进入坦途而消失于无形之中。这正如郑钦安所说:"治之但扶真元,内外两邪皆能绝灭,是不治邪而实以治邪。"(《医法圆通·卷二·中风》)。"其所以克奏平乱祛邪之功者,阳气之力也。夫邪正消长之机,一以阳气盛衰为转归"(《伤寒质难·退行期及恢复期第七》),这才是祝味菊一生重视扶阳疗法的真正原因。

很多时候,病人所反映的症状与疾病表现并非统一,我们就要"审察虚实,辨别阴阳,随宜而处以复方,则是治疗疾病,而又能调整体力"(《伤寒质难·阳明下篇第十四》)。况且,"治疗方针,不为医病,即是医人,人之与病,犹形影之不相离也。治病不治人,其失必多;知人不知病,弊亦相等。人病兼治,效捷而功全,此上策也"(《伤寒质难·厥阴下篇第十八》)。这样的万全之策,才是祝味菊一生所追求的理想与真理,这才是他充分认识人体与疾病的本质。

(四)药物与寒热

祝味菊十分推崇扶阳药物的应用,他针对药物寒热性质的分析与认识,对于我们充分理解与认识他为什么喜用扶阳温热药物,以及充分理解和认识药物寒热性质,并分析药物究竟是如何在人体内发挥作用的,具有很重要的价值。在《伤寒质难》"太阳篇第九"下面祝味菊专门附有"药物四性五味之效用",

其余篇章中也有散在论述。

我们知道，祝味菊擅长匡扶人体之阳气，其目的就是充分发挥人体之自然疗能。因为人体针对疾病之诱因会产生积极的应对反应，而"医者能维持其合度之抵抗，则病程可以缩短，十治可十愈也"（《伤寒质难·太阳篇第九》）。也就是说，医者之作用，就是帮助人体之正气、阳气来发挥其驱邪作用。而医者帮助人体战胜疾病的武器就是药物，但药物在人体内是如何发挥其治疗作用的呢？祝味菊指出："吾人治病，但当注视体功对于诱因所引起之反应，其不足者扶之，其太过者抑之。"他认为医者之治疗目的，不过只有两个：一个是不足者扶之，一个是太过者抑之。如何扶之与抑之？"临床诊察，尤须注重于证候。证候者，疾病之苗也。苗者，疾病反应之表现于外，可得而诊视者也。吾人审察反常之证候，何者为太过？何者为不及？何者为合度？"

人体患病之后，由于"邪正不两立，正气为应付邪机之刺激而发生反动，其反动之目的，欲以驱逐邪毒也，欲以中和邪毒，使不为正气之害也，欲以产生抗邪物质，欲以唤起吾人自卫之力也"（《伤寒质难·太阳篇第九》）。这自卫之力量，就是祝味菊所说之自然疗能。当"邪正相搏，其抵抗之趋势，倾向太过者……病之偏之于热也；热者，人体反应之偏于亢进也"（《伤寒质难·附辨温热篇第十》）；而"气衰体弱之人，抵抗本自不足"（《伤寒质难·少阳上篇第十一》），"气不足就是寒"。说明人体得病之后，其反应程度无非是两种情况：一种是过度而生热，一种是不足而生寒。那么，"药之寒热温凉，当以体质为标准"（《伤寒质难·阳明上篇第十三》），"寒热温凉乃调整抗能之药。抗力太过者，折之以寒；抗力不足者，壮之以温；抗力旺盛，有偏亢之势者，和之以凉；抗力衰微，而虚怯过甚者，助之以热……寒热温凉，扶抑正气之符号也"（《伤寒质难·太阳篇第九》）。而"病邪之来，正气抗之，抵抗太过则用清，抵抗不足则用温"（《伤寒质难·少阴上篇第十五》），"用寒用温之机，一视体气盛衰而施"（《伤寒质难·阳明下篇第十四》），这就是祝味菊分析疾病与药物寒热之性的关系以及用药之道。

如上所述，人体患病之后，机体自身反应呈现两种情况，其中"过犹不及，抵抗而不能适度者，皆病也"。医生所要做的，"熟悉证候者，可知疾病之所在；参透色脉，可决死生之大数"（《伤寒质难·阳明上篇第十三》），"医之用药，或用以消除证候，或用以扶掖体力"（《伤寒质难·阳明下篇第十四》），而药物"寒热温凉，为调整体力之用"（《伤寒质难·少阴上篇第十五》）。虽然"病变万端，不外体力之消长。体力之盛衰，因缘药物所造成"（《伤寒质难·厥阴下篇第十八》）。祝味菊通过多年研究发现，药物是左右人体之体力与抗力之主要因素。因此，他认为："良工治病，不能去邪即当安人，治病若无特效之药，即当维护自然疗能"（《伤寒质难·厥阴下篇第十八》）。这也就是他为什么提倡扶阳用温，反对寒凉药物伤人损正之缘由。祝味菊指出："温药疗不足，不足当用温，非仅伤寒为然也。故表闭而不足则用温散，便闭而不足而用温下，不足而中满则用温运，不足而有滞则用温化，不足在形则以温滋为补，不足在气则以温壮为补，一候不足则一候温补，终身不足则终身用温。虚人而染伤寒，首尾不离少阴，则始终不废温法，此祝氏之定律也。"（《伤寒质难·少阴下篇第十六》）

中药有寒热温凉四性，而"寒者，凉之极也；温者，热之渐也"。故简说之，可归为寒与热两性。药物有寒与热偏性，疾病也是一种偏性，"寒热温凉，四性之偏也。偏性之药，所以矫枉使正也。病之为患，患在偏也。偏者，失其正也，去偏必有偏药"（《伤寒质难·太阳篇第九》）。也就是说，药物之寒热之偏性，正好可以纠正人体患病时寒热之偏性。这就是《内经》所说的："寒者热之，热者寒之。"如果出现寒热真假时，则遵从"有病热者寒之而热，有病寒者热之而寒。诸寒之而热者取之阴，热之而寒者取之阳"（《素问·至真要大论》），即透过现象看本质。

祝味菊指出："凡药之作用于全体者，凉则均凉，温则俱温，绝无药效独往一处之理。"（《伤寒质难·太阳篇第九》）他举出这样的一个例子："无药以疗病，受药者体也。人体，犹大地也。大地亢旱，雨露之霈，犹甘霖也。人体之燥燥，凉药清之，犹秋风之爽也。人体局部官能之兴奋，如陇亩之遇大旱也，霈然下雨则陇亩之旱虽解，而低畦将成泽国矣。"意思是说，人体象大地一样，药物如同下雨一样，当天大旱的时候，虽然下雨能解除旱性，但低畦之处却又遭受了水灾。提示我们，局部干旱就像是人体有热，而"恣用寒凉，局部之亢虽平，而里气必更怯"。也就是说，正气很容易受到损伤。"设非阳明亢盛之体，以饮冷为快意，未有不寒中败胃者……以寒凉之性，伐阳而伤正"。而"医为仁术，上工以不戕正以徇病"（《伤寒质难·太阳篇第九》）。

祝味菊认为："四性之药所以对人，凡是不足皆当用温……温药含有强壮之意，非温不足振衰惫，非温不足以彰气化……温之为用大矣。"（《伤寒质难·少阴上篇第十五》）而"寒凉缓正，只可苟安一时……寒凉之药缓和正气、抑制有余也，人之患病岂能始终有余哉。药之四性，其对象在人……服凉药而症状缓和者，乃正气因凉药而缓和，非凉药缓和其疾病也……寒凉之药，用以疗人，得其当，则化暴为驯；不得其当，则害人伤正"（《伤寒质难·阳明下篇第十四》）。况且"凉药镇静，其用缓和；寒药抑制，近乎麻醉……而服寒凉镇抑之剂，以麻痹其抗力……寒凉之药，诚有抑遏正气之弊，此寒凉太过之咎也……寒凉之药，用以制亢，若非有余，害在伤正，未有伤正之药，转能益人者也"（《伤寒质难·少阳上篇第十一》）。并认为："寒凉之性，只是医人，不能疗病……寒以疗热，无热而久服寒凉者，其人为慎乎！"若"不当清而妄清之，则急性转为慢性，早期可愈者，转为淹缠之证"（《伤寒质难·阳明下篇第十四》）。所以说："人体抵抗邪毒之表现，其关键在乎元气，而不在乎病邪"（《伤寒质难·阳明上篇第十三》），而寒凉药物长期服用之后果，就是损人伤正、耗损元气。特别是很多时候，"吾人既未能直接除去其病原，则当扶持体力，协调其自然疗能……人体不过形能而已……或者为合符自然疗能……须知证候为疾病之表现，而非疾病之本身，必也了解证候发生之动机，澈悟证候发生之原理，则邪正分明，顺逆之势昭然若揭矣"（《伤寒质难·少阳下篇第十二》）。所以说"制亢以凉，扶怯以温，此正治之常法也。譬如大匠诲人，必以规矩，而神化则有乎规矩之处……运用之妙，有乎一心"（《伤寒质难·少阳篇第十一》）。

对于寒凉药物的应用，祝味菊并非是一概反对，而是反对其不辨人体体质之寒热之性，而乱用致祸害者。"善用寒凉者，不为寒凉所困，此其医工之巧……寒凉之药，乃抑制亢奋……未亢而用清，是无的之矢也，伤人多矣……寒热温凉，唯适是从，予岂有偏哉？"（《伤寒质难·少阳上篇第十一》）祝味菊指出："凡药之作用于全体者，凉则均凉，温则俱温，绝无药效独往一处之理。""药效之功，因血运循环而散播各处，此其常也。一切内服之药，其作用在胃肠之外者，皆有赖于血液之运输。是故凉药入胃，必先寒中……寒热温凉，药之四性也，作用于一般细胞组织之药物也，即吾予所谓作用于全体者是也"（《伤寒质难·太阳篇第九》）。所以说，"药不患凉，唯在医者之善用耳"（《伤寒质难·少阳上篇第十一》），"医之用药，所以救弊补偏也"（《伤寒质难·附辨温热病篇第十》）。总之，"药以疗病，凡药病之不相当者……足以为误也"；"寒凉之药，诚有抑遏正气之弊，此寒凉太过之咎也"（《伤寒质难·少阳上篇第十一》）。故祝味菊所要反对的是过用、误用寒凉药物。

"大凡物理，得热则胀，得冷则缩。热药可令充血，可使形盛；寒药可令贫血，可使形缩"（《伤寒质难·少阳下篇第十二》）。同理，"温药有强壮之功，热药具兴奋之效；凉药镇静，其用缓和，寒药抑制，近乎麻醉。此药性之四维也……温热之性，尚有诱起兴奋之理，而寒凉之药，其有缓和……而服寒凉镇抑之剂，以麻痹其抗力……气衰体弱之人，抵抗本自不足，又从而抑之，则懦怯更甚矣"，其病无振起之望也。这是因为，"人为温血动物，喜温而恶寒者也"（《伤寒质难·少阳上篇第十一》）。所以祝味菊指出："医之治病，贵乎明理，识力不到，则宗旨游移。"

对受寒之后，人体所产生的寒热变化，祝味菊做了详细的阐释。人体感寒之后，之所以出现反应，是人体自然疗能作用之体现。人之所以产生寒热之反应，并非是有寒热邪气而进入人体，而是人体遭受"风寒刺激之力……越过吾人调节能力之上者，于是乎为病，其病也，仍是人体寻求调整之道"。治疗则"气亢者折之以寒,气盛者和之以凉,气怯者壮之以温,气衰者扶之以热,此治表之准绳也"(《伤寒质难·太阳篇第九》)。其"所谓热者,乃人体本身反应有余之表现"。由于人体"无时不生温,亦无时不放温",如出现"放温障碍,发热无汗,麻黄汤主之;放温亢进,发热自汗,桂枝汤主之"。此外,"药之走表者,都名曰辛,辛温、辛凉,同时调整放温之兴奋,而温凉异致者,里气之盛衰异也……表闭甚而里气不亢者,法主辛温,麻黄汤是也,气怯而甚者加附子,麻附细辛汤是也;表闭而里气盛者,法主辛凉,银翘散是也;气亢而甚者加石膏,大青龙汤是也"。故"治表之道,外则观察表机之开阖,内则消息正气之盛衰,开表以辛,和表以甘,制亢以凉,扶怯以温"(《伤寒质难·太阳篇第九》)。

祝味菊发现当世之人可温者多,可清者少,乃因人体"阳常不足,阴常有余"。而凡是不足,皆当用温……寒热温凉,为调整体力之用,无论有机之邪、无机之邪,其为病而正属虚者,总不离乎温法,此我祝氏心传也"(《伤寒质难·少阴上篇第十五》)。温热药物可以扶阳气、助正气,以"支持其抗力,见机在先,无使内馁,所以缩短其(疾病)过程,保持其真元也"(《伤寒质难·极期篇第六》)。真元足、阳气壮,则人体之自然疗能加强,"亦可令正胜邪却,收化逆为顺之功"(《伤寒质难·退行期及恢复期第七》)。对祝味菊有关药物寒热性质的论述、观点,其得意弟子陈苏生总结道:"药用四性,所以对人疗偏也……四性之用,不过扶羸抑亢而已。药理不彰,由来久矣,得吾师阐扬之,如暗室之有灯明也。"(《伤寒质难·太阳篇第九》)

（五）伤寒与六经

祝味菊的力作《伤寒质难》，不仅是对伤寒六经辨证发展成为伤寒五段学术思想的阐述，更是对《伤寒论》六经辨证提纲学术观点的发挥，而《伤寒新义》与《伤寒方解》更能体现出他对伤寒辨证之理解。

祝味菊在《伤寒新义》"辨太阳病脉证并治上"中对太阳病提纲"太阳之为病，脉浮，头项强痛而恶寒"作了如下注解：

太阳病，谓放温机能始受障碍时所起之抵抗现象，而无不太过与不及之证候。为一切感冒病之初期，但有表里之分，在肤腠为表，在膀胱为里。本条仅就表证而言。

脉浮，即浮脉。谓脉在肌肉之上，轻按即得。主病在表。因蒸发机能障碍，体温蓄积，而使脉管充盈。其故有二：一是放温机能增加，则皮肤细脉管膨胀，乃致血液充盈（中风）；二是放温机能闭上，则皮肤细脉管收缩，乃致血液蕴积（伤寒）。

头项强痛，谓头项强直而疼痛。盖头项为神经中枢所在，全身末梢因受刺激，反射中枢而感强痛也。

恶寒，谓其寒非衣被所能制止者也，与恶风不同。恶风者，见风始恶，不见不恶也。恶寒之原因系皮肤蒸发机能障碍，致体温不能与外界空气调节，而起寒冷之感觉焉。

对"太阳病，发热、汗出，恶风，脉缓者，名为中风"，祝味菊认为这是太阳病之主证，并作了如下注解：

太阳病即首条所指之征象也。若太阳病而又兼见发热、汗出、恶风、脉缓诸征象者，即为中风。以下凡称中风者皆指此而言。

发热。谓末梢神经受刺激，反射于司温中枢，致放温机能亢进，表层体温升腾，而使之然也。

汗出。谓表层体温升腾，生理上调节作用，汗腺乃增加分泌以放散之。

恶风。谓皮肤因中风发热，扩张弛缓，若复遇风，则生反应，而毛囊筋一起收缩，致毛发直立，乃生此种之感觉焉。

脉缓。即缓脉。谓脉搏柔和而有神。血管柔软，血压缓徐，乃血管扩张，放温机能增进，体温外散之象也。

理解与评析：祝味菊的注解方法参照了西医生理与病理学理论。如患太阳病的人体并非都出现发热现象，多数是头项强痛、恶寒并脉浮，这就是人体因感寒导致表皮血管收缩与神经刺激所致。发热是因为人体因感寒而人体自然疗能要"寒者热之"，出现产热与散热同时亢进所致；恶风乃是因热导致遇风而皮毛之反应状态；脉缓则是人体血管扩张而机体散热所致。这些解释虽说并非是尽善之论，但至少对于我们理解中医太阳病的西医生理与病理基本变化是有很大的帮助与启发。另外，祝味菊认为太阳中风证乃为太阳病之主证，而桂枝汤则为其主方，对于感寒后太阳病的增温与散温，具有很好的调节作用。

在"辨阳明病脉证并治"中，祝味菊对阳明病辨证提纲"阳明之为病，胃家实也"注解道：此揭阳明病之总纲，以胃家实为主要之证候，以下凡称阳明病者，即指此种征象而言。他认为：阳明病，谓抵抗有余，胃肠充实之候。但有经腑之分，在经者为生温升腾，在腑者为胃家实也。

理解与评析：祝味菊认为，人体感受外寒之后，机体积极产生驱寒之反应，即"寒者热之"。由于机体反应过度与强烈，导致在上体温持续升高而不降，在下由于发热津伤而胃肠道积滞，使腑气不通。针对这种情况，张仲景采用的是在上用白虎汤，在下用多层次承气汤。与此同时，祝味菊还认为所谓温病者，无非是伤寒中一格也，此说为是。

在"辨少阳病脉证并治"中，祝味菊对少阳病辨证提纲"少阳之为病，口苦，咽干，目眩也"注解道：

少阳病之现象，其证为口苦、咽干、目眩。以下凡称少阳病者，即指此等证候而言。

少阳病，谓抵抗不及，淋巴还流壅滞，病势机转，介乎表里之候。

口苦，谓胆之官能障碍，胆汁潴留，故有此感觉。

咽干，谓淋巴阻滞，分泌不调，口涎稀少而呈干燥之状。

目眩，谓新陈代谢异常，体温增高，目系失荣所致。

理解与评析：祝味菊认为，少阳三焦与西医淋巴系统相关，此说虽有牵强，但至少说明淋巴系统的某些特点与三焦功能相似，对临床也很有价值。至于口苦与胆密切相关，这是比较切合临床实际的。《伤寒论》少阳病之主方小柴胡汤和解表里，疏理三焦，特别是对于部分胆囊病变有较好治疗作用，这些都可印证其解释有一定的道理与临床价值。

在"辨太阴病脉证并治"中，他对太阴病辨证提纲"太阴之为病，腹满而吐，食不下，自利益甚，时腹自痛。若下之，必胸下结硬"注解道：

太阴之现象，其证为腹满而吐，食不下，自利，时时腹痛。以后凡称太阴病者，指此种征象而言。仲景恐人误以腹满自利而用下法，故特立此禁。所以然者，以病为太阴，不应误下，误下则胃肠官能更伤，故胸下结硬，自利益甚也。

太阴病，谓抵抗不足，生温降低，水谷失化，小肠吸收官能薄弱，腑气充实之候也。

理解与评析：太阴脾胃病，临床最为常见。正如祝味菊所说，人如果生温降低，过度饮食寒冷之物导致脾胃阳衰，水谷不能正常蒸腾气化，小肠不能吸收而导致消化不良或腹泄等一系列病证。《伤寒论》治疗此类病证用四逆辈，后世多用附子理中汤，祝味菊也用附子理中汤，但方中多不用参类药，这可能与参类药补而助阴有关。

在"辨少阴病脉证并治"中，他对少阴病辨证提纲"少阴之为病，脉微细，但欲寐也"注解道：

少阴病现象，其脉为微细，其证为但欲寐。以后凡称少阴病者，皆指此等脉证而言。

少阴病，谓抵抗衰弱，神经疲惫之候也。《内经》曰："心者，君主之官，神明出焉。"故旧说所谓"少阴，君主之心"者，大多指大脑而言也。

但欲寐，谓神经疲惫，精神不能振作，而唯昏昏思睡也。

理解与评析：祝味菊认为少阴病阶段，人体的反应抵抗能力减弱了，即人体处于对外界的刺激抵抗不足阶段。太阴病阶段，祝味菊也认为是人体对病因刺激反应与自然疗能不足，但太阴病阶段在脾胃，而少阴病阶段则在心肾。也就是说，到了少阴病阶段，人体的心君之官功能衰弱，心君为人体火之用，肾为人体火之源，到了少阴病阶段显然是心肾阳气损伤过重。祝味菊之所以总是重视心阳之气的振作，就是因为心阳衰弱乃是肾阳严重损伤之外在表现。因此，祝味菊在临床诊治过程中，但凡出现不足现象者，均非常重视心阳之气的振作，喜用附子与酸枣仁强心，其本质乃是温肾阳治本之手段。而他雅号"祝附子"，即与其善用、喜用附子有关。诸多病证只有心阳不衰，才是取效之保证。因心阳不衰，肾阳有源，人体自然疗能就会加强，一切疾病之恢复均是自然而然的。

在"辨厥阴病脉证并治"中，对厥阴病辨证提纲"厥阴之为病，消渴，气上撞心，心中疼热，饥而不欲食，食则吐蛔，下之利不止"注解道，祝味菊认为此条文中有错简之处，而且仅宜以"消渴，气上撞心，心中疼热"为厥阴必具之主症。这种观点作者认同。

祝味菊注解道：厥阴病，谓疾病过程中，出生入死之候，如其人抵抗力逐渐回复者生，反之，了无抵抗者死也。

气上撞心，心中疼热。谓抵抗渐有回复之趋势，生温机能随之增加，血液循环亦见亢进，故有如此感觉也。

理解与评析：厥阴病是六经病中的最后阶段，正如祝味菊所说，人体与疾病的争斗到了最后的阶段，如果阴极阳升，疾病则恢复有望；如果争斗到最后一搏而无法取胜时，则病人死亡。《伤寒论》中厥阴病之主证与提纲，后世争论不休，就是因为厥阴病阶段人体表现较为复杂，加上对其主证与主方也有不同的看法。祝味菊在《伤寒质难》中对此有精辟的分析："造成最后之抵抗，其故有三：一曰因为药助；二曰因于药误；三曰因于自复。"(《伤寒质难·厥阴上篇第十七》)从中可以看出，用药是寒是温，是能否使病人起死回生之关键。祝味菊力主扶阳气，用热药，这是因为"人为温血动物，喜温而恶寒者也"。用温热药物积极扶阳回阳，能促进厥阴病从阴转阳而使病入坦途也。

祝味菊从《伤寒新义》到《伤寒方解》，直至学术思想发展成熟的《伤寒质难》，其（包括火神派扶阳名家）一切成就均是在研究《伤寒论》与应用《伤寒论》基础之上取得的。因此，火神派扶阳学术思想一点也没有离经叛道，而是把《伤寒论》

三阴病证的学术思想发扬光大了。

（六）正气与邪气

正气与邪气是中医基础理论中最为重要的概念之一，祝味菊从中西医相关性理论研究着手，充分理解与认识正气和邪气二者的关系，尤其注重匡扶人体正气与阳气。

什么是人体之正气？祝味菊指出："吾以为中医所谓正气即西医所谓自然疗能是也。何谓自然疗能？组织人体之细胞各个皆独立之生活机转，凡有益于生活者则取之，有害者则弃之，若遇外因侵害则起反应作用以抵抗之。此反应作用名曰自然疗能，自然疗能所以使疾病有自然痊愈之倾向。"他认为，正气乃是人体为了自身的生命过程保持稳定所采取的自然修复与调整作用，是人体先天本能之活动与作用，是与生俱来的。"夫正气为人体要素，任何人不能离正气以生存，亦任何医学不能舍正气以救人。医学之为用，不过辅助正气以调节病变而已。顺正气者生，逆正气者死，此自古治疗之大法也。吾国医学于治疗上所以能奏伟大之功效者，亦即古圣教人崇正气之故耳"（《祝味菊医学五书评按》）。这种认识，与《黄帝内经》中正气的含义非常相近，虽然《黄帝内经》所论之正气含义很广，但其主要内容是指人体形体结构、精微物质及其产生的机能活动、抗病能力、康复能力，以及人体对外界的适应能力、调控能力之总称，在个体应用过程中又将正气分为阴气和阳气（《内经的思考》）。这也就是我们常说的"先天之元气"，也即郑钦安所说的："夫人身全赖一团真气，真气足则能充满。"（《医理真传·白通汤用药意解》）

邪气是什么？祝味菊认为："言邪者，以其能害正也。"（《伤寒质难·客邪区分有机无机篇第二》）即只要是损害正气者，皆可称之为邪。有机与无机之邪，但"凡不适于人而有利于邪机之繁殖者，皆是也"（《伤寒质难·客邪区分有机无机篇第二》）。邪之为病，足以能够损害正气，而邪之产生，往往是身体调节不及或无用之废物，形成邪之生成环境，导致邪之产生。如"寒燠暴变，体功不及调节，而表邪有可乘之机；饥饱无常，中土不及运化，则肠胃有受病之隙。邪行发水，唯虚者受之。微邪初入，匿迹于腠理分肉之间、肠胃屈曲之处，为警防之所懈，反应所不及。汗酸湿浊，凝痰秽浊，凡我身之废料，亦细菌之资粮也"（《伤寒质难·潜伏期篇第三》）。《黄帝内经》把邪称之为"虚邪"或"贼邪"，这是因为邪气之"中人也，方乘虚时"（《灵枢·邪气脏腑病形》），"邪之所凑，其气必虚"（《素问·评热病论》）。《素问·上古天真论》之王冰所注云："邪乘虚入，是谓虚邪。"祝味菊还认为："邪之为义，非独外来之物也。"也可由体内所生成，即"凡足以障碍正气之发展者，虽在津血之为贵，亦邪之类也"（《伤寒质难·少阳上篇第十一》）。凡是对人体之正气运行有阻碍者，皆可以成为邪气。那么，哪些可以形成人体内之邪气呢？祝味菊认为："是以淋巴障碍，则水潴为饮；循环障碍，则血凝为瘀"（《伤寒质难·少阳上篇第十一》）。当水与血不能正常运行之时，都将成为人体之邪气滋生之源。"津也、血也、饮也、瘀也，一气之通塞耳"（《伤寒质难·少阳上篇第十一》）。人体内正常运行之津、血、水、液，只要是阻塞了人体正常运行气机，也即妨碍了人体周流之气，都可成为邪气。

邪气是如何形成的？这对于我们如何祛邪是非常重要的。祝味菊认为："气通而流畅，则水湿亦为养生之资，及其着而为障也，转为生身之累。"（《伤寒质难·少阳上篇第十一》）若人体内一气周流运行之正常，就不会形成邪气，而这些津、血、水、液都可以成为人体之营养成分而被利用；但如果这些有用之物在人体内无法正常利用，就成为人体内之障碍，就成为了人体内之邪气。由于人体处于"阳常不足，阴常有余"状态，"是以阳气盛而后物尽其用，正气旺而后体无弃材。苟阳气之不足，则精寒水冷，血凝为瘀，液聚为痰，废料潴积而为湿，向之资以为奉生之源者，转以为生身之累"（《伤寒质难·退行期及恢复期篇第七》）。这都是因为阳气不能充分的气化而导致有形之物蓄积形成，影响到人体内一气周流之道路，形成了所谓的"通塞耳"，即阳气的运行周流不能正常的循行而导致阴物无法利用，之后成为身体之累赘，从而使邪气滋生。在这里，祝味菊强调了阳气与正气的重要性，正是因为正虚而导致了邪气的滋生。其实，早在《黄帝内经》中就有"盖无虚，故邪不能独伤人。此必因虚邪之风，与其身形，两虚相得，乃客其形"（《灵枢·百病始生》）的论述，提出了著名的"正气存内，邪不可干"（《素问·刺法论》）观点。虽说致病之邪无处不在，但只要人体的正气与阳气充足，邪气就无容身之地。而"邪之所凑，其气必虚"（《素问·评热病论》），则突出地强调了人体之正气、阳气的强弱在发病中起着主导作用，是发病与不发病的内在根据。郑钦安也认为："邪也者，阴阳中不正之气也……正气者，阴阳太和之气。太和之气，弥纶六合，万物皆荣。人身太和充溢，百体安舒。太和之气有亏，鬼魅丛生，灾异叠见，诸疾蜂起矣。"（《医法圆通·邪正论》）祝味菊很好地继承并发扬了这些理论。

邪正二者的关系如何？祝味菊又是如何认识邪正二者之间

关系的呢？祝味菊认为，"邪正不能两立"。因为"正气为应付邪机之刺激而发生反动，其反动之目的，欲以驱逐邪毒也，欲以中和邪毒，使不为正气之害也，欲以产生抗邪物质也，欲以唤起吾人自卫之力也"（《伤寒质难·太阳篇第九》）。人体内具有天然与生俱来的自然疗能，当体内有邪之产生时，人体内的自卫与自然疗能之作用加强，其目的是驱逐邪气。同时，这些人体驱邪之反应，"是人体寻求调整之道"（《伤寒质难·太阳篇第九》），这些因身体调整而出现的诸多症状，是人体逐邪之表现。因此，祝味菊所说的"邪正不能两立"，其含义就是"邪正是一家"（《气一元论与中医临床》）。为什么这么说呢？因为"邪气只正气的变现，正失其位则变邪"（《气一元论与中医临床》）。也正如祝味菊所说："是以阳气盛而后物尽其用，正气旺而后体无弃材"，"阳衰一分，则病进一分；正旺一分，则邪却一分"（《伤寒质难·退行期及恢复期篇第七》）。这与郑钦安所说可谓是一脉相承："真气一衰，群阴四起；真气一旺，阴邪即灭。"（《医法圆通·益火之源以消阴翳辨解》）。

基于以上认识，祝味菊认为："至于疾病之治与不治，不在药石之功效，而在正气之机转"（《祝味菊医学五书评按》）。如何扶持正气之功能，"其关键在乎元气，而不在于病邪"（《伤寒质难·阳明上篇第十三》）。用"药之寒热温凉，当以体质为标准"（《伤寒质难·阳明上篇第十三》）。那么如何判别人体阴阳寒热之标准呢？"参透色脉，可知体气之盛衰……参透色脉者，可决死生之大数"（《伤寒质难·阳明上篇第十三》）。祝味菊认为："体气为用药上进退之准绳，了解体力，允可收翊赞之功能"（《伤寒质难·阳明上篇第十三》）。体气与体力的阴阳属性如何判断呢？"阴为物质，阳为机能。形体有缺，名曰阴损；

机能不全，是为阳亏。营养不足，都为阴虚；动作无力者，尽是阳衰。一切废料郁结，弊在阴凝……人体机能，富有感应，反应之强弱，寒热之征兆也。是故元气亢盛者为热，机能衰微者为寒……气有余便是火，气不足便是寒……病之分寒热，察抗力之盛衰也……邪正相搏，体功失其平衡，而显虚实之证也。病之分虚实，所以明邪正之消长，知体力之亏盈也"(《伤寒质难·退行期及恢复期篇第七》)。祝味菊认为，诊察人体针对诱因所起之抵抗反应，反应过度剧烈者则为热，反应不足衰弱者则为寒，热者为阳，寒者为阴。这就从根本上指出了人体为驱逐与抵抗病邪而产生之反动或反应，呈现出两种状态：一为过度，一为不足，即出现阴阳两种属性。"病之性质，可以阴阳分也"(《伤寒质难·退行期及恢复期篇第七》)。

由于"邪正不两立，凡一切有害于正者，无论其为细菌、为原虫、为无形疠气，皆邪也"。而邪气乃为正气所派生而来，因此祝味菊提出："邪正相搏，吾人审察其进退消长之趋势，而予以匡扶之道，此协助自然之疗法也"(《伤寒质难·退行期及恢复期篇第七》)。他认为医治病，并非要盯住邪气不放、穷追猛打，而应去扶助人体自然疗能之正气、阳气，让其正气足而邪自祛。因为很多时候的针对疾病，中医并"无特效药，而能时时匡扶体力，亦可令正胜邪却，收化逆为顺之功"。"病原多端，本体唯一，疾病与人体，犹阴阳之不可离也……体认人体反应之趋势，扶持抗力，以应付病邪，是万殊归一本也"(《伤寒质难·退行期及恢复期篇第七》)。只要扶助正气、阳气，一切逐邪之务均可迎刃而解。如果"医者能维持其合度之抵抗，则病程可以缩短，十治可十愈也"(《伤寒质难·太阳篇第九》)。"其所以克奏平乱祛邪之功者，阳气之力也。夫邪正消长之机，一以阳气盛衰为转归"(《伤寒质难·退行期及恢复期篇第七》)。这些都体现了祝味菊注重时时匡扶人体正气、阳气之学术思想。

正气与邪气既然不能两立，怎么又为一家呢，这是否矛盾呢？其实一点也不矛盾。如郑钦安所说："病有万端，发于一元。一元者，二气浑为一气者也。一气盈缩，病即生焉。有余即火，不足即寒……病也者，病此气也……用药以治病，实以治气也。"(《医法圆通·万病一气说》)而祝味菊对正邪的所有解释与理解，都是基于这种认识，即人体内之一气周流运行如常，则人不病，有病乃为其一气之周流不畅所致，气之盛衰乃形成其阴阳之病变。祝味菊在《病理发挥》中就指出："所谓疾病邪变者，在中国医学上之解释，非阴阳不和，即血气失调……然则疾病云者，乃吾人正气机转，对于外界之异常作用，不能调节所发生之现象，即调节作用缺乏之表示，亦即所谓正不胜邪也。"

为了进一步说明邪正不能两立而邪正又为一家，祝味菊举了常见的伤寒病作为例子；"风寒无形之邪，刺激体腔，及其着体，即不复存在，其诱起营卫之不调，乃人体本身调节之表现，表何尝有邪？又何尝有风可祛、有寒可逐乎？""风寒为气令之变化，可以刺激人体为病，而不能留驻于人体。风也，寒也，名虽有而实无也。夫空气流动，即成为风；低温气候，即是为寒。风寒不伤人，而人自伤之。何以故？"这是因为"邪之所凑，皆其气之虚。夫风寒鼓荡，人尽受之，而未必人尽有伤也。风寒刺激之力，若其强度非人体所能忍受，而超过吾人调节能力之上者，于是乎为病"。也就是说，因为气候的异常而超过了人体所能调节的范围，这才导致人生病，并非是风寒之邪直接伤及了人体。人体生病之后，有天然的修复自然疗能，"其病也，仍是人体寻求调整之道，非实有风寒稽留于表也"。而"昔人所谓邪客于表，汗以散之，一若体表有实物可解者，皆误也。夫解表者，解除表气之困也；表气者，体表之调节机能也。"因此，当"太阳伤寒，正气开始合度之抵抗也。若无阳明抵抗太过之象，便不当用清。何以故？一切清药皆为抑制亢奋之用，设非有余，允宜远避者也"。医生所要做的，"但当注视体功对于诱因所引起之反应，其不足者扶之，其太过者抑之，其反应不济者彰之"（《伤寒质难·太阳篇第九》），这才是我们所要把握的正邪之关系。总之，"正气因病变而不足者，必借重于治疗；而治疗必须顾正气者，宜相辅而行之。不然，舍治疗而徒赖正气，不特病之经过太久，且将发生他种变化。若舍正气而专事治疗，则药石乱投，杀人无数矣。中医之治法多以照顾正气为主，实为治疗中之上乘法也。盖正气充足，抵抗强盛，虽有病菌，必能自灭"（《祝味菊医学五书评按》）。

理解祝味菊邪正不能两立而又为一家的观点，有助于我们充分理解与认识祝味菊时时注重匡扶人之正气、阳气，以增加人体之自然疗能的学术思想。很多情况下，药物发挥作用是其扶阳助正之结果，并非是药物直接发生治疗作用。让药物进入人体之后，帮助或协助人体发挥积极的驱邪作用，这才是治疗的最终目的。

附录一：祝味菊年谱

1884 年 10 月 31 日	出生于成都市小关庙街
1901 年	接触并学习中医
1904 年	其父亲祝子吉因公去世，后随其姑母生活，在姑丈严雁峰帮助下学习中医，并襄理盐务
1908 ~ 1910 年	在四川陆军军医学堂上学
1910 ~ 1911 年	赴日本考察学习
1911 ~ 1918 年	在成都以西医医院，任成都市政督署卫生科长、四川省立医院医务主任等职
1918 ~ 1924 年	成都小福延营巷悬壶济世
1924 ~ 1925 年	到上海中医药界隐迹考察与学习
1925 年	在上海正式开业行医，参加神州医药学会
1927 年	与徐小圃等合办景和医科大学
1929 年	参加"3.17"中医抗争活动
1932 年	出版《伤寒新义》《伤寒方解》《病理发微》《诊断提纲》

1932 年 12 月	女儿祝厚初出生
1934 年	任上海中国医学院董事
1935 年	任上海中国医学院教授及实习导师
1936 年	任新中国医学院研究院长及附属医院院长
1937 年	新中国医学院研究院第一届学员毕业 同年秋天，因上海战乱而返回四川，先后在成都与重庆行医
1938 年	在重庆沙坪坝行医，妻梅氏患乳腺癌，因手术麻醉过度病逝；续娶王仪均为妻。同年秋天，经多地辗转再次返回上海
1939 年	与梅卓生、兰纳合办中西医联合诊所，地址在沙逊大厦（今和平饭店）7 楼
1939 ~ 1947 年	担任上海中国医学院、上海中医专门学校、上海新中国医学院教授或实习导师
1944 年	与弟子陈苏生编著《伤寒质难》
1949 年	5 月 18 日被捕入狱，不久被保释。5 月 25 日上海解放，撰写"中医实验医院"建议书
1950 年	《伤寒质难》正式出版发行
1951 年 7 月 30 日	因喉部癌症病逝于上海肿瘤医院，终年 63 岁。葬于原籍浙江绍兴祝家桥。

附录二：参考文献及
文献研究题录

（一）书籍部分

1. 清·郑钦安.郑钦安医学三书（《医理真传》《医法圆通》《伤寒恒论》）.太原：山西科学技术出版社，2006.

2. 清·郑钦安原著.唐步祺阐释.郑钦安医书阐释.重庆：四川出版集团·巴蜀书社，2006.

3. 祝味菊，陆渊雷，陈苏生.伤寒质难.上海：大众书局出版社，1950.

4. 四川省医药卫生志编纂委员会.四川省医药卫生志.成都：四川科学技术出版社，1991.

5. 赵宗喜.祝味菊·绍兴县卫生志.杭州：浙江古籍出版社，1997.

6. 祝味菊述，陈苏生记，张效霞校注.伤寒质难.北京：学苑出版社，2011.

7. 祝味菊著，邸若虹点校.祝味菊医书四种.福州：福建科学技术出版社，2008.

8. 招萼华.祝味菊医案经验集.上海：上海科学技术出版社，2007.

9. 祝味菊述，陈苏生记，农汉才点校.伤寒质难.福州：福建科学技术出版社，2007.

10. 邢斌，黄力.祝味菊医学五书评按.北京：中国中医药出版社，2008.

11. 祝味菊述，陈苏生整理.伤寒质难·火神派师门问答录.北京：人民军医出版社，2011.

12. 刘元苑，伍悦，林霖.三家医案·赵守真、祝味菊、范中林.北京：学苑出版社，2009.

13. 冯伯贤.上海名医医案选粹·祝味菊先生医案.北京：人民卫生出版社，2008.

14. 上海市中医文献馆与上海中医药大学医史博物馆.海派中医学术流派精粹.上海：上海交通大学出版社，2008.

15. 上海市中医文献馆.上海中国医学院史.上海：上海中医药大学出版社，1991.

16. 上海市中医文献馆.名医摇篮——上海中医专门学校（上海中医学院）院史.上海：上海中医药大学出版社，1998.

17. 上海市中医文献馆.杏苑鹤鸣——上海新中国医学院史.上海：上海中医药大学出版社，2000.

18. 陆鸿元，徐蓉娟.徐小圃医案医论集.北京：中国中医药出版社，2010.

19. 陆鸿元，徐蓉娟，郭天玲.徐仲才医案医论集.北京：中国中医药出版社，2010.

20. 陈熠.中医临床家·陈苏生.北京：中国中医药出版社，2001.

21. 袁长津，何清湖. 外感热病名医临证经验·近百年外感病学术研究成果. 北京：人民军医出版社，2011.

22. 张存悌. 中医火神派探讨. 第2版. 北京：人民卫生出版社，2010.

23. 傅文录. 火神派学习与临证实践. 北京：学苑出版社，2008.

24. 傅文录. 火神派方药临证指要. 北京：学苑出版社，2009.

25. 邢斌. 危症难症倚附子. 上海：上海中医药大学出版社，2006.

26. 卢崇汉. 扶阳讲记. 北京：中国中医药出版社，2006.

（二）杂志及会议论文部分

1. 陈耀堂，陈泽霖，陈梅芳. 附子在临床上之应用. 中医杂志，1962，（6）：27-28

2. 王兆基，江克明. 祝味菊先生医案选. 中医杂志，1982，（10）：14-16

3. 王兆基，江克明. 祝味菊先生医案选（续）. 中医杂志，1982，（11）：20-24

4. 柴中元. 从《伤寒质难》看祝味菊对仲景学说的独到见解. 四川中医，1983，（5）：50-52

5. 王云峰. 老中医祝味菊应用附子的经验. 上海中医药杂志，1983，（3）：17

6. 张建君，陈天祥. 祝味菊生平及学术见解举要. 中华医史杂志，1983，13（3）：151-153

7. 柴中元. 祝味菊医案选议. 四川中医，1984，（2）：20-21

8. 张建君. 祝味菊运用乌附的经验. 成都中医学院学报，1984，（1）：42-46

9. 王云峰. 祝味菊名医类案回忆录之一. 辽宁中医杂志，1985，（7）：1-2

10. 王云峰. 祝味菊名医类案回忆录之二. 辽宁中医杂志，1985，（11）：4-5

11. 王云峰. 祝味菊名医类案回忆录之三. 辽宁中医杂志，1985，（10）：40-41

12. 徐永禄. 融古汇今寻新义——从《伤寒质难》看祝味菊先生的学术思想. 上海中医药杂志，1985，（12）：8-11

13. 王云峰. 祝味菊名医类案回忆录之四. 辽宁中医杂志，1986，（4）：40-41

14. 王云峰. 祝味菊医生论补. 四川中医，1986，（7）：4-5

15. 俞志鸿，潘文奎. 祝味菊未刊医案. 中医杂志，1987，（3）：7-10

16. 何时希，俞志鸿. 循古创新的"祝附子". 上海中医药报，1988-01-05

17. 王云峰. 祝味菊名医类案回忆录之五. 辽宁中医杂志，1988，（2）：26-27

18. 王云峰. 祝味菊名医类案回忆录之六：论儿科. 辽宁中医杂志，1988，（9）：9-10

19. 王云峰. 祝味菊名医类案回忆录之七. 辽宁中医杂志，1990，（3）：29-30

20. 曹留蓝. 祝味菊释诱导疗法. 辽宁中医杂志，1990，（11）：13

21. 王云峰. 祝味菊老中医医案选录之八. 山西中医，1990，

（5）：29-30

22.陆鸿元.温热扶阳，周旋中矩——近代祝味菊治病特色.上海中医药杂志，1990，（2）：31

23.王云峰.祝味菊名医类案回忆录之九.辽宁中医杂志，1991，（4）：33-36

24.王云峰.试述祝味菊用温药经验.吉林中医药，1991，（6）：7-8

25.曹留蓝.祝味菊扶阳祛邪治疗思想浅探.江苏中医药，1991，（11）：33-34

26.曹留蓝.祝味菊对伤寒六经的研究贡献.河南中医，1992，12（4）：159-161

27.程如海.祝味菊的《伤寒质难》学术思想探讨，四川中医.1995，（6）：4-5

28.招萼华.温潜法治不寐三家医案述评.中医文献杂志，2002，（3）：37-38

29.陈群.祝味菊先生与他的《伤寒质难》.中医文献杂志，2002，（4）：47-49

30.邢斌，施红.章次公先生应用附子的学术渊源与临床经验.上海中医药大学学报，2003，17（2）：21-23

31.邢斌，金甦.20世纪上海地区善用附子六大家.四川中医，2003，21（12）：5-7

32.石富娟，祝味菊先生医案中附子制川乌的应用.陕西中医，2003，24（12）：1110-1122

33.农汉才.近代名医祝味菊史实访查记.中华医史杂志，2004，34（3）：143-147

34.张存悌.祝味菊善用附子（上）.辽宁中医杂志，2004，

（9）：77

35.张存悌.祝味菊善用附子（下）.辽宁中医杂志，2004，（10）：79

36.农汉才.祝味菊生平与学术思想研究.中国中医研究院2002级硕士研究生论文.中国中医研究院中国医史文献研究所，北京：2005.

37.郑雪君.独具卓识，大家风范——祝味菊医案三则评析.中医文献杂志，2005，（4）：48-49

38.蒋文跃，鲁兆林.被忽视的中西医汇通大家祝味菊.中西医结合学报，2006，4（3）：243-246

39.杨杏林，祝厚初，招萼华，等.一个不懈追求中医现代化的人——祝味菊先生.中华中医药学会第九届中医文献学术研讨会论文集萃，山东威海：2006.

40.招萼华.祝味菊治肠伤寒的经验特色.中华中医药学会第九届中医文献学术研讨会论文集萃，山东威海：2006.

41.张存悌.祝味菊学术思想探讨（上）.辽宁中医杂志，2007，（2）：96-97

42.张存悌.祝味菊学术思想探讨（下）.辽宁中医杂志，2007，（3）：102-103

43.傅文录.祝味菊——沪上火神派领军人物.中国中医药报，2007-04-20

44.关新军，王姬玲.祝味菊重阳学术思想探源.江西中医药，2007，38（7）：16-17

45.关新军，王姬玲.祝味菊《伤寒质难》学术思想之探讨.江苏中医药，2007，39（11）：17-18

46.高振华.祝味菊温潜法临床应用举偶.中医研究，2008，

（4）：54

47.日月.火神派医家祝味菊.科学与文化，2008，（7）：53

48.招萼华.祝味菊姜春华对热病的贡献.中医文献杂志.2008，（1）：20-23

49.傅文录.祝味菊先生——火神派沪上领军人物.中医药文化，2008，（4）：48-49

50.余天泰.论"阳常不足，阴常有余".中医药通报，2008，（6）：18-20

51.撄宁.阐发祝味菊学术思想佳作.中国中医药报，2008-03-26

52.李媛，郭荣.祝味菊先生用药规律研究.山东中医杂志，2009，28（12）：831-834

53.王国民，甘立峰.祝味菊学术思想探析.江西中医药，2009，40（12）：8-9

54.李学麟.发皇古义，融汇新知——《伤寒质难》评析.光明中医，2009，（11）：131-132

55.毛以林.祝味菊治湿温病用附子释疑.湖南中医药大学学报，2009，29（2）：5-7

56.邢斌.祝味菊：特立独行的中医思想者——推荐名医遗珍系列丛书之一：《祝味菊医学五书评按》.中国民间疗法，2009，（4）：70-71

57.张存悌.祝味菊是否火神派.辽宁中医杂志，2010，（8）：181-182

58.张存悌.祝味菊无疑是火神派.中国中医药报，2010-8-30

59.郭臻华.《伤寒质难》给教师的启迪.中国中医药报，2010-07-19

60. 王桂勤. 祝味菊崇阳学术思想研究. 山东中医药大学 2007 级硕士学位论文, 济南：2010.

61. 农汉才. 近代名医祝味菊对人体自疗机能的理念发展与临床应用. 中医文献杂志, 2011, （1）: 18-21

62. 苏丽娜, 杨杏林. 时代造成的中西医汇通大家——祝味菊. 江西中医学院学报, 2011, 23（5）: 23-25

63. 黄力. 近代名医祝味菊"治未病"学术思想特色浅探. 中医药导报, 2011, 17（11）: 29-31

64. 李卫河, 叶秀珠.《伤寒质难》有关阴阳的辨析与临床思考. 浙江中西医结合杂志, 2011, 21（9）: 616-618

65. 徐姗, 雍小嘉, 姜冬云, 等. 祝味菊运用桂附的规律研究. 四川中医, 2012, 30（10）: 30-33

66. 傅文录. 邪正不两立, 邪正是一家. 中国中医药报, 2013-01-28（4）

67. 祝氏内科流派传承项目课题组. 祝味菊遗著《金匮新义》选刊之一. 中医文献杂志, 2013, （3）: 38-39

68. 祝氏内科流派传承项目课题组. 祝味菊遗著《金匮新义》选刊之二. 中医文献杂志, 2013, （5）: 40-42

69. 赵松盛. 补土伏火法与温潜法临床初探. 四川中医, 2013, （6）: 38-39

70. 李楠, 高飞. 近代医家对火神派学术发展之贡献. 中国中医基础杂志, 2013, （7）: 11-12

71. 李金明, 傅文录. 祝味菊对《伤寒论》六经概念的现代认识. 光明中医, 2013, （9）: 23-25

72. 李金明, 傅文录. 祝味菊《伤寒质难》"伤寒五段、阳气为枢"学术思想刍议. 上海中医药杂志, 2013, （10）: 25-16